CME | TEXTBOOKS NATIONAL PROJECT | 国家级继续医学教育项目教材

医务人员心理保健手册

主　　编　于　欣

编　　委（按姓氏笔画排序）

　　　　　于　欣　　杨甫德　　杨建中

　　　　　林　红　　赵旭东　　姜荣环

　　　　　党卫民　　黄薛冰　　魏　镜

学术秘书　张小梅

U0253053

图书在版编目（CIP）数据

医务人员心理保健手册/于欣主编. —北京：中华医学电子音像出版社，2014.9
ISBN 978-7-83005-007-8

Ⅰ. ①医… Ⅱ. ①于… Ⅲ. ①医药卫生人员-心理健康-健康教育-手册 Ⅳ. ①R192-62

中国版本图书馆 CIP 数据核字（2014）第 205950 号

网址：www.cma-cmc.com.cn（出版物查询、网上书店）

医务人员心理保健手册

主　　编：于　欣
策划编辑：冯晓冬　史仲静
责任编辑：史仲静　裴　燕
文字编辑：王惠群　何瑞祥
校　　对：刘　丹
责任印刷：谷莲云
出 版 人：史　红
出版发行：中华医学电子音像出版社
通信地址：北京市东城区东四西大街 42 号中华医学会 121 室
邮　　编：100710
E - mail：cma-cmc@cma.org.cn
购书热线：010-85158550
经　　销：新华书店
印　　刷：北京京华虎彩印刷有限公司
开　　本：850mm×1168mm　1/32
印　　张：9.3125
字　　数：221 千字
版　　次：2014 年 8 月第 1 版　　2014 年 8 月第 1 次印刷
定　　价：50.00 元

内 容 提 要

　　本书针对我国综合医院临床各科各级医师在临床诊治过程中为患者提供基本精神卫生服务能力的广泛缺乏和对精神卫生问题识别不足的实际问题，面向综合医院非精神科医师群体，重点阐述了精神卫生基本知识的理论和实践培训、医务人员的医患关系、医患沟通技能、常见精神卫生问题的基本知识与识别技能、医务人员自我情绪管理等。本书内容实用性强，便于临床各专业医务人员学习和掌握。

全国继续医学教育委员会文件

关于推荐学习
《国家级继续医学教育项目教材》的 通知

各省、自治区、直辖市继续医学教育委员会：

　　为适应我国卫生事业发展和"十一五"期间继续医学教育工作需要，开展内容丰富、形式多样、高质量的继续医学教育活动，全国继续医学教育委员会同意中华医学会编写《国家级继续医学教育项目教材》。《国家级继续医学教育项目教材》是从每年的国家级继续医学教育项目中遴选，经近千名医学专家重新组织编写而成。《国家级继续医学教育项目教材》按学科编辑成册，共32分册，于 2006 年 4 月陆续与读者见面。

　　《国家级继续医学教育项目教材》主要是提供通过自学进行医学知识更新的系列学习教材，该教材包括文字教材和光盘，主要反映本年度医学各学科最新学术成果和研究进展。教材侧重最新研究成果，对医疗、教学和科研具有较强的指导性和参考性。它的出版为广大卫生技术人员特别是边远地区的卫生技术人员提供了共享医学科技进展的平台。

　　请各省、区、市继续医学教育委员会根据实际情况协助做好教材的宣传、组织征订和相关培训工作。

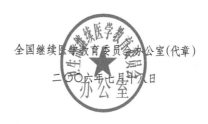

全国继续医学教育委员会办公室(代章)

二○○六年七月十八日

抄送：各省、自治区、直辖市卫生厅局科教处，新疆生产建设兵团卫生局科教处

中华医学会函(笺)

医会音像函 [2006] 80 号

中华医学会关于转发全国继续医学教育委员会"关于推荐学习《国家级继续医学教育项目教材》的通知"的 函

:

现将卫生部全国继续医学教育委员会办公室"关于推荐学习《国家级继续医学教育项目教材》的通知"转发给你们。

《国家级继续医学教育项目教材》系中华医学会接受全国继续医学教育委员会委托，与全国继续医学教育委员会联合编辑出版，是由各学科知名专家在国家级继续医学教育项目基础上按学科系统重新编撰的，反映医学各学科最新学术成果和研究进展的，集权威性、先进性、实用性为一体的继续医学教育教材，对医疗、教学和科研具有较强的指导性和参考价值。该出版物已被新闻出版总署列入"十一五"国家重点出版物出版规划(新出音 [2006] 817 号)。

请各地方医学会和各专科分会根据实际情况协助做好教材的组织征订和相关培训工作。

特此函告。

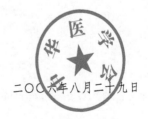

二〇〇六年八月二十九日

出版说明

　　医疗卫生事业发展是提高人民健康水平的必然要求，医药卫生人才建设是推进医疗卫生事业改革发展、维护人民健康的重要保障。国家卫生和计划生育委员会《医药卫生中长期人才发展规划（2011—2020年）》要求全国卫生技术人员继续医学教育覆盖率达到80%，因此，继续医学教育作为全国医药卫生人员毕业后业务再提高的重要方式任重道远。

　　《国家级继续医学教育项目教材》（以下简称《教材》）在2005年经国家卫生和计划生育委员会科教司、全国继续医学教育委员会批准，由全国继续医学教育委员会和中华医学会共同组织编写。该《教材》具有以下特点：一是权威性，由全国众多在本学科领域内知名的院士和专家撰写；二是具有很强的时效性，反映了经过实践验证的最新研究成果；三是强调实用性、指导性和可操作性，能够直接应用于临床；四是全面、系统，以综述为主，能代表相关学科的学术共识，而非某些专家的个人观点；五是运用现代传媒出版技术，图文声像并茂。

　　"十一五"期间，《教材》在最短的时间内启动了策划、编辑制作、学术推广等工作，自2006年以来已出版60余分册，涉及近40个学科，总发行量80余万册。综观《教材》，每一册都是众多知名专家智慧的结晶，其科学、实用的内容得到了广大医务工作者的欢迎和肯定，被全国继续医学教育委员会和中华医学会共同列为国家继续医学教育惟一推荐教材，同时被国家新闻出版广电总局列为"十一五""十二五"国家重点出版物。本套教材的编辑出版得到了国家卫生和计划生育委员会科教司、全国继续医学教育委员会和中华医学会各级领导以及众多专家的支持和关爱，在此一并表示感谢！

　　限于编写时间紧迫、经验不足，本套系列教材会有很多不足之处，真诚希望广大读者谅解并提出宝贵意见，我们将在再版时加以改正。

《国家级继续医学教育项目教材》编委会

目　录

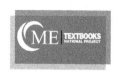

医务人员心理保健的意义

第 1 章

于 欣　北京大学第六医院　北京大学精神卫生研究所
赵旭东　同济大学医学院　上海市东方医院

第 1 节　医务人员心理健康状况及影响因素分析

根据国家卫生和计划生育委员会 2010 年统计年鉴，我国共有注册医生（含注册助理医生）230 余万人，每千人口中约有 1.7 名医生，在全世界位于中下水平。然而医疗资源分布极不平衡，北京、上海等地已经接近发达国家水平，而中西部则远远落后于世界平均水平。在专科医生中，某些专科医生十分紧缺，如全科医生（缺口达 30 万）、儿科医生（每万名儿童中儿科医生不到 3 名）和精神科医生（每 10 万人口中不到 2 名）。

此外，我国每年约有 15 万的临床医学专业学生从医学院校毕业，其中 10 万左右会通过执业医师考试（助理执业医师考试）加入临床医生的队伍。这样一个庞大的职业群体，秉承的工作理念是"救死扶伤，治病救人"，但是从个体角度来讲，每一位医务人员（包括医生、护士、医技和医辅人员）自己也是潜在的伤者、病者，也应该得到同样的关注，特别是心理上的关注。

医务人员的总体心理健康水平到底如何，现有的研究没有办法给出一个清晰和一致的答案。究其原因，可能有以下几点：①研究对象多来自单一机构，样本偏小，也缺乏代表性；②往往将不同科室、不同职业的人员混在一起调查，而在医疗机构中不同科室或不同工种之间的情况千差万别；③调查多采用自评问卷，受主观因素影响较大；④缺乏同时与其他"高危"职业群体或一般人群的比较研究。仔细审视一些研究报告，往往会发现其中的矛盾之处，如某项调查发现研究对象中出现"职业耗竭"的比例过半，但同期科室中各种原因所致的缺勤率与往年相同。2010年发表在《中华医院管理杂志》上的一篇文章，分析了对北京5家三级医院2 400余名医务人员的心理健康调查结果。研究显示，年轻医生和护士，在急诊室或重症监护室工作，长期上夜班，女性，患有慢性疾病，职称偏低，没有职务及家庭支持不良（离异或丧偶）者，心理健康水平较差。这反过来给我们一些提示，医疗机构有着高度的专业分工，医疗队伍有着高度的等级化，如果不细化研究对象，很难得出有意义的结论。

国外的一些研究间接提示，医务人员在心理健康层面是一种"高危职业"。挪威的一项研究观察到，从自杀的发生率来看，男、女医生的自杀率都高于其他受过大学教育的职业群体，而且男性医生的自杀率在1960—1989年呈递增趋势。芬兰的一项研究也观察到女医生的自杀率高于一般人群和同等学历的职业群体。美国的一项死因调查尽管证实医生作为一个群体可能比一般人群更为长寿，但是从死因分析来看，无论男女，自杀的发生率都高于一般人群。2003年发表在JAMA杂志上的一篇文章显示，医生比一般人群更容易罹患抑郁症。

比起普通人，医务人员容易遭受心理问题的困扰，甚至更易出现自杀行为，原因是多方面的。国外的研究者试图将其分解为两方面：①内因：选择从事医务工作的人，有更多的创伤、家庭冲突、遗传疾病史、丧失亲人、受过虐待的经历，使他们更愿意选择帮助他人的职业，这些人从本质上来说，应该是心理问题和精神疾患的易感者；②外因：应激事件时时发生，生活没有规律，工作容易让人产生挫败感，过度地暴露于伤痛、残疾、死亡，会使人产生麻木感，进而对生活丧失了积极的取向。

中国医务人员心理健康的影响因素更为复杂。美国的民意调查机构每年会给出最受尊敬职业排行榜，医生几乎年年上榜。但是在中国，可以从各式各样的网络调查中发现医生被列入最不受欢迎的职业之一。然而矛盾的是，在就业指导类信息中，医生又常常列在其中，认为医生是短缺行业，就业前景好，收入会随着年资增长而增加。中国的这种看似矛盾的调查结果（尽管这些调查备受质疑），恰恰是目前医生这一职业所面临的危机所在。

很多国家都将医学教育作为毕业后职业教育。也就是说，在经过高等教育后，选择医学作为自己终身职业的人才会再选择进入医学院学习。我们在接触美国医学生时，第一个反应是"怎么都这么老？"，全不像我们自己的医学生，满眼望去，都是稚嫩的面孔。这是因为，很多国家都认为，医生尽管很体面，但也是一个不容易的职业。选择从事临床工作，同时也意味着终生学习，有爱伤精神，患者利益至上。涉世未深的人，可能仅仅看到医生行业的风光，而体会不到医生的付出。只有经过专业学习，甚至有了一段时间的工作经验，才能将医学作为自己的职业选择。而这一选择，看重的是行医给自己带来的职业满足和自豪。一句话，做医生首先要形成与医生这个职业相适应的价值观。否则，行医就会成为一个糊口的手段。

中国的医生常常会有很多怨气，也对体制、舆论、患者有诸多指责。但是在检讨医务人员所面临的尴尬处境时，是否也从自身找一找原因？抛开道德情操不谈，先问问自己治愈或者缓解了患者的病情是否能带给自己极大的满足感？是否在遇到难以诊断或难以处置的病例时会产生强烈的求胜欲？是否会迫切想要学习新知识和新技能？能否在从事医务工作多年后仍然对生命满怀敬畏，对生活充满积极的态度？

维持身心健康状态，需要 3 个环境的稳定和协调。这 3 个环境是：①微环境，机体的生理功能保持正常运行；②小环境，个体的生活方式、应对策略能够帮助其良好地适应外界变化，应对不良刺激；③大环境，个体所处的社会常规、政治制度、经济水平、文化习俗有助于身心成长。每个人都应该先从自身做起，从周边做起，改善自己所处的微环境、小环境，进而为大环境的改善营造条件。一味抱怨和指责既无助于问题的解决，也对自己的心理健康造成伤害。在帮助患者的同时，也应该关注自己的心理健康，自助并且互助，让医务人员群体首先成为心理保健的倡导者和践行者。

第 2 节 医务人员心身健康与优质 服务、患者安全

2013 年 5 月 1 日开始实施的《中华人民共和国精神卫生法》，在吸收我国及国际上精神卫生理论和实践经验的基础上，很好地体现了现代的、科学的"大精神卫生观"，即提倡面向人人、贯穿人生的心理健康促进和疾病防治工作。

医务人员既是精神卫生服务的提供者，也是受益者、被服务者。一方面，临床上精神医学问题无处不在，所有医务人员随时都面对患者的心理健康问题，均负有精神卫生工作责任；另一方面，医务人员因为职业的特殊性，也是心理问题的高危人群，需要制度化的心理健康促进服务。这两方面得不到足够重视，对患者和医务人员都会产生严重的后果，导致医疗服务质量、患者安全方面的严重问题。

忽视患者方面的心理问题，可能产生以下问题：①患者费用增加。躯体疾病患者合并有心理问题、精神障碍时，必然成为"医疗资源的高使用者"，导致住院时间延长，诊断、治疗费用增加。②医患沟通不畅、医患关系不良，导致医患互动中有益的"安慰剂效应"下降，医生话语的积极、正性作用减弱，

患者依从性下降，甚至正常的话语引起"惊吓剂效应"，造成心理性的医源性损害。③患者容易出现治疗环境适应不良、情绪紊乱、出走、自伤、自杀、攻击行为、院内受伤、不配合医嘱等行为，增加意外、纠纷隐患。

案例1-1、2可以说明综合医院内精神卫生工作对服务质量、医院效益的显著影响。

案例1-1 综合医院精神卫生服务产生的社会效益与经济效益

哈佛大学医学院附属麻省总医院（Massachusetts General Hospital, MGH）是世界顶级的综合医院之一。其精神科的主要临床工作是为来综合医院就诊的精神科门诊患者及各科住院患者服务，很好地执行了对精神障碍的一级、二级和三级预防的任务。该院临床各科医生有极强的精神卫生服务意识，为10%~13%的住院患者申请了精神科医生的会诊服务，每年大约有3 500位患者接受精神科的初次会诊，其中有些患者接受多次随访、复诊。

该院有对住院患者进行提前评估的工作小组，其工作任务包括筛查、评估最显著影响医院病床周转的"医疗服务高使用者"（high users）。此项工作的评估报告提醒临床各科，收治患者后须主动关注、干预患者精神问题。2007年，这个做法使得被筛查出的"高使用者"中有1/3的住院时间少于20天，进而将全院平均住院日控制于5天之内，并增加了200人次住院机会。

通过为临床各科提供服务，精神科医生、临床心理学家成为各科不可或缺的、"有用的"同道，同时也让自己成为医学主流中的重要成员。在提高医疗服务品质的同时，会诊服务直接为提高医院经济效益做出了贡献。

从另一个角度看，医务人员心理健康意识和心理健康水平显著影响医疗安全。

案例1-2 患者安全事件的心理行为原因分析

国际医院评审联合委员会（Joint Commission International, JCI）对意外事件根本原因的分析表明，1995年1月—2006年12月数据库记录的4 064件意外事件中，住院患者自杀为520例，约占1/8。而对1995—2004年的2 966件所有类型意外事件进行根本原因的分析，结果表明，每一起事件平均有3.1个"根本原因"，出现率>20%的根本原因是：①沟通（66%）；②引导、培训（58%）；③对患者评估（42%）；④员工配置（22%）；⑤可用信息（20%）；⑥资质、能力（20%）。

由上例可见，这些主要在医务人员、医院方面查找到的原因，其实很多就是广义的精神卫生问题，心理素质与心理能力的问题，以及管理心理学或组织行为学的问题。

因此，医学教育机构、卫生行政部门、医疗机构及医务人员应该加强以下工作：①在医学教育、医生培训中显著增加医学心理学、精神病学与精神卫生内容；对非精神科医生重点进行心身医学、会诊联络精神病学业务及基本心理治疗技术的培训。②在医疗机构开设精神科、临床心理科，开展会诊联络精神病学业务，加强精神科人员与非精神科人员的合作。实践证明，国内外的综合医院在积极开展精神卫生服务后，收到了事半功倍的效果。③对医疗机构人员提供心理健康服务，提高应对职业应激、压力的意识与能力，预防职业倦怠。例如开展针对医务人员的心理辅导、跨专科案例讨论与督导、巴林特（Balint）小组活动等。

巴林特小组活动是体现心理健康促进工作的双重价值的范例。不同临床专业的医师定期聚会，与精神科医师、心理治疗师讨论正在诊疗中的案例所涉及的心理问题，既有患者方面呈现的心理问题，也有医师在医患关系中产生的各种心理体验，包括角色冲突、移情-反移情、沟通困难、情绪调控、知情同意、依从性、患者疗效不良或出现差错事故后的负性情绪等。小组活动可为参加者提供情感疏泄、共鸣、相互支持的渠道，也可提供操作性、工具性的帮助，有利于患者方面临床问题的解决，避免出现不良医疗后果。

第3节 医院管理中的心理健康促进策略

医务人员心理保健是涉及个体、医疗机构和社会大环境的系统工程，应该成为医院管理中人性化、规范化和制度化的内容。本节第一部分从医疗机构、医务工作的特殊性出发，论述医务人员心理健康对于患者健康和安全的影响，分析功利主义管理思维的有害性，强调人性化管理，提出4条对医务人员进行保护性、发展性管理的举措。第二部分讨论人力资源管理工作中与员工遴选、岗前培训、在职培训、日常督导、质量控制、业绩评估、晋升提拔，以及医疗差错分析、纠纷或诉讼应对等相关的心理健康问题，提出关键原则——倡导"助人者意识"，弱化"权威意识"；倡导"系统整体思维"，强化"互动意识"，并建议重点培养、促进6项基本心理素质。

一、管理人员的心理健康意识

现代医疗服务强调以患者为中心。诊疗过程中从环境硬件、治安保卫和医学操作技术等方面确保患者安全是对服务提供者的基本要求。在日新月异的社会条件下，患者安全作为医疗服务质量、管理水平的重要指标，对如何处理好医疗机构建设、营运中内外因素之间的关系提出了新的挑战。

目前，医院管理中与安全相关的举措已经不少，但多集中于对员工行为的外部督促、控制；规章制度中多以禁止、警告、惩罚、限制性的条款为内容，较少体现鼓励性、发展性的管理理念。此种现象的背景是，管理者倾向于简单地认为内部规章制度、社会舆论、法律法规可以直接规范员工主观意识，后者又可以继而有效操控行为，而且人可以无限地改善。

这样的管理思想在一定程度上有其合理性，对许多行为能起到调控作用。但是，从管理心理学、医学心理学角度看，这种理念源自传统权威主义管理模式和早期行为主义管理模式，其对人性的基本假设或价值观走了两个极端：一方面，忽略人的心理、生理局限性，对人性盲目乐观，认为人的心理、行为可以轻易通过强化训练或规范而进行塑造；另一方面，又忽略了人的主观能动性和发展潜能，过分看重外界环境因素对人的条件化制约，显示对人性有悲观主义的认识。

以医生、护士为主体的医疗机构工作人员，因其职业背景特殊，劳动过程总体上属于高智力、高情感输出。对其单纯以训诫、惩罚加上物质刺激的方式进行管理，容易导致心身耗竭，形成所谓"职业倦怠"，继而影响其工作质量，造成患者安全方面的风险和后果。

因此，强调以下"管理逻辑"十分必要：①医院管理、医疗服务以患者为中心，而患者安全系于健康的医务人员。倦怠的医务人员是危险而无辜的肇事者。所以，关注医务人员心理健康，就是关注病患！②医院管理中的人力资源管理应以医务人员为中心，以保护生产力为中心，而医疗生产力的维护和再生产以维护心身健康为中心。

医务人员从事的是高风险、高应激、高技术的专业助人工作，应该生活得更加有质量。但目前情况并不乐观。他们作为助人者，在运用心身医学的思想与技术服务别人的同时，应该关注自身的心身保健，尤其是需要大家主动参与实践。

当前我国医务人员心理健康状况不容乐观，除了体制性、社会环境性的因素，从专业技术因素的角度看，主要存在以下问题：①单纯生物医学模式仍然占主导地位。表现为人性物质化，医学界内普遍歧视、忽略精神科的设置和精神卫生人员的作用；临床人员在其专业成长过程中缺乏充分、持续的精神卫生培训，当他们进入各自的专业领域以后，不会与随时可能遇上的心理偏异者打交道。②医学教育功利化。医学生接受人文教育、精神卫生及心理-行为科学教育少，成长为医生后有较浓厚的工匠化倾向；业绩、水平的评价过分强调"硬科学"性质的素质与能力，导致医生甚至护士的"科学家化""技工化"，使他们相应地呈现一定程度的"没文化"。③医院管理工商化。在"以药养医"的扭曲经济模式下，医院管理中推行工商企业的竞争文化与激励机制，加之大量精密仪器设备的应用，使医务劳动蓝领化、数字化、流水线化，相应地减少了医学临床实践的艺术性、人文性，医患互动成为商务操作，医疗流程越来越非人性化，经济理性主导的管理文化也日益严苛、粗暴，缺乏温情和关爱。从管理者角度，我们应该在以下方面改进工作。

首先，管理者应该理解，助人者也需要帮助。应根据助人者职业的特殊性，实施人性化管理，将医生、护士作为"内部顾客"提供保护性、发展性服务。

第二，管理者应该改进激励机制，引入新的工作制度、模式，减少或祛除结构性、体制性的有害因素。例如，当前最突出的问题之一是，我国护士与管理床位数之比大大低于世界平均水平（是通行的国际标准的 $1/2 \sim 1/4$），却让护士从事大量文书书写、输液、领送物品等工作，导致护士床旁观察患者及进行沟通、交流的时间极为不足，形成患者安全方面的重大隐患。有必要针对这些情况作实质性改进。

第三，定期安排休假、体检和心理咨询指导，组织压力管理培训，帮助医生、护士丰富其内外资源。

第四，设置专职人员，组织开展督导、自我体验、小组学习等活动。

在我国，已有一些地区和单位开展了行之有效的管理改革。例如，香港特别行政区医管局设专职的心理学家，负责医疗机构工作人员的心理保健、危机干预。这些心理学家在 2003 年抗击非典斗争中立下了汗马功劳。又比如，国际心理治疗培训项目——中德高级心理治疗师连续培训项目（中德班），第一次向国内引入了提供学员自我体验的督导（supervision）培训方法；欧盟资助的"Asia-Link"项目，首次向国内引入了供非精神科医生进行自身心理卫生问题促进的"巴林特小组"模式，让来自不同专科的医生进行"互导"（intervision）。此项活动目前在北京协和医院、上海中山医院开展得有声有色，取得很好的效果。

还有更多医疗机构尝试形形色色的管理改革举措，例如，借助医院文化建设、医院管理年等活动的推动，建立文秘/助理制度、带薪休假制度、定期体检制度、心理卫生及心身医学培训教育制度、心理宣泄/辅导、民主管理制度等。

总之，如果我们能够跳出片面的经济至上、绩效至上的功利主义管理思维，尝试对自己的员工进行人性化管理，那么这些举措的效应将会通过广大医务人员的放大作用而惠及服务对象，极大地改善医患关系，提高士气，进而促进对患者医疗安全问题的关注和保障。

以下就医疗机构人力资源管理工作中，与员工遴选、岗前培训、在职培训、日常督导、质量控制、业绩评估、晋升提拔，以及医疗差错分析、纠纷或诉讼应对等问题相关的心理健康问题，综合理论观点和许多机构的经验、教训，进行详细讨论。

二、心理素质培养与健康促进

（一）人力资源管理中的关键原则

1. 倡导"助人者意识"，弱化"权威意识"　　助人者

（helper）是指专门以助人为本职工作的人士，如从事社会慈善福利事业、公共服务及医疗保健等工作，并且具有专业训练背景的社会工作者、心理学家、医生、护士等专业技术人员。本书读者主要为医务人员，所以内容主要反映医务工作背景。

疗病（healing）行为是历史最悠久、分化最早的专业助人行为。人们很早就意识到，疗病者（healer）自身的德行、品格对于求助者有很大影响。近代的生物医学模式有意无意地忽略了这种影响，只强调对于患者作为"客体对象"的观察和干预；医生作为技术权威，实施单向性操控的权力越来越大；医院治疗流程变成越来越缺乏人情味的流水线。这是近几十年来医患关系异化、恶化现象的重要原因。其实，医患关系的不平等，不仅是"信息不对称"的问题，而是有关"权利"和"权力欲"的法律、伦理和心理问题。在发展市场经济、建设法制国家的进程中，人民群众对权益保护十分重视，希望与医务人员之间建立平等关系，医务人员既往以"天使"、"权威"自居，自以为是的职业态度和角色意识已经不合时宜。

医患关系恶化有许多后果。其中之一是，我们正在自食其果，不仅在声誉和道义上蒙受损失，还在心身健康方面付出代价；结果之二是，当社会对医疗服务的安全性要求越来越高，相应的法规、制度越来越严的同时，医务人员虽然变得越来越谨小慎微，安全隐患、安全事故的频率却越来越高，形成可悲的悖论。

早在20世纪50年代，德国的年轻医生史第尔林就以"医生权力与医生受暴力侵害的关系"为题，撰写博士论文。他的研究结论是：历史上医生权力最大的时候，也就是他们受患者或其亲友暴力侵害最频繁的时候。到了90年代，他成为倡导在助人过程中应用系统思想的大学者。他们这一代西方医学家已经在深刻反省医学的缺陷，提倡以人为本的医疗观，并且在心身医学及心理治疗学领域中进行可操作性的实践。

2. 倡导"系统整体思维"，强化"互动意识"　受系统思想影响而发展起来的"生物-心理-社会医学模式",要求理解医患之间的互动过程,把助人者也作为研究和观察的对象。互动包括助人者对求助者的影响;同时,互动观念还强调求助者、助人过程对助人者产生的各种积极和消极的影响。正如古语所云,"正人者先正己",助人者也需要帮助并注意自助。

以人为本的助人理论认为:"帮助"的过程,是促使人朝着自己选择的方向成长的过程,是解决问题的过程,是使人正视危机的过程。这条原则同样适用于助人者自己。如果我们不注意生物医学以外的因素对医患双方的影响,我们不仅容易成为粗鲁莽撞的"工匠",伤害自己的服务对象,而且会在漫长的医务工作生涯中使自己受到有害职业因素的侵蚀和损害。

(二) 人力资源管理中应促进的基本素质

助人过程的促动力是由来自助人者的人格和助人技巧这两方面的力量形成的。人格主要包括性格特质、态度、价值;助人技巧不仅仅指专业知识和操作技能,还包括心理学意义上的进行理解、抚慰和行动的能力。这两大方面力量充分、协调地得到发挥,才能造成促进良性变化的心理条件——信任、尊重和自由,才能达到对于个人、社会具有积极意义的特定目标,并且对于助人者自身也有好处,不产生过多的消极影响。

健康、有效的助人者的基本素质可以有许多方面,下面是较重要的几点。

1. **具有自我意识和价值立场**　简单地说,自我意识大致相当于"自知之明"。培养适当的自我意识,就是要不时地扪心自问:我是谁? 我与别人的界限在哪里? 我为什么成长为现在这个样? 我在多大程度上决定自己的事? 什么事物对于我很重要? 我做的事有什么社会性的意义? 我对别人所抱的信念是什么?

德国精神病学家、哲学家卡尔·雅斯贝尔斯指出,健康的自我意识是由 5 个方面构成的:①我在——清晰地感知自我的存在、我的价值和我的意义;②我自在——可以有效支配、调控自我，意志坚强，有定见，不受外界的操纵、摆布；③我全在——人格完整，各种心理过程是协调、整合的，没有支离破碎、彼此分离；④我常在——过去的我、现在的我是连贯、延续的，有恒常的追求、理想和信念，不会朝秦暮楚，不因为经历坎坷或利益诱惑而轻易改弦更张、面目全非；⑤我与非我有界限——有边界意识，与外界交流、交换时既有适当通透性，又守土有责，有必要的防卫与节制。

自我意识使助人者对自己诚实，对求助者诚实，避免不道德地利用别人谋取私利；防止将自己的价值观投射、强加于人，即"以小人之心，度君子之腹"。因为在人际关系中，针对别人所产生的幻想占交流对象整个形象的很大一部分，所以说，有些"敌人"是我们自己的敌意制造出来的，而我们的友善可以营造友谊。这就是建立"互动"意识的直接好处，可以让我们避免许多消极的"自我应验的预言"。

自我意识的概念，有助于医务人员了解医患互动中涉及态度、认知、伦理等内容性的特征；其中，对于界限特征的强调，可以帮助我们在医患关系中标定个体对于外界的开放性、通透性与关联性，并且可以帮助我们把握医患关系的动力性特征，有利于调整互动过程中自己行为的强度、敏感度、平衡性，以避免行为"越界"，产生非预期的有害行为。

一般情况下，与他人在情感、认知上作适度的分化是成熟和有适应性的标志。但有些人呈现低分化状态，也就是自立自主的程度很低，在生活和工作中缺乏主见，独立性和中立性低，暗示性升高，易受别人思想情感的感染和摆布。有这种特点的助人者与人交往时紧张度不高，不容易冲突，但对对方的干预往往缺乏力量，对环境的控制不足。与此相反，过高的分化则常表现为刚愎自用、控制欲强烈，极易发展高张力性的关系，甚至产生对抗、冲突。还有另一种"淡漠的高分化"，作为助人者可能表现为与别人情感疏远，或冷淡、退缩、社会性不适切。

自我意识明显影响心身健康。获取与强化自我意识的途径有：作为求助者进行咨询、辅导；参加小组讨论；沉思、反省；主动学习；增加生活体验。

2. 文化、亚文化意识　现代社会生活中，国际、族际和人际交往频繁，交流沟通的障碍常常源于没有知己知彼，因此害怕被拒绝或举止不当。有的人与人交往时"面无表情"，其实是一种主动的防卫性、攻击性表情，老练的人不会与之一般见识，而会意识到，这是"怕人的人常让人怕""傲慢者心虚"的现象。有时，因为未把握好交流的背景性、情景性因素，入乡不能随俗，手足无措，不知所云，感到"话不投机半句多"，觉得多说话无异于对牛弹琴，失去沟通兴趣；更糟的是，无意之间好话会成为伤害，好心不得好报。它们提示，从临床工作者的角度讲，必须了解自己与受助者之间的社会文化差别和相似性，知己知彼。唯有如此，才能真正做到尊重对方的生活方式、经历、自我意识和价值。在这方面，文化人类学的知识对助人者很有用，其中的文化相对主义、多元文化观念，对于克服"少见多怪"的褊狭心态，培养大度、宽容的境界有帮助。克服文化屏障的要点如下。

（1）加强社会人文学科的学习，构建较广泛的通识、常识（commonsense），尤其是有关历史、信仰、风俗习惯及语言的知识。面对患者时，要把每一个患者当作一本独特、丰富的人文教科书来读，注意了解对其成长和生活有影响的社区环境、邻里关系、宗教、家庭背景和性别角色，以及对于人性好坏、自然秩序、社会关系的价值观，还有对于过去、现在和将来的看法。

（2）克服本族、本地中心思想，摈弃偏见与刻板印象（stereotype），了解本族、本地文化的根源、优势与缺陷。刻板印象即成见、先入之见，虽是在一定事实基础上概括出来的对某种人群及其文化的描述或评价，有助于快速对人进行归类、预测，但因为宏观上所依据的事实样本代表性不全面，微观上也没有个别化的细致考虑，时间维度上缺乏动态发展观点，所以在对一个个具体的人进行观察、判断时往往失之偏颇、以偏概全。既要有信心地利用自己已有的知识对人进行观察、评价，又要具体情况具体分析，根据当前个人与情境的现实情况增加、订正对人的认识（案例1-3）。

案例1-3　人脸识别过程中的人际互动心理学

有人在研究人脸识别现象时发现，医患之间的"第一眼印象"只需要0.5秒就形成了。这个高效的社会认知机制是基于互相间的期待、有限地了解或先入为主之见，依据"情感逻辑"而实现的，非常有用，引导着后续的交际行为。但它有时却是很不可靠的，是有误导作用的偏见，需要双方不停地通过识别对方的期待、投射、移情-反移情反应来验证和调整。如果后续的"订正"没有改进先前第一眼印象带来的与期待之间的不协调和强烈反差，就会造成困惑、紧张、挫折或愤怒的情绪反应。

面部识别的5个要素——攻击性、支配性、自信、吸引力、信任感，在一定程度上是人类与处于不同进化阶梯的哺乳动物所共有的，在不同文化的民族之间更是有共性。尽管如此，人脸的瞬间识别以及后续的订正过程却受到个体文化背景、立场和心理体验的显著影响，在弥漫着对医务人员不信任的大环境中，医生的态度极易强化负性的移情反应，催化医患冲突。所以，了解患方行为、个性中的文化内涵有时是性命攸关的事情。

3. 分析和调节自己情感的能力　助人的过程不是纯粹的理性活动和技术操作，而是不断在助人者方面引起情感反应的过程。真正"无情、冷血"的医生是不存在的，因为冷漠、残忍也就是一种有意义的强烈的情感状态。积极的情绪包括满意、幸福、惊喜、好奇、傲慢、得意等；消极的情绪有紧张、焦虑、失望、困惑、厌倦、厌恶、受挫、愤怒、克制、受诱惑等。一般而言，消极情绪对健康的负性影响要大一些。需要随时意识到、控制调节好情绪反应，要能够超然解脱。否则，容易发展为"职业倦怠""枯竭综合征"，进而促发其他心理和躯体的病态。

与情感反应有关的内外因素包括从事助人职业的动机、工作应激频度和强度、所在机构的背景及声望、职业优越感、能力、经济状况、对权力的看法，以及是否存在没有得到解决的人际关系问题、婚姻-家庭问题和内心冲突。一方面，职业外的因素常常影响人在工作单位的状态；另一方面，有人不能很好地区分工作与私人生活，不恰当地把工作机构里的压力带到家庭中疏泻、排解，有可能损害家庭生活质量。

保持适当的社交网络，发展文化、体育方面的情趣，培养幽默感，尽量与家人有共处的时间，减少对成瘾物质的滥用，是调节情绪的有效方法。如果情况较复杂、严重，应该直接寻求心理卫生专业人员的帮助。

4. 做模范和影响者的能力 从对于求助者的影响来看，助人者无论是做好榜样还是做坏榜样，他的力量都是无穷的。反过来说，助人者有没有做好榜样的意识，对其自身也是有影响的。具有做好榜样意识的人，通常都是有较强烈助人动机的人，会在文明礼仪、社会成熟、生活及工作效率等方面时时注意保持良好状态，因而可以对别人产生良好影响；进而他们自己又可以从别人的认可、接纳、青睐中得到强化，得以长期保持良好状态。可以说，做好医生的过程，就是一个持续的正反馈过程、良性循环过程，对医患双方均有利，而不是一个单纯"奉献"的过程。

不想做好榜样的助人者一定是坏榜样，因为他有违于别人对他的角色期待，求助者马上就会对其做出负面评价，并以消极方式与之进行互动。这样的交流、沟通是破坏性的，有害健康的。长期处于消极互动情境中的人，极易进入恶性循环，自尊感、道德感减弱，越来越与"低贱""劣等""猥琐"的标签靠近，形成消极的"自我应验的预言"。

近年来，伤医、弑医事件层出不穷，导致一定程度上的医患对立情绪。如果医务人员"破罐破摔"，与患方进入军备竞赛式的"对抗升级"过程，这就是典型的"双输游戏""无结局游戏"。比较理想的解决之道，在于医务人员的自我超越和升华，离开恶性循环的漩涡，不要在日常工作中带着提防、敌对的态度对待所有患者。以粗对粗、以牙还牙就是做坏榜样，只会引来更多的敌意和攻击。

至于对医务人员的角色期待，需要注意一点——"专业技术人员"对于求助者的含义，不同于"领导""法官""慈善家""传教士""和尚""道士""道学家"，也不同于"走方郎中""气功大师"，不同于"商人"。我们的外在行为表现应该体现专业助人者的风范，不然，容易让人困惑、反感。

5. 利他主义　利他主义的人是真正乐于助人的人，因为他们对人的兴趣大于对物的兴趣；注意别人甚于自恋；易与他人认同、亲近，不离群索居；有爱的动机，而且倾向于博爱、无条件的爱；助人不仅仅是满足低层需要，不仅仅是追求奖赏或避免惩罚。有这样一些特点的人，对职业应激的耐受和适应力较高，不容易有常人的烦恼，较少产生负性情绪。从很多著名医学家、慈善家善始善终的业绩中可以看到，助人不是只有付出，善行不是苦行，而是以爱心保持健康的重要生活方式或存在方式。

研究幸福的心理学家在群体层面发现，喜欢帮助人的人快乐程度高，而且神经科学家通过实验研究也证实，合群、助人的行为与脑中负责愉快情绪的中枢活动有关。因此，医务人员提升行医的道德动机，将助人职业的奉献视为精神境界中积极正性的"收益"，并不是空洞、愚昧的说教之辞，而是简单易行的幸福指南。反过来说，如果有人仅仅只是把行医当作求生、赚钱之术，助人的奉献之举确实是非常不划算的，只能给自己带来痛苦和烦恼。

6. 道德感与责任感 道德感是一种高级的情感，是人们实践道德伦理规范时内心产生的态度体验，以及对自己或别人行为最基本和直觉性的评判，与平时所言"良心""良知"接近。作为助人者，道德感的底线是不损害求助者的利益，尤其不应有反社会的行为。如果做了损人利己或既损人又不利己的事，良心、良知居然没有触动，那么就提示，自己的道德感麻木了，亟需调节、提高道德水准。

毋庸讳言，由于多种因素影响，中国医生在医患关系方面存在不少越轨、缺德行为。其中最突出、最受诟病的是医生队伍的趋利化、滥用权力和冷漠，使得大家的艰苦奋斗和无私奉献被忽视和抵销。令人痛心的是，一些人已经对此无内疚反悔之心，一般思想教育难以奏效，须经由改善社会管理机制，自身也做出长期努力方能改善。

责任感也是一种高级的情感。通常大家较注意从正面考虑"我应该、我必须为别人做什么"的问题，并由此感受生活及工作的使命，不断产生和强化对生命意义的积极体验。

不过，对于助人者而言，除了明确"我能改变什么"之外，同样重要的是，还得知道自己的助人能力和责任有其局限性，要常常问自己："我不能改变什么？""我可能会做错什么？"；要知道"有所为，有所不为"的道理，不要把超出自己范围的事也都往自己肩上扛。

责任感还意味着，随着帮助过程的进展，真正有效的助人者要有意识地逐渐降低自己的责任，逐渐增加求助者的自我责任能力，不能大包大揽，培养依恋与依赖。换句话说，传统的权威角色需要改变；在3种主要的医患关系模式中，"主动-被动型"应该让位于"指导-合作型"和"共同参与型"；认为别人永远需要自己，不是现代助人者的健康观念；包办代替别人能够做的事，不是助人，而是害人，而且自己也受累；让别人依赖自己更累，更不健康。另外，若是发生了让异性求助者有与自己发展工作之外关系的倾向，要马上处理，不可发展为更麻烦的事态。

结语 医务人员之梦
——呼唤现代医学服务和人性化管理

现代医学提倡以人为中心，推行"生物-心理-社会"医学模式。按照这个模式，加强各种医疗机构的精神卫生工作，是有利于广大病患和医务人员"双赢"的阳光大道，既可以减轻老百姓"看病贵、看病难"之苦，又可以解除医务人员无助无望、职业倦怠的"助人者苦难"，促进医患关系的改善，让医患沟通重回良性循环（案例1-4）。

在医学教育、培训和临床实践中，应该促进、实现科学与人文的均衡，提高医务人员的心理素质、文化意识、道德伦理修养，还医道尊严，还患者生命尊严，提高中国临床医学的爱心与温情。

医务人员盼望国家增加对医疗领域的投入，建立对医患双方均合理的经济机制，建立非商业化的医患关系，尽早、大力升级现有的"低水平、广覆盖医疗卫生保障体系"，并在医院管理中推行各种人性化举措，促进实现医生精英化、服务精致化，让医务人员生活体面、心态从容、境界高尚、心无旁骛，愿意好好说话、诚心交流。

案例1-4 人性化管理、心身医学与绩效：一个"老大难"急诊科的巨大变化

在医院管理中，所谓"窗口部门"的职业倦怠问题最为突出，是体现以人为本管理理念的重要领域。一家三甲医院处理过急诊科"集体性职业倦怠"导致恶性医疗纠纷的案例。

事件的主要经过是：一位腹痛患者到急诊科就诊，医护人员正忙于处理急救患者，对该位患者的求助未及时应答，仅简单地说："没有床位，我们正忙着！"患者家属遂呼叫"120"急救车转往另一医院。媒体对患者在医院里还叫救护车的事情大肆渲染，结果招致全国性的社会舆论轰炸，管理部门对医院提出严厉批评，并要求严肃处理相关人员。医院领导班子虚心接受上级部门及舆论的批评和监督，除了对具体事件的发生过程进行调查、分析、处理外，更重要的是意识到科室团队的重要性，将工作重点放在改组团队、提升士气和工作质量、改进工作流程上面来。

调查发现，该科因风险大、劳动强度高、报酬低而长期被视为艰苦部门，又因经常出事而成为医疗纠纷的高发区，优秀医务人员不愿从事急诊专业，而因各种原因不被其他科室接纳的人员才会被派到该科，导致人员队伍学习风气低落，士气日益衰败。有鉴于此，医院向上级请示，认为事件值得反省、检讨，但无人应该接受惩罚，而更重要的是应该从正面强调急救医学的重要性，着力改善队伍素质，引入危重医学骨干人员作科室领导，对在职人员进行培训，将批评教育与发展、培养有机结合，实施"放血与输血、放电与充电相结合"，以及有利于促进休养生息的经济、福利政策，以正面激励为主调动首创精神和主动性。于是，该院在短期内扭转了这个老大难部门长期作为"替罪羊""受气包"而弥漫的沉闷、压抑、敌对、懒散、涣散的集体气氛，约半年后开始屡创佳绩，差错、事故、纠纷大幅减少，很快成为公认的全省业务带头科室，并逐步变为一支在西南地区招之即来、来之能战、战之能胜的名牌队伍，出色地完成多次重大抢救任务，尤其是在抗击"非典"及数次地震救援的工作中表现优异，受到上级嘉奖和民众欢迎。

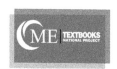

医务人员的心理特点与常见心理问题

第 2 章

杨建中
昆明医科大学第二附属医院

第1节　医务人员人群心理职业特点

医疗服务行业有别于其他的服务行业，其工作性质、工作环境、工作风险决定了它的职业特殊性。医护人员的职业属于脑力劳动类型，但有时又存在一定的体力消耗；既要治病救人，又要处理好与不同的患者、家属及其他人员的种种复杂关系；他们的劳动既要接受医院、患者及家属的评价，又要受到社会的评价；医护人员不仅承受着繁重的工作负荷，更负有"健康所系，性命相托"的重大责任，工作中风险性大，与患者及家属矛盾突出，患者及家属辱骂、殴打、攻击医护人员的事件时有发生，医生护士难当、患者难管已成为不争的事实。同时，医疗工作中突发事件较常见，工作节奏不宜把握，轮班作业等也是造成医护人员职业特殊的原因。有研究表明，高风险、任务过重、轮班作业、医患关系处理困难是医护人员主要的职业不良因素。轮班作业、不规律的工作时间及目击人体创伤和人间悲剧是救护人员的主要紧张因素。所以，医务工作者作为这一特殊的职业群体，在紧张繁重的工作中所承受的精神和心理压力不仅来自于患方、医院，还来自于社会各种各样的压力。

同时，随着社会的进步，医学模式的转变，知识的迅猛更新，医护人员在较繁重的临床工作中，还需要占用大量的业余时间来拓展更新知识、进行科学研究等科研、教学工作，所以体验到日益剧增的压力，曾有调查显示三级甲等综合医院的医务人员体验到最大的压力感。

这些多种多样的综合因素逐渐形成了医务工作者独特的心理职业特点。

一、高风险、高强度、高应激负荷

医护人员这一群体由于承担着救死扶伤的责任，在生理和心理两方面都存在着超压的状况。医务人员是昼夜节律最紊乱的职业之一，工作强度大、昼夜加班、没有节假日是很多人的工作常态，加上各种职称进修、学习考试，周而复始的巨大体力消耗和心理负荷让不少人不堪重负。

另外，医患关系紧张越来越成为医务人员心理紧张的主要来源。有调查显示，近4成的医生说，因为患者和社会舆论的质疑和不认可，导致精神过度紧张，工作压力非常大，"有时甚至感觉要崩溃"。这些压力加在一起很容易让医务人员身心俱疲，而职业却要求他们在患者面前必须保持足够的冷静和耐心。这种矛盾的要求状态也容易让医务人员感到烦恼。

英国医师协会（BMA）曾调查了23 521名医护人员，结果显示，21%称自己压力过重且难以应对，61%称压力过重但尚可应对，55%称目前工作压力对生活质量构成的冲击不能接受。尹文强等认为，医务人员超负荷工作现象普遍，农村医疗机构和三级医院尤为突出。

二、追求完美倾向，甚至趋于"强迫"

人群中有部分个体喜欢事事追求完美，这类人俗称为完美主义者，他们的个性特征往往有着超越一般人认知的价值体系，他们经常对自己、对别人要求很高，不答应、不接受自己犯一些与这种超高价值体系相冲突的错误。同时，也易怀疑和否定自我，缺乏自信心，常因无法接受自己及他人引发内心强烈矛盾。这类个体所具有的完美主义个性在一定程度上能够令他们在工作、生活方面表现出色，但却也轻易将他们推向深渊。

在医疗工作中，"提高医疗质量、保障医疗安全"一直是永恒的话题，也是医疗管理部门、医疗机构、医务人员追求的目标。而在诊疗活动中，要达成此目标，除了需要不断学习、提高外，还要不断地将医疗活动的工作做细、不断检查，从而也带来了追求完美的倾向。有研究表明，三级综合医院医务人员心理问题呈现一定的规律：强迫症状是最突出的心理问题之一，外因上与医务人员的工作性质有关。医务人员职业素质要求非常严格，需要他们掌控细节、规范流程操作。重复性的操作可能会使个体形成强迫的倾向，如重复某些格式化的行为，反复地不能控制地思考某些问题，反复检查，反复洗手，甚至顽固、过分地要求清洁、干净等。

三、高期待状态

医者，非仁爱之士不可托也，非聪明理达不可任也，非廉洁淳良不可信也。随着科技手段的日益提升，"21世纪人人享有卫生保健"的全球性战略决策，促使现代医学科学向纵深发展，在更高水平诠释健康与疾病，使社会及医学服务对象对健康、对医疗服务方式与服务范围有了更高的需求和期待。一方面，这样的高期待与需求将对医务人员起到推动作用，另一方面，也将带来更大的职业心理压力。

四、高行业要求

出于对"医疗质量、医疗安全"的高度重视与不懈追求，医疗服务行业一直是要求较高的职业之一。而这样的高行业要求不仅反映在行医生涯中，甚至早在高中毕业生报考医学志愿时就已经充分体现出来，"分数高、学制长、考研多"一直是很多人对医学类专业的评价。学习医学不仅要求考生分数高，还要具备勤奋、热情、耐心、肯吃苦、良好的身体条件等综合素质，如临床专业高级人才培养周期较长，课业负担较重，当可以独立行医后也仍然需要很多的继续教育以不断更新知识和技术。

五、高负性刺激

医务人员工作繁重，人际敏感，时常处理各类危机，经常面对患者、死亡病患家属的不良情绪、复杂的社会评价等诸多不同层面、不同层次的负性刺激。很多研究都已表明我国医务人员的症状自评量表（SCL-90）得分比全国常模差，提示医务人员心理健康状况不容乐观；甚至有研究报道，三级综合医院医务人员中度以上心理问题检出率高达 17.6%。

当今社会的多种突发事件中，医务人员往往首当其冲，会不断处于应激状态和频繁加班，这种状况极容易造成身体和心理上的透支。研究表明，汶川地震 14 个月后，极重灾区县基层医务人员仍存在明显的精神痛苦，少数人存在抑郁发作、创伤后应激障碍及自杀倾向。此外，隐性工作时间长是医务人员的显著特点，没有朝九晚五，没有完整周末以及法定假日，甚至工作时间极不规律。此外，近几年来"医闹、杀医"等恶性事件频发，加之社会各界对医护人员的不良认知极大地挫伤了医务人员的感情，成为负面刺激的又一个主要推手。

六、知识更新快和职称晋升难

医学知识更新速度之快、职称晋升之难，是从事其他职业的人们难以体会的。

医务人员在所剩不多的业余时间中，还必须占用大量时间来拓展知识、撰写专业论文及技能锻炼，要为临床科研和职称晋升等拼搏。

只有不断充实自己，才能胜任岗位要求；只有具备高级专业技术职称资格，才能赢得更大发展空间，才能有更高收入。这也是目前医务人员生存之道。

七、高消耗状态

医务工作是高科技、高情感投入和高风险的职业，医务工作者不仅需要付出多年积累的知识、智慧，还需要不断地付出情感和体力。加之我国人口众多，医疗服务的可及性及全民医保的逐步推广，医务工作者的工作量逐渐增大，消耗也相应增多。

第2节　医务人员心理职业特点的相关影响因素

医务人员心理职业特点的形成因素中，除了职业本身的特殊性外，还与人际关系、家庭、价值观、个性心理特征等多种综合因素有关。

一、人际关系因素

人际关系是指社会人群中因交往而构成的相互依存和相互联系的社会关系，又称为社交，属于社会学的范畴。中文常指除亲属关系以外的人与人交往关系，也被称为"人际交往"，包括朋友关系、同学关系、师生关系、雇佣关系、战友关系、同事及领导与被领导关系等。人是社会动物，每个个体均有其独特的思想、背景、态度、个性、行为模式及价值观，然而人际关系对每个人的情绪、生活、工作都有很大的影响，甚至对组织气氛、组织沟通、组织运作、组织效率及个人与组织之间的关系均有极大的影响。

我国卫生部在 1994 年 8 月 29 日制定的《医疗机构管理条

例实施细则》中明确提出了"诊疗活动"的概念：诊疗活动是指通过各种检查，使用药物、器械及手术方式等方法，对疾病作出判断和消除疾病、缓解病情、减轻痛苦、改善功能、延长寿命、帮助患者恢复健康的活动。从这一定义中可看出，对于医务人员来说，执业过程中专业技能只是工作联系中的一个层面，在生物-心理-社会新医学模式下，医务人员面对的人际关系主要有以下几个方面。

（一）医-医、医-护之间的关系

医生-医生、医生-护士之间的关系和其他人际关系一样，也会受到社会政治、经济、文化等多方面的影响。在日常工作中，这两种工作关系是出现最多的。

从总体来看，医生之间的关系是平等的，但从具体工作、双方职称职务来看，又包含着其他类型的交往模式，如上下级、师生关系等。总之，既可以是工作的同事，也可以是合作的伙伴；既是同行，也是老师；既是朋友，也是竞争对手。对于业务水平、资历比自己高的医生，要抱着虚心求教的态度，要学会严于律己、宽以待人、谦虚谨慎、不骄不躁的学习态度；而对于比自己资历、业务水平低的同事，要敢于放手让年轻医生去学习、实践，也要勇于带头去相互促进、合作，并做好"补台"工作。

传统医学上易把医生与护士之间的关系看成一种从属模式，事实上，医生与护士之间的关系从本质上来讲就是一种行业内部的再分工问题。医生与护士在医疗活动中的地位应该是平等的，只是专业性质不同而已。在一台手术的操作中，尽管主刀的是医生，但若没有护士的协助，很难想象手术会顺利完成，医生是无法独立完成所有诊疗活动的。因此，医护之间更应该学会互相尊重、共同合作。

所以，医-医、医-护之间的关系应该是精诚合作。特别在现代医学中，医务人员之间的团队精神就更为重要，"手工作坊式"或单打独斗的个人工作方式已远不能满足当前和将来医疗活动的开展。

（二）医务人员与行政管理人员之间的关系

行政管理人员虽不直接参与医疗实践，却与医疗机构的正常运转密不可分。行政管理工作可以为医疗服务、医务人员自身提供后勤保障、专业的支持和管理。当前国内外的一些民营医院或私立医院中，行政管理人员只需要负责医院的日常管理运作，而医务人员仅负责医学专业的服务，这样"双管齐下"的经营模式反而减轻了医务人员既要做专业、又必须搞管理的负担，从而让医务人员可以把专业开展得更加精细。因此，医管双方应该互相沟通、理解对方的工作，达成一切为患者着想、为患者服务的共识和全局观念。

（三）医患关系

1. 医患关系概述　医患关系是医务人员与患者在医疗过程中产生的特定医治关系，是医疗人际关系中的关键，也是医疗活动的人际关系中最重要、最复杂、医务人员最担心的关系，医患关系建立的好坏直接影响到医疗活动的成败。著名医史学家西格里斯曾经说过："每一个医学行动始终涉及两类当事人：医师和病员，或者更广泛地说，医学团体的社会，医学无非是这两群人之间多方面的关系"。现代医学的高度发展更加扩充了这一概念，"医"已由单纯医学团体扩展为直接或间接参与医疗活动的医院全体职工；"患"也由单纯求医者扩展为与之相关的每一种社会关系，包括与其相关的亲属、监护人、朋友等。

2. 医患关系的组成　医患关系在医疗活动中由非技术性关系和技术性关系两大部分组成。非技术性关系是指求医过程中医务人员与患者的社会、心理等方面的关系，在医疗过程中对医疗效果有着无形的作用；技术性医患关系在医疗过程中以患者的诊治利益为准则，对医疗效果起着重要的作用。

技术性医患关系有 3 种基本模式：①主动与被动型，医师完全主动，患者完全被动；医师的权威性不受任何怀疑，患者不会提出任何异议。该模式适合于患者昏迷、麻醉等情况。②引导与合作型，医师和患者都具有主动性。医师的意见受到尊重，但患者可有疑问和寻求解释。该模式适合于疾病急性期治疗及诊疗方案的告知等。③共同参与型，医师与患者的主动性等同，共同参与医疗的决定与实施。医师此时的意见常常涉及患者的生活习惯、方式及人际关系调整，患者的配合和自行完成治疗显得尤为重要。该模式适合于慢性疾病及康复治疗阶段等。

3. 遵循原则　为了建立良好的医患关系，医生应该注意遵循以下原则：①相信医患之间可以建立彼此信任的关系，患者是可以交流、沟通的；②不以医生本人的价值取向评判患者的价值观和生活态度，尊重患者的人格、信仰和文化；③从生物-心理-社会的医学模式出发，充分理解患者的疾病行为和情绪反应；④在诊断和治疗过程中，以人文关怀的态度给患者切实的医疗帮助；⑤理解医患关系是一个动态的关系，医生应根据情况适时做出调整；⑥医患关系是围绕着疾病的诊疗而形成的，也只应局限于求医和提供医疗帮助的过程，不能发展任何超出此范围的人际关系。

4. 医患关系的实质　医患关系的实质是"利益共同体"。因为"医"和"患"不仅有着"战胜病魔、早日康复"的共同目标，而且战胜病魔既要靠医生精湛的医术，又要靠患者战胜疾病的信心和积极配合。对抗疾病是医患双方的共同责任，只有医患双方共同配合，积极治疗，才能求得比较好的治疗效果。医患双方在抵御和治疗疾病的过程中都处于关键位置，患者康复的愿望要通过医方去实现，医方也在诊疗疾病的过程中加深对医学科学的理解和认识，提升诊疗技能，实现自我价值。在疾病面前，医患双方是同盟军和统一战线，医患双方要相互鼓励，共同战胜疾病。维护医患这对利益共同体的良好关系，需要医患双方的共同努力。从某种意义上说，相互尊重、相互配合、相互依存正是医患关系的最基本特点。

在生物-心理-社会医学模式下，医患关系要以协商的模式进行，尊重患者的自主权，坚持仁爱、无害、公正、诚实的原则。医务人员需要注意对医患关系有明确的判断、足够信息的坦诚交流、互相的理解，同时注重规范化、个体化、人性化，审慎估计和处理可能发生的医疗问题或经济纠纷，准备完善并贯彻执行必要的、合理的、合法的手续及相关医疗文书和文件。

二、家庭因素

工作是生活的一部分，是优质生活的经济来源。家庭既是生活的重要部分，也是优质生活的重要指标和载体。因此，工作与家庭在生活中是密不可分的共同体。然而，当这个共同体失衡或矛盾时，生活的稳态也随之会被打破。在转型时期的中国社会，处于医改过程中的医疗服务体系，医务人员的工作-家庭关系也会处于变化之中。

（一）工作-家庭关系的概述

家庭作为一个整体可以有能力满足家庭成员的各种需求，体现在家庭成员之间相互支持、相互爱护、共同承担对生活事件和压力源的能力以及彼此间情感沟通等方面。在 20 世纪 70 年代之前，根据传统的性别角色，人们认为工作和家庭是两个独立的分割维度，个体可以将工作部分的感情、态度和行为与家庭分割开来，两个维度既不相互冲突，也不相互影响。与之相对应的溢出理论认为，人们将在工作中建立的情感、态度、技能和行为带进家庭，反之亦然。这种溢出既可以是积极的，也可以是消极的。积极的溢出可以给家庭带来高水平的能量、满意和激励；而消极的溢出是因个体全力投入到工作中，在工作中的问题和冲突消耗了个体的时间和精力，使得他们难以充分地参与到家庭生活中来。相对而言，大多数研究者更为关注消极的溢出，即工作家庭冲突。当前，工作与家庭关系研究在国外是一个非常受关注的领域，包括工作-家庭冲突、工作-家庭平衡、工作-家庭支持以及工作-家庭促进等方面。

（二）医务人员的工作-家庭关系

医务人员工作性质及特点决定了该群体普遍具有较高强度的工作压力和欠佳的生活质量，而这些高压力又会使临床工作者产生工作倦怠感，直接影响医务人员的工作质量和心理健康状况，在工作和家庭以及生活质量上也带来了不少冲突。这对于当今中国社会的医务人员来说，又是一个新的课题。

孙晶对赤峰市某医院医务人员家庭功能与工作绩效的研究显示，临床工作者的工作与家庭之间是反向关系：工作业绩好的医务人员平日把更多的精力投入到工作与学习中，在家庭中与家人沟通交流的时间很少，信息交流的能力低；而主观认为他人对自己工作业绩评价不高的医务人员，反而认为自己的沟通能力很好，自己在家庭中的问题解决能力很好，在家庭中行为控制能力也很高，从而自己与家庭成员交往时能准确表达自己的思想和意见，能有效地理解他人传递的信息，能够很好地处理家庭矛盾与分歧，能够很好地处理家庭中的各种行为模式，在家庭中自信心较高，家庭总体功能良好。

梁伟华的研究报告也认为，医务人员的工作家庭冲突处于中等偏上水平，其中工作干扰家庭冲突要显著高于家庭干扰工作冲突；而工作家庭冲突对工作倦怠有显著的促进作用，即工作-家庭及家庭-工作冲突可显著增加情绪衰竭、玩世不恭的情况，家庭-工作冲突越厉害，医务人员个人成就感越低；工作-家庭促进则对情绪衰竭、玩世不恭情况有保护性的作用；家庭-工作及工作-家庭促进能显著提高医务工作人员的成就感；工作家庭平衡影响因素与工作倦怠的关系有着密切关联，即工作-家庭冲突、家庭-工作冲突及工作-家庭促进可作为情绪衰竭的预测指标，其中工作-家庭冲突对情绪衰竭的影响更大。

北京大学钱铭怡教授等的研究表明，医务人员的工作倦怠不仅与工作压力有关，而且和家庭因素、人格特征以及人口学因素均有密切的关系；城市和县医院医务人员的工作倦怠水平和工作压力来源有显著差异，城市的医务人员体会到更多的工作压力，工作倦怠水平更高；城市医务人员工作倦怠的影响因素为角色冲突/模糊、单位制度或氛围不好、职业发展受阻、神经质，而县医院医务人员的工作倦怠的影响因素为家庭经济压力、职称、学历、神经质、精神质、掩饰性、工作家庭冲突、职业发展受阻；家庭因素中的家庭经济压力对工作倦怠有显著影响。

2项关于医务人员亚健康状况的调查显示，医务人员亚健康状况的发生率高，其中女性更为明显，缓解家庭生活压力、避免消极工作应激、合理工作和保持轻松健康心态可预防、控制亚健康状态。

从为数不多的这些调查中可看出，我国医务人员的工作-家庭关系中，反向关系较为明显，工作中的高压力会对家庭内部起到一定的负面影响，这一现象值得思考。周洁等调查发现，公立医院医务人员离职原因中，家庭因素占41%。所以，不论从医务人员队伍的稳定、医疗质量的持续提高、医疗安全的保障等方面而言，都应该引起医疗主管部门、医疗机构及医务人员个人的重视，必要时需要有一定的干预。

三、存在与价值观因素

存在与价值观问题是一个亘古以来就困扰历代思想家的大问题，这一问题与人的价值、意义密切相关。从"人"的高度出发，每个个体都有自身的存在价值，人活着的过程就是寻找自己生命存在价值的过程。其中来源于精神层面的存在对于个体来说具有重要的意义。作为精神上存在的个体，也自然具有一定高度的自我概念，并且能够为了这种存在去努力付出，从而奠定了价值观的基础。

（一）医务人员价值观概述

作为服务于"健康与疾病"的医学行业，从最古老的"巫医"开始，也就有了其存在于世界的价值。而其中的专业执行者，医务人员，也在从事医疗职业的过程中得到了价值的体现，找到了存在的意义。古今中外很多描述医师的说法充分体现了全社会对医务人员的认可、尊敬和敬仰，如我国的古语"妙手回春""上医医国""悬壶济世""华佗再世"，爱默生的"只要生命还可珍贵，医生这个职业就永远倍受崇拜"，罗·路·史蒂文森的"医生是我们文明世界的精华"，伦·赖特的"一个高明的外科医生应有一双鹰的眼睛，一颗狮子的心和一双女人的手"，格拉西安的"只有医道高明的医生才懂得何时不开方"。

（二）现代医务人员价值观现状

当今社会价值取向复杂，人心浮躁，功利心切，社会对医疗行业评价不高，对医务人员普遍存在偏见。虽然救死扶伤是人性善良的体现，也是文明社会的一种责任，但我国的医疗卫生服务长期以来实行早年的政府定价，再加上医患关系日渐复杂，这导致医务人员的劳动价值长期得不到真实的体现。因此，医务人员的价值观也呈现了多样化的状态。

1. **核心价值理念** "医乃仁术""医心近佛"，这都是古今以来社会大众对医务人员的理解和评价，这也奠定了医务人员的职业道德规范，即尊重每一位患者，理解每一位患者，"以患者为中心"等优良的传统理念成为医学院校对每位医学生的基本要求和教育理念。在现实中，对待患者态度好、服务意识强、技术精湛的医务人员，普遍能得到社会的承认，社会评价较高，获取的报酬也较丰厚。因此，医务人员应该在现有的体制下，通过自身的努力，获取应得的报酬，做到廉洁从医，获得内心的安宁与平静。在自身的岗位上，工作做到游刃有余，身心轻松健康，内心平静安宁，追求工作中带来的满足感与幸福感，成为社会比喻的"白衣天使",从而实现自己的价值,成为有强烈存在感的个体,人生也将更有意义。

2."以疾病为中心"的生物医学模式观念 虽然从20世纪70年代起,生物-心理-社会的新医学模式已广为传播,但至今部分医务人员仍然停留在"以疾病为中心",而不是"以患者为中心"的旧医疗服务模式中,认为在医疗过程中为患者解除病痛,患者就应该积极配合医生,无形中将自己摆在一个高高在上的位置,没有意识到医患之间是密切的合作关系,没有积极为患者服务的意识;其次,部分医务人员由于"见病不见人",虽然当今医学技术不断发展与完善,医疗设备越来越精细,医疗服务越来越高端,而医务人员"以人为本"的思想却没有相应同步跟上,更导致医务人员对患者沟通不良甚至缺乏,同时也导致对患者心理需求、情感归属的忽略,最终给患者一个"冷冰冰"的诊疗过程和感受。

3. 职业价值感缺乏 医生是一个任务重、要求高、风险高、投入高、回报低的职业。一方面,在社会主义市场经济的影响下,医疗卫生管理中,医院引入市场竞争机制、经济绩效考核机制,普遍存在注重任务目标和经济效益,也存在着行业内人文环境不理想和激励机制不健全等医院文化建设方面的问题;同时,政府对医疗行业投入不足,导致医务人员的付出与回报无法与其他行业相比,收入水平与国际水平相差巨大,而服务对象的要求却越来越高,从被动开始走向主动。另一方面,医疗纠纷和诉讼案件大幅增加,近年来频繁发生的"医闹、杀医"事件越演越烈,严重困扰、压抑医务人员的执业积极性,医务人员的合法权益和人格得不到基本保障与尊重,极大挫伤了医务人员的职业感情,从而导致大部分医务人员没有职业自豪感和成就感,工作日益繁重而人员相对不足的情况下常表现出态度生硬、解释不耐烦、表情淡漠、不尊重患者、与患者缺乏沟通等情况,反之又导致医患冲突。

广州卫生部门对医务人员的调查显示，37.02%有挫败感，33.19%对将来觉得气馁，39.83%很多时候感到忧伤，89.91%认为在工作中需要跟难相处的患者打交道，44.28%感觉在工作中绝对需要防范患者对医疗行为提出质疑或追究，若有机会重新择业，近50%不愿再选现职。14.93%缺乏信心，36.45%有内疚感，63.03%的医护人员感觉自己比以往更容易累，50.38%认为对其他人或事物的兴趣少了，而有13.2%的人则经常或较多时候感觉心情抑郁、不快乐，17%的医务人员有自杀的念头，认为对待急危患者"冒99%的风险去争取1%的希望"不再适用于自己的占49.7%。这些惊人的数字不仅应该引起全社会的广泛关注，而且作为卫生主管部门也需要充分认识到这一现象的不良后果，并进行适当干预。

4．医患信任度下降　一方面，由于部分医疗事故、商业贿赂、服务态度等行业不正之风，使患者对医务人员的信任度降低；另一方面，一些患者的不理智行为等也导致医生价值取向的改变，医务人员职业不安全感不断增强，医生在看病的时候首先想到的是如何保护自己，一些医生怕承担责任，对待分科界限不清的疾病或复合性疾病患者，相互推诿，以至于延误治疗，而一些医生为了尽量避免承担风险，不愿意做出一些创新性的、真正从患者角度出发，但又存在风险的诊疗，这些都严重挫伤了医患双方的共同利益。

5．医德医风沦丧　随着市场经济的发展，医患关系不断呈现经济化趋势，商品经济等价交换原则不断渗透入医患关系中，少部分医务人员职业道德缺失，追名逐利，对待患者冷、硬、推、顶，收"红包"、拿"回扣"，在岗不敬业，坑蒙患者，治疗中出现不合理检查、不合理收费、不合理特殊治疗，给患者开大处方，做不必要的检查从中谋利，有的医生为了搞自己的研究项目，爱病不爱人。这些都严重扭曲了医疗行业本该有的核心价值观。

（三）医务人员自我价值的提升与医德守望

医务人员在医患关系中处于主导地位，医务人员对患者的人文关怀、尊重、沟通是影响医患关系和谐的关键因素。构建和谐的医患关系理当医者先行，医务人员应该做构建和谐医患关系的推动者，认真履行各自职责及义务，掌握扎实的医学基础，培养自我高尚的道德情操，把社会道德观内化为发自自我内心的需要，为构建相互尊重、相互理解、温馨和谐的医患关系做出努力。

1. 良好的沟通是建立和谐医患关系的基础

（1）真情告知，详细解释，做到让患者对诊疗收费标准、药品价格、自己的病情、做何种检查项目、诊疗程序、诊疗价格都一清二楚，增进医患之间的信任感。医务人员加强与患者沟通交流，时时体现对患者的细心、耐心、关心和爱心，处处体现对患者的人性化服务，是医疗服务发展的必然趋势，也是医疗服务工作中不可缺少的职业素养。只有医务人员加强与患者的沟通，充分尊重患者的知情权、选择权，建立良好的关系，才能得到患者积极支持、配合医疗工作，才能使医务工作者有良好的心态从事医学事业，推动医学科学的发展。

（2）态度温和，多与患者进行感情沟通，多给患者一些人文关爱，多替患者着想，并尽其所能减轻患者痛苦。

2. 扎实专业的医学水准是构建和谐医患关系的必要措施

（1）医疗行为并不是纯商业行为，医生的行为是在人道主义的基础上产生的，患者身负疾病的物理与心理双重折磨，医生的失误也会让患者承受更加巨大的折磨。营造和谐的医患环境非常重要，既有利于医院的发展，又有利于患者的健康。

（2）精益求精。医者要站在患者的角度和立场考虑，努力寻找自身不足，认识和解决问题，不断运用现代科学的新知识、新成果、新方法、新技术，用精湛的医术为患者解除病痛，对患者要有强烈的责任感，真正为患者着想，诚心诚意为患者服务，把为患者解除痛苦视为终身最高追求。

3. 医生的善心善德是建立和谐医患关系的关键

（1）正确对待经济利益。医学是一种爱人之学，人道之学，从它诞生时起就一直同生命打交道，以"解除病痛，维持功能，恢复健康，保护生命"为己任。作为一名医务人员，理应具备"敬畏生命高于一切"的价值观。

（2）正确对待医患关系。作为医务人员应树立"以患者为中心"的人文关怀理念，对患者应有一颗赤诚济世、仁爱救人之心，努力做到体贴和爱护患者，思患者所想，急患者所急，尽可能解除患者病痛。当受到误解时，要以高尚的医德医风，理智冷静地面对。

四、个性特征的因素

个性特征包括能力，气质（脾气、秉性或性情），性格。人的个性是在生命成长过程中通过从出生、婴幼儿、童年、青少年、学生，历经几年、十几年、几十年心理过程的发育、发展乃至终生的接受教育、自我学习、锻炼，最终培育形成了具有自我特征的个性。良好的个性特征在生理学上的表现是强健的体质、敏捷的速度和灵敏的反应、强大的抗挫折耐力和承受力以及对各种环境的快速适应力，强大、均衡、稳定、灵活的兴奋性与抑制性的快速转换能力；在社会学上的表现是坚强的意志、高尚的人格、纯真的情操、合群的个性性格。多年来已有大量研究显示个性心理特征是心理健康的重要影响因素。因此，医务人员应在工作环境中持之以恒地努力培养自己豁达、开朗、乐观、有毅力、有意志的个性品质，使自己的个性心理特征与当下的医疗工作相适应，并起到较好的缓冲困难的防御作用。

第 3 节　焦虑情绪

一、焦虑症状的早期识别

1. 正常焦虑　焦虑是一种情感表现，当人们面对潜在的或真实的危险及威胁时，会产生这样一种情绪反应。例如在某场考试前出现适度的焦虑紧张，这属于正常反应。人们对焦虑和恐惧的感受同疼痛一样，都是一种保护性表现。

2. 病态焦虑和焦虑症状　焦虑症状区别于正常焦虑反应，有 4 项标准：①自主性；②紧张；③时间；④行为。自主性指情绪反应源自"本身"，是患者的内心体验；紧张指压抑的程度，痛苦水平已超出了他（她）所能承受的能力，开始寻求解除的办法；时间指症状是持续的，而非短暂的适应反应；行为如焦虑影响了日常生活的应对，正常社会功能（工作、学习等）被破坏，或有特殊的行为，如回避或退缩。这种焦虑就是一种病态体验，在临床上称为焦虑症状。

较常见的焦虑症状有：①与处境不相符的痛苦情绪体验。对不确定的客观对象和具体而固定的观念内容的提心吊胆、不安和恐惧或无名焦虑。有些患者反复呈现不祥预感，总是担心出现最坏结局，可谓"杞人忧天"式的忧虑。部分医务人员较为过分担心患者的病情，以至于下班后也无法正常生活。作者曾遇到过某检验科人员，因过分担心自己的检验报告出错，结果不敢独自上班。②精神运动性不安，表情紧张、双眉紧锁、姿势僵硬不自然、坐立不安、来回走动，甚至奔跑呼叫，时有不自主的震颤或发抖。③躯体性焦虑，多表现出自主神经系统功能的紊乱，其症状是许多患者就诊综合医疗机构各个科室的原因。

焦虑症状常被各种各样的躯体症状所掩盖，从而导致患者反复就医，往返于各临床专科，往往在急诊室、心脏内科、呼吸内科、内分泌科、神经内科等科室多见。常见的躯体症状涉及多个系统和脏器，如心脏（心跳加快、心律不齐、心悸、心前区沉闷感），血管系统（颜面、肢端苍白、潮红，手足湿冷，血压升高），肌肉系统（腿膝颤抖、发软，坐立不安，关节疼痛，四肢发麻），呼吸道（过度换气，气道缩窄感，气短、窒息感），胃肠道系统（喉梗阻感、吞咽困难、呃逆、呕吐、胃痛、腹胀、腹泻），自主神经系统（出汗、瞳孔扩大、尿频）以及中枢神经系统（眩晕、眼花、视物模糊、视力受损如复视、头痛、失眠、注意力不能集中、疲劳、虚弱、人格解体和不真实感）等。

二、焦虑症状的评估

对焦虑症状的临床评估主要包括医生的临床访谈和患者自我评估两部分。临床医生评估即一般精神状态检查及一些定式或半定式的精神检查。着重诊断特征描述、症状严重程度、问题的主要特征、技能缺陷和过程、治疗史和家庭因素等。患者自我评估即患者在医生提供的有关焦虑症状评定问卷和指导下，按照有关内容进行自我评价。常用的焦虑评定量表包括综合医院焦虑抑郁量表（Hospital Anxiety and Depression Scale，HAD）、焦虑自评量表（Self-rating Anxiety Scale，SAS）、患者健康问卷中的广泛性焦虑量表（Generalized Anxiety Disorder 7-item，GAD-7）、简易筛选问卷等。

第4节 抑郁情绪

一、抑郁情绪概述

在《辞海》中，抑郁指心理忧烦，苦闷，忧愁。几乎所有人都会因为生活中某些不如意的事情在某个时候觉得情绪低落，这是一种常见的情绪体验。当今社会竞争日益激烈，人们就更容易产生不同程度的抑郁情绪。在全世界，受某种形式的抑郁影响的人数占全部妇女的25%，全部男性的10%，以及全部青少年的5%。在美国，这是最常见的心理问题，每年约10 760万人因此而苦恼。

正常人的抑郁情绪是基于一定的客观事物，事出有因；并且情绪变化有一定时限性，通常是短期的（一般不超过1周），人们通过自我调适，充分发挥自我心理防卫功能，能恢复心理平稳。

二、抑郁症

抑郁症是一种常见的心境障碍，以显著而持久的心境低落为主要临床特征，可出现兴趣减退、快感缺失、精力缺乏、自我评价过低，严重者可出现自杀念头和行为。多数病例有反复发作的倾向，每次发作大多数可以缓解，部分可有残留症状或转为慢性。其中情绪低落、兴趣减退和快感缺失是最核心的症状。

抑郁障碍是全球最常见的精神卫生问题，严重影响患者的生活质量。全球男性每年有5.8%、女性9.5%有抑郁发作。WHO调查15~44岁年龄组的前10位疾病中，有5项为神经精神疾病，其中抑郁障碍排在首位。较常见的抑郁症状如下。

1. 抑郁心境　这是抑郁症患者最主要的特征，患者情绪低落，悲伤。轻者心情不佳、苦恼、忧伤，终日唉声叹气，患者常说自己心情不好，高兴不起来；重者情绪低沉、悲观、绝望，常说自己对前途感到失望，觉得活着没有出路，认为自己的状况无法好转，对治疗没有信心，出现自杀倾向。

2. 快感缺失　对日常生活的兴趣丧失，对各种娱乐或令人高兴的事体验不到乐趣。患者常常对以前喜爱的活动缺乏兴趣，如文娱、体育活动、业余爱好等。轻者尽量回避社交活动；重者闭门独居、疏远亲友、杜绝社交。

3. 疲劳感　无明显原因的持续疲劳感。轻者感觉自己身体疲倦，力不从心，生活和工作丧失积极性和主动性；重者甚至连吃、喝、个人卫生都不能顾及。

4. 睡眠障碍　70%～80%的抑郁症患者伴有睡眠障碍，患者通常入睡无困难，但几小时后即醒，故称为早醒；而伴有焦虑的患者则表现为入睡困难和噩梦多，易醒，醒来后难入睡；还有少数抑郁症患者出现睡眠节律紊乱，即白天睡眠过多。

5. 食欲改变　表现为进食减少，觉得食物没味道，对食物缺乏兴趣，体重明显减轻，重者则终日不思茶饭，但也有少数（约10%）患者会有食欲增强的现象。

6. 躯体不适　抑郁症患者普遍有躯体不适的表现。患者常有不明原因的疼痛、疲劳、睡眠障碍、喉头及胸部紧迫感、便秘、消化不良、胃肠胀气、心悸、气短等病症，患者长期在各种综合医院就诊，被诊断为多种自主神经功能紊乱，但多数对症治疗无效。部分患者甚至因为躯体不适而掩盖了抑郁症的典型表现，导致医生、患者和家属识别、发现困难，从而影响了抑郁症的及时治疗。

7. 自我评价低　轻者有自卑感、无用感、无望感、无价值感；重者把自己说得一无是处，有强烈的内疚感和自责感，甚至选择自杀作为自我惩罚的途径。

8. 自杀观念和行为　这是抑郁症最危险的行为。严重抑郁症患者常选择自杀来摆脱痛苦。抑郁症患者中有20%～25%会出现自杀行为，而自杀死亡的人群中约有20%因患有抑郁症导致自杀。

9. 精神病性症状　部分抑郁症患者可出现幻觉和妄想等精神病性症状，如罪恶妄想、无价值妄想、躯体疾病或灾难妄想等，也可有幻听。通常在抑郁症状较为严重时出现。

10. 其他症状　抑郁症患者还可能有激越、焦虑、性欲低下、记忆力和注意力减退等症状。也有患者出现认知扭曲，如对各种事物均做出悲观的解释，将周围的一切都看成是灰色的。

三、抑郁症状的评估

对抑郁症状的临床评估主要包括医生的临床访谈和患者自我评估两部分。常用的抑郁评定量表包括综合医院焦虑抑郁量表（HAD）、抑郁自评量表（SDS）等。

第 5 节　职业倦怠

一、职业倦怠的概念

"倦怠"（burnout，又翻译成枯竭）一词原指耗竭、燃尽。1974 年美国精神分析学家 Freudenberger 首次将它使用在心理健康领域，用来特指从事助人职业的工作者由于工作所要求的持续情感付出，在与他人相互作用过程中遇到的各种矛盾、冲突而引起挫折感的加剧，最终导致情绪、情感、行为方面的身心耗竭状态。

职业倦怠即执业过程中的工作倦怠，是 job burnout 的中文译法，指个体由于长期处于工作压力状态下而出现的一组身心消耗过度、精力衰竭，以情绪衰竭、低成就感以及去人性化等为主要表现的症候群，是个体因为不能有效应对工作上的、延续不断的各种慢性压力而产生的一种延迟性心理反应。职业倦怠主要表现为身体疲倦、情绪低落、创造力衰竭、价值感降低、人性化淡漠、攻击行为等。又被称为"工作疲溃感""职业枯竭"等，被视为现代社会的一种职业性疾病，普遍发生在各种助人职业的群体中，医务人员就是这一现象的高发群体。

国际劳工组织指出，"世界正在变成紧张的世界"。当长期处于工作压力状态，持续的过度紧张易使个体出现疲乏、焦虑、压抑、工作能力下降，甚至身心消耗过度、精疲力竭等综合症状。随着工作倦怠的加重，个体的焦虑和抑郁程度会更高，甚至可能会引发一些生理疾病，包括慢性疲劳、头痛和高血压等。同时，也有研究表明，工作倦怠不仅对个体的身心状况，也对其工作以及所在群体产生巨大的负面影响，所以工作倦怠被称为"职业杀手"。

20 世纪 70 年代，国外开始对职场中的工作倦怠进行研究，医务人员是最早被关注的职业之一。90 年代后期，美国国家职业安全与健康研究所（National Institute for Occupational Safety and Health，NIOSH）列出了 130 种具有紧张倾向的职业。根据职业类别的不同，这些容易产生紧张的职业主要有：责任重大的工种，如医务人员、警察、航空交通管制员、驾驶员等；从事紧急事故处理的人员，如医疗救护人员、消防队员、抢险队员等；脑力劳动强度较重的职业，如医生、计算机工作人员、教师、管理工作者等。因此，不论从哪个角度看，医务人员都是最容易出现职业倦怠的人群之一。近年来，我国也加大了对医务人员、警察和教师等工作倦怠高危职业的关注和研究。有调查显示，我国公立医院的医生是工作倦怠高危人群，尤其在三级医院发生率最高。北京 5 所三级综合医院的研究表明：三级甲等医院对医疗、科研、教学的要求高，竞争激烈，因此在此类医院工作的医务人员压力最大，心理健康水平较低，更容易出现职业倦怠。其中，对具有下述特征的医务人员要重点关注，必要时进行职业压力管理和心理干预：在三级甲等医院工作、40 岁以下、女性、工龄 10~20 年、护士、重症监护室、夜班≥6 天/月、工作表现自评差、身体健康自评差、患各类慢性疾病的人员。

二、医务人员职业倦怠

在助人者职业中，医务人员是比较容易出现职业倦怠的人群之一。目前我国的医疗风险无处不在，而且呈现出风险范围的无限扩延和难以防范等特征。医务人员面对过高风险，工作压力越来越大。由于是职业关系，无法躲避，经历长期压力，心理状况易发生扭曲，特别是个性受压抑的工作环境，不仅效率低下，而且工作倦怠更易加重。如果医疗机构再缺乏心理支持和情感关怀，使医务人员感到自身价值、职业自尊和工作乐趣逐渐消失，那职业倦怠将严重影响医务人员、医疗机构，最终患者也将受到影响。

一项对我国 1 916 名医护人员职业紧张、应对资源、职业倦怠、焦虑、抑郁、A 型行为的研究表明：①我国医护人员正承受着高水平的职业紧张，主要表现在任务不适、责任感和工作环境、任务过重等方面；医护人员职业紧张水平随年龄增长呈下降趋势，40 岁以上组责任感最强，表明承受着高责任感、职业紧张，而 40 岁以下人员承受着较高的任务不适、任务模糊、任务冲突、任务过重、工作环境差等职业紧张。②医护人员个体应对资源水平较低（仅社会支持水平较高），40 岁以下人员的应对资源较其他人员低。③医护人员焦虑、抑郁水平较高，40 岁以下人员焦虑、抑郁水平更高。④医护人员的人际关系、躯体紧张反应均较高。40 岁以下医护人员的业务、人际关系、躯体紧张反应水平均较高，说明医护人员特别是 40 岁以下医护人员职业紧张反应水平较高。⑤职业倦怠方面，医护人员的上述 2 个维度得分均较高，其中 40 岁以下医护人员上述 2 个维度得分均高于其他医护人员得分。而且，这样的职业倦怠与职业任务、个体紧张反应呈明显正相关；与应对资源呈明显负相关；与个人成就感、工作能力呈明显负相关；与 A 型行为、焦虑呈明显正相关。

这些研究提示职业倦怠越明显，工作压力和工作强度会显得更大，幸福感易降低，体力精力如不能及时得到补充，则人的心理健康状态更容易出现问题，北京一项关于三级甲等综合医院女性医务人员的调查就证实了这一现象，而且护士体验到职业倦怠与低幸福感的比率更多。卫生部曾公布了一项对全国696所三级医院护士流失率的调查结果，年平均护士流失率5.8%，最高达到12.0%。由此可见，职业倦怠对于医务人员产生了很大的影响，甚至导致医务人员离开这一职业。

三、职业倦怠的评估

职业倦怠的评估可以用"职业倦怠量表"进行量化评定。

随着生物医学模式向生物-心理-社会医学模式的转变，国外于20世纪70年代开始了职业倦怠对人体生理、心理和行为功能影响的研究。Maslach等于1981年开始研制"职业倦怠量表"（Maslach Burnout Inventory，MBI），经过多次修订，于1996年正式出版了职业倦怠量表（修订版）（Maslach Burnout Inventory Revised Edition，MBI-R）。该量表能全面、系统地反映情感耗竭（emotional exhaustion）、去人格化（depersonalization 或 dehumanization）、低个人成就感（reduced personal accomplishment）。

MBI-R的结构：MBI-R是一种全面测定情感耗竭、去人格化和低个人成就感3个方面的量表，通过MBI-R的测定，可以较为系统地了解职业倦怠情况。MBI-R包含3个维度（表2-1），即情感耗竭（emotional exhaustion，EE）、去人格化（depersonalization，DP）和低个人成就感（reduced personal accomplishment，RPA）；每个维度由相应的条目组成。情感耗竭包含9个条目，去人格化包含7个条目，低个人成就感包含6个条目，共22个条目；每一条目按5个级别评分［采用力克特（Likert）式5点计分］。情感耗竭、去人格化2个维度，得分越高，说明职业倦怠程度越高；低个人成就感维度的得分越低，说明职业倦怠程度越高。

表2-1 职业倦怠量表（MBI-R）维度说明

问卷/维度	条目数	说明
情感耗竭 （EE）	9	衡量个体压力的维度，指没有活力，没有工作热情，感到自己的情绪、情感处于极度疲劳状态，它被视为职业倦怠的核心维度，并且也是最明显的症状表现
去人格化 （DP）	7	衡量人际关系的维度，表现为个体情绪、情感以一种消极的、否认的、麻木不仁的态度和情感去对待自己身边的事，对他人再无同情心可言，甚至把人当作一件无生命的物体看待
低个人成就感 （RPA）	6	衡量自我评价的维度，表现为个体对自己工作的意义和价值的评价下降，自我效能感丧失，时常感觉到无法胜任，从而在工作中体会不到成就感，不再付出努力

第6节 精神活性物质滥用

一、精神活性物质滥用概述

精神活性物质是指摄入人体后影响思维、情感、意志行为等心理过程的物质，包括中枢神经系统抑制剂如（苯二氮□类、乙醇），中枢神经系统兴奋剂（如咖啡因、苯丙胺、可卡因），致幻剂，大麻，挥发性溶剂，阿片类和烟草等共7类。

精神活性物质滥用在DSM-4中指一种适应不良的物质使用方式，并引起了身体和精神的依赖性。特征是：①尽管认识到对身体有害仍使用；②已造成社交、职业、心理或躯体问题或使之恶化，仍继续使用。1969年，WHO提出，滥用是指持续或间歇性精神活性物质（酒或药物）过度使用，与可接受的医疗措施不相称或无关。因此，精神活性物质的滥用或依赖综合征概括起来有以下表现：①对使用物质的强烈渴望或冲动感；②对使用物质行为的开始、结束及剂量难以控制；③当被终止或减少时易出现生理戒断状态；④逐渐出现耐受，必须使用较高的剂量才能获得过去较低剂量的效应；⑤固定使用的模式，且不顾其明显的危害性后果。

二、医务人员精神活性物质滥用状况

由于长期处于高负荷工作状态，加之行业特点，医护人员成为精神活性物质不健康使用的高危人群，特别是烟、酒的滥用。

波兰针对护理人员的研究显示，在综合医院中约有 27.12% 的护士吸烟，特别是下班后较为明显。法国的一项研究显示，2003 年医护人员的吸烟率为 24%，2011 年该比率上升为 29%，已接近当年普通人群吸烟率（30%）。尼泊尔在年轻医生、医学生中的一个调查显示，精神活性物质使用的频率较高，"曾经使用""去年使用过""上月使用过"的频率依次为 63.5%、56.5%、42.5%，且最通常使用的物质是酒精。中国虽然没有类似的研究或报道，但医务人员中吸烟、饮酒的状况也经常可以看到，作者甚至常听到"医务科""外科"等同行说"下班喝酒是缓解高压力的一种最有效办法"。因此，这一问题应该引起广泛的关注，医护人员不应成为这些不健康行为的带头者，反而应该积极地行动起来，带动身边的人群减少使用。

参　考　文　献

［1］尹文强，张耀光，黄冬梅，等. 医务人员专题调查分析报告//卫生部统计信息中心. 中国医患关系调查研究. 北京：中国协和医科大学出版社，2010：104-136.

[2] McKay D, Jonathan S, Abramowitz JE. A critical evaluation of obsessive-compulsive disorder subtypes: symptoms versus mechanisras. Clinical Psychology Review, 2004, 24 (7): 283-313.

[3] 尚静敏, 李秀娟. 社区居民对社区护士的角色期待. 齐齐哈尔医学院学报, 2010, 31 (6): 975-976.

[4] 王卓, 王香平, 花蕾, 等. 医务人员心理健康特征分析. 中华医院管理杂志, 2010, 26 (6): 453-457.

[5] 谢永标, 马弘, 马宁, 等. 汶川震后 14 个月极重灾区县基层医务人员的心理健康状况. 中国心理卫生杂志, 2011, 25 (11): 819-823.

[6] 孙晶. 赤峰市某医院医务人员家庭功能和生活质量与主观评价工作业绩的关系研究. 大连: 大连医科大学硕士学位论文, 2009.

[7] 梁伟华. 医务人员工作、家庭平衡影响因素及工作倦怠的关系研究. 广州: 中山大学硕士学位论文, 2010.

[8] 卢伟, 钱铭怡. 128 名城市医务人员与 93 名县医院医务人员的工作倦怠水平比较. 中国心理卫生杂志, 2010, 24 (5): 336-337.

[9] 吴思英, 李煌元, 田俊, 等. 某省医务人员亚健康状态及影响因素分析. 中华劳动卫生职业病杂志, 2010, 28 (3): 203-205.

[10] 蒙世伐, 闫宇翔, 刘佑琴, 等. 医务人员亚健康状态及其影响因素的研究. 中国全科医学, 2013, 16 (1): 61-64.

[11] 周洁. 公立医院医务人员离职因素调查探析. 现代医院, 2012, 12 (6): 133-134.

[12] 李春波. 焦虑症的早期识别与治疗. 世界临床药物, 2009, 30 (8): 502-505.

[13] 汪向东. 心理卫生评定量表手册. 中国心理卫生杂志, 1999, 13 (增刊): 194-381.

[14] 杨新伟, 庞星火, 金泰廙, 等. 医护人员职业紧张、职业倦怠及影响因素研究. 中华医学会第一届全国公共卫生学术会议暨第四届中国现场流行病学培训项目汇编, 2009.

[15] 王瑞红, 孙丽. 北京某医院女性医务人员幸福感现状调查. 中华医院管理杂志, 2012, 28 (4): 304-307.

[16] Maslach C. Understanding burnout: deftnitional issues in analyzing a complex phenomenort//Paine WS. Job stress and burnout. Beverly Hills:

Sage, 1982: 29-40.

[17] 沈渔邨, 主编. 精神病学. 5 版. 北京: 人民卫生出版社, 2009.

[18] Zysnarska M, Bernad D, Adamek R, et al. Tobacco smoking among nurses-a lack of knowledge or effect of work overload? Przegl Lek, 2008, 65 (10): 602-604.

[19] Fougere B, Underner M, Ingrand P, et al. Smoking habits among staff at the Rochefort-sur-Mer Hospital. Rev Mal Respir, 2011, 28 (9): 1104-1110.

[20] Shyangwa PM, Joshi D, Lal R. Alcohols and other substance use/abuse among junior doctors and medical students in a teaching institute. J Nepal Med Assoc, 2007, 46 (167): 126-129.

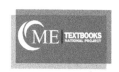

医务人员常用心理干预方法及策略

第 3 章

王成彪　北京航空工业总医院
林　红　北京大学第六医院　北京大学精神卫生研究所

随着医学模式的转变，医生不仅要治疗患者身体上的疾病，也要关注患者的心理和感受。那种很"酷"的医生不再受到欢迎，人们更喜欢和蔼可亲、能洞察患者心理需要的医生，这对医生的心理素质提出了更高的要求。医务人员学习和掌握常用的心理干预方法和策略，不仅仅可以用来帮助患者，同时也可以用来自助和互助。而且，医务人员只有保持自身的身心健康，才能更好地为患者提供服务。

维持身心健康状态，需要 3 个环境的稳定和协调。这 3 个环境是：①微环境，机体的生理功能保持正常运行；②小环境，个体的生活方式、应对策略能够帮助其良好地适应外界变化，应对不良刺激；③大环境，个体所处的社会常规、政治制度、经济水平、文化习俗有助于个体身心成长。

大环境的改变相对不容易，每个人都应该先从自身做起，从周边做起，改善自己所处的微环境、小环境，进而为大环境的改善营造条件。而对于医生这个群体，一方面和普通大众一样在家庭中有着自己不同的家庭角色；另一方面，医生的职责是治病救人，医生本身的情绪、心理状况，不但会影响医生自己的个人生活，也会影响医患关系，从而对患者的诊疗以及疾病的康复转归产生影响。

世界卫生组织所提出的"健康不仅仅是没有病和不虚弱，

而且是身体、心理和社会适应能力三方面的完美状态"的健康新概念，带来了临床治疗模式由传统的生物治疗模式向生物-心理-社会综合模式的转变，这就意味着医生所面对的不仅仅是患者所患的"疾病"，而是一个完整的"患者"。在医学和心理学临床实践工作中，面对各种身心问题，医务人员有必要掌握一定的心理学理论指导下的心理干预方法和技术。

本章分别介绍心理干预的原则与方法，包括精神分析疗法、认知疗法、行为疗法、来访者中心疗法、暗示和催眠疗法等主要的个别心理干预技术、团体心理干预、心理健康支持与教育，以及自助干预的方法。其中特别介绍了医疗机构中暴力行为的识别和防范。最后，针对医务人员就医耻感的现状，展开讨论，并提出对策。

在医学和心理学临床实践工作中，面对各种身心问题，必须通过心理学理论指导下的各种方法和技术对之实施干预。希望通过对常用心理干预方法和策略的介绍，有助于医务人员开拓视野，在保护自身安全的前提下，既能在维护自身身心健康方面有所助益，也能在临床诊疗工作中更好地服务患者，使得医务人员的诊疗更科学和全面，更多地获得患者的信任与肯定。这反过来又会促进医务人员对自身医疗水平的认可，增强自信，进而促进自身的身心健康。

我们的愿景是希望医务人员群体有能力首先成为心理保健的倡导者和践行者。

案例 3-1

MM 是 11 岁女孩，上小学五年级。MM 个性开朗活泼，与同学关系融洽，学习成绩优异，深得老师喜爱。但上五年级后，却经常突然出现胸闷、心慌气短，上腹部疼痛不适。每当这时候，父母就会放下工作，陪着 MM 去医院儿科就诊。进行全面的身体检查，并未发现器质性病变。父母很纳闷：既然身体没有患病，为什么孩子这么不舒服呢？看着孩子痛苦的表情，父母也觉得孩子不像是装病。每次 MM 疾病发作，父母都会带孩子去不同的医院就诊，半年的时间几乎跑遍了当地所有比较大的综合医院，结论都一样是未发现器质性的病理损害。

有一次 MM 发病就诊时，医生询问了 MM 的病史，建议父母带 MM 到心身医学科找精神科医生治疗。

精神科医生在给 MM 治疗中发现，小学四年级之前，MM 的父母都是单位的普通员工，几乎每天都是爸爸回家买菜，妈妈做饭，有时爸爸照顾孩子学习和带着孩子出去玩耍。但 MM 的家庭在她四年级第二学期发生了一些变化，爸爸被提拔为部门领导，经常有应酬要很晚才回家，照顾孩子和家庭的重担压在妈妈一个人身上。时间一长，妈妈对爸爸的抱怨多了，嫌爸爸心都不在家里了。爸爸忍不住会和妈妈争吵，虽然卧室门关着，但 MM 还是听到了，她很害怕，却又无能为力。终于有一次爸爸实在忍不住了，说这日子没法过了，不行就离婚算了。MM 听到妈妈哭得昏天黑地，她紧张地躲在屋子里，不敢出门，生怕父母知道她知道了他们的事情。

就这样，MM 发病了。有一天上课时，MM 突然觉得心慌、胸闷、憋气，呼吸变得急促，腹部也隐隐地痛了起来，甚至大汗淋漓。老师赶快告诉了 MM 的父母，父母带孩子到了医院急诊科就诊，从此开始反复就诊。

随着治疗的深入，医生发现每当 MM 发病，父母就会把注意力放到她身上，因而争吵少了。家庭的凝聚力又恢复了，爸爸按时回家，父母的沟通又多了，家庭又恢复了往日的平静。而一旦 MM 的病情有所好转，父母就又各自忙于自己的工作，回家又会争吵，故态复萌，这时 MM 的病情又会复发。是不是家庭中父母关系的不和谐造成了 MM 的焦虑，从而引发了躯体症状呢？

经过一段时期的家庭心理治疗，MM 的父母认识到夫妻关系对家庭的影响，夫妻关系改善了，MM 的病也慢慢好了，又能正常上学了。

　　由案例 3-1 我们可以得知，MM 出现了焦虑导致的躯体症状，焦虑的来源与父母关系的不和谐，以及 MM 不能接受父母关系的现状密切相关。但很少有医生能够超越表面的"症状"而深层次地看待"疾病"以及疾病背后的"患者""家庭""社会"甚至"文化"等整个系统。医生确实也给了患者一定的帮助，为了避免漏掉躯体病变，医院进行了各项常规检查。但反复的症状发作使得患者及家属可能会怀疑是不是医生水平不够，导致没有发现问题所在，对医生的信任度降低，甚至导致医患冲突。在这种情况下，医生为了避免漏诊、误诊，就会更加完善各项检查手段。在这样不断重复检查的情况之下，患者及家属的焦虑和绝望感也会不断增加，可能导致更加热切的求助需求。当他们的需求一再不能被满足时，医患之间的矛盾就可能发生了。

　　由案例 3-1 可以看出，有时患者没有明显的器质性病变，但却真切地感受到不舒服的症状；有时患者不但不配合医生的治疗，还可能会埋怨医生没有尽职；有时患者的病情在医院恢复良好，但回家后不久又复发了……这时，医生要考虑到患者的疾病还涉及患者的人格特质、心理状况、社会文化等诸多因素。

　　传统的医疗培训，医生主要是根据患者的症状，依照诊断标准做出诊断，给予相应的治疗，医生看的是"病"。而心理学工作者主要是对来访者人生经历的探讨，促其缓解症状，并促进人格的成熟和发展。

　　因此，为了临床诊疗工作中更好地服务于患者，使得医务人员的诊疗更科学和全面，更多地获得患者的信任与肯定，我们需要学习一点心理干预的方法和策略；同时，也可以促进我们医务人员更好地了解自己，改善自己和他人的人际关系，自己的人生也会变得更和谐，进而促进自身的身心健康。可见，在医学和心理学临床实践工作中，面对各种身心问题，医务人员有必要掌握一定的心理学理论指导下的心理干预方法和技术，以助人助己。

第1节 心理干预原则

一、心理干预与心理治疗的概念

医生的职责是治病救人，促进健康。这里"治"和"救"是动词，是医生主动的设计和实施的过程。心理医生的职责是帮助来访者解决心理问题。这里的"解"和"决"也是动词，是医生主动的设计并与来访者共同实施的过程。生物医学模式将以上过程理解为是药物、理疗和手术的合理使用；生物-心理-社会医学模式以及系统论则认为此过程还包括对患者或来访者心理行为方面的"干预"，这就是心理干预的含意。

心理干预（psychological intervention）是指在心理学原理和有关理论指导下，有目的、有计划、按步骤对一定对象的心理活动、个性特征或行为问题施加影响，使之发生指向预期目标变化的过程，这是相对广义的用词。心理治疗则是心理干预中最常用的方法。

关于心理治疗（psychotherapy），Reisman 曾经列出 31 个不同的描述性定义。Korchin 认为，"心理治疗就是一个临床工作者为了达到迫切需要的个性或行为改变的目的而有意识地使用任何心理学技术"。这一定义强调了心理治疗的目的是改变个性和行为，而这不论在临床上或在常识中，都被证明是最难达到的，可见这是一个特别专业化的定义。美国精神医学会卓越终生院士、夏威夷大学医学院精神科曾文星教授认为，心理治疗是通过治疗者与来访者建立的关系，善用来访者求愈的愿望与潜力，改善来访者的心理与适应方式，以解除其症状与痛苦，并帮助来访者促进人格的成熟。

心理治疗作为正式的科学名称出现仅是近百年的事，但在漫长的人类历史上，心理治疗方法的使用却早已存在。中医临床早就有一套行之有效的心理治疗手段。《黄帝内经·灵枢》中有"告之以其败，语之以其善，导之以其所便，开之以其所苦"，是典型的疏导式心理治疗；中医还有五行相克和情志相胜治则，根据"悲胜怒，怒胜思，思胜恐，恐胜喜，喜胜悲"的原则，对具体患者分别实施不同的情景刺激激发一定的情绪反应，可以治疗由于某一情志失调所致的心身症状。此外，我国古代流传下来众多的健身治病训练程式，如太极拳、气功等，也包含丰富的心理治疗成分。

在西方，远在古希腊和古埃及时代，医生就已重视心理干预的作用。他们强调整体治疗，使用暗示、音乐、催眠等手段治疗疾病。

近百年来，西方心理治疗科学发展较快。19世纪末至20世纪初，西方流行麦斯麦（Mesmer）的催眠疗法。之后，奥地利精神病医生弗洛伊德（Freud）创立的精神分析疗法得到广泛传播。20世纪50年代末，基于行为理论的行为疗法迅速发展。20世纪40~70年代，心理学的第三势力人本主义理论指导下的来访者中心疗法形成和发展。70年代起，以认知理论为依据的认知疗法得到快速发展，并逐渐与行为治疗结合，形成认知行为疗法。这些心理治疗理论与方法，目前已经成为心理治疗中重要的流派。在东方，日本的森田正马于20世纪20年代创立了森田疗法，至今仍然是某些神经症的可选择治疗手段。另外，集体心理治疗发源于20世纪初，发展于40年代。松弛疗法、生物反馈等操作性较强的心理治疗技术也在20世纪不同时期出现并得到广泛的使用。

展望未来，随着世界上多元文化的交融、各种理论的相互渗透以及相关学科之间的交叉，许多心理治疗工作者已逐渐改变固守某一流派和某一治疗方法的做法，转而采用折衷心理治疗法（eclectic psychotherapy），即灵活选择、综合应用对患者最有效的治疗方法。在系统论和整体观不断向医疗卫生领域渗透的同时，以"人"为中心的综合心理干预理念逐渐深入人心。

二、心理治疗疗效及其作用机制

"心理治疗有用吗？治疗效果如何？是什么在起作用？"提出这个问题很容易，但要回答则极其困难。在对治疗的评价中充满着方法学上的难题，重要的有 2 个：对疗效如何测定及如何将心理治疗的效果与其他同时发生的生活经历的影响区别开来。

对于第一个问题，答案是肯定的。已有的许多研究一致表明，已被研究过的各种心理治疗所带来的好转都多于"自发缓解"（这里的所谓自发缓解是指在相同时间里不用心理治疗所产生的好转）。

心理治疗的效果如何？初期效果主要为症状的减轻，如焦虑、抑郁、恐惧、紧张、愤怒、疼痛等心理或生理症状的缓解。中期效果主要为行为的改善，如对工作或学习逐渐感兴趣等。后期效果主要为性格表现上的改变，人格变得比较成熟，能够比较有效地应用合适的方法去处理和应对挫折和困难，如改变处世态度、对人生的基本看法以及对自我的认识和了解等。

那么，是什么在起作用呢？《改变心理学的 40 项研究》中引用元分析研究认为，15% 来源于安慰剂效应；30% 来源于各种流派心理治疗的共同作用因子，比如安全的倾诉空间，心理学家的共情能力、反馈能力等；40% 来源于心理治疗以外的因素，比如自愈，生活中的积极事件（失业的人找到工作了，孤独的人找到伴侣了），家人朋友的支持等；余下的 15% 效果来源于具体的治疗技术和疗法，如采用的是精神分析、认知行为、家庭治疗、催眠还是系统脱敏等。有研究认为，以下 6 点心理治疗的共同作用因子对我国现阶段的心理咨询与治疗实践具有指导意义。

1. **咨询与治疗的关系**　毫无疑问，良好的治疗关系是咨询与治疗取得成效最为重要的前提，能促成移情式的改进。当咨询师被认为具有自信、关爱、同理心等品质时，咨询的效果更好。

2. **共情**　共情能满足来访者被理解的需要，这对一些在强制的教养环境中长大的来访者尤为重要。倾听是达到共情的重要手段，但要达到高级的共情，还有赖于治疗师是否有温暖容纳的人格。

3. **解释**　人有理解自己的需要，成功的心理治疗的一个共同性的显著标志，就是来访者对自己和自己的心理问题获得了更多的理解。解释是心理治疗中富有创造性的工作，治疗师可以调动自身的知识和阅历等一切资源进行工作，把握好解释的时机，以自信的、专业性的态度呈现它，只要所提供的解释为来访者所理解、接受并最终被来访者所实践。要想达到这样的效果，解释就一定要符合来访者的文化背景、知识水平以及他们的理解能力，这又要求治疗师具有本土意识、良好的洞察力和交流能力。

4. **情绪的释放**　心理治疗的会谈提供了一种情绪释放的可能，而这在日常生活中却常常受到抑制。治疗给来访者提供了讨论他们自己问题的机会，尤其使他们可以去表达那些给他们带来困惑的负性情感，比如敌意、愤怒、内疚等，这本身就具有相当的治疗作用。被压抑的情感释放出来，并且得到了治疗师的理解而非批评、指责，这对大多数来访者都是积极的体验，会使他们感到轻松，减少自我苛求。并且，当进一步针对这些负性情感进行工作时，来访者会进一步增进对自己的理解，学会接受自己真实的内心感受，对以往的创伤进行真正意义上的哀伤处理。治疗师一项重要的工作就是创造安全接纳的氛围，以使来访者能够做到情绪释放。

5. 提供新的生活态度 简而言之，心理冲突是态度的冲突，有心理障碍者通常处于尖锐的态度冲突之中。心理障碍的治愈必然伴随着生活态度的全面改观。心理治疗可以为来访者提供新的生活态度，包括两种情形：一种是治疗师作为一个相对健康灵活的人，起到了榜样的作用，治疗师的言谈举止不断透露着其人格状态和对生活的态度，而这种状态和态度是健康的，来访者通过内化治疗师的某些品质来转变其原有的病态态度；另一种是虽然治疗师自身未去实践某种行为，但却可在治疗中针对来访者的问题与其讨论某种可行的方式或建议，鼓励来访者去尝试新的态度模式。

6. 从事新的有效行为并得到强化 以往病态的行为模式带给患者的是痛苦的情感体验，要想获得好的体验，必须去实践新的有效的行为，只有在从事新的行为方式的过程中，来访者才能获得新的体验并由此真正升起治愈的信心。鼓励来访者尝试或实践一些以前逃避的行为，这在治疗中是非常重要的。如果这些行为完成得比较成功，那么，它们就提供了正强化。另外，这里所说的新的有效的行为并非只指所表现出来的行动，也包含内在语言和自我知觉等。在会谈中，治疗师常会通过点头、赞赏的微笑以及提供各种言语信息来传达满意和鼓励。在这个意义上，心理治疗是一个学习的过程，在与治疗师的言语与非言语互动中，通过强化，来访者学到了什么是有效的人际行为，什么是失效的人际行为，哪些行为可以带来美好的体验，哪些行为却只能产生负性的情绪体验。当然，强化来访者有效的行为不等于去控制来访者，不等于将治疗师自身的某种价值观强加给来访者，这是治疗师在强化来访者时需要特别注意的。

三、心理干预者的角色及其训练

众所周知，临床医疗活动，主要凭医生的生物医学知识、技术和经验。同样，心理干预也需要心理医生的心理学知识、技术和经验，而且更强调对某种干预方法所依据的心理学理论的掌握。各种心理学理论的出现和发展导致心理治疗的快速发展。参加心理干预工作的医生，必须重视对各种相应的心理学理论的学习。

医患之间是信任与被信任的关系。医生在给患者诊治疾病的过程中就和患者建立了一种独特的工作关系——医患关系。患者相信他的医生，相信医生的医技，这样患者信任医生，医患会配合得很愉快。如果患者开始就对医生将信将疑，就会不信任医生，可以想象医治过程肯定会充满不如意和分歧，甚至有冲突。

但是，信任也是一种冒险。患者就诊，医生可能采用的治疗手段不是很合适，或者医生的能力还不足以治愈患者的疾病，结果患者的身心可能会受到伤害。反过来说，医生如果完全确信患者是相信自己的，医生也就会专心于诊治工作，但结果未必能达到患者及家属的预期，可能会发生分歧。这时医生就会感觉很委屈，觉得患者根本不理解自己，医生心身也会受到伤害。

医患之间也是期待与被期待的关系。医生往往被患者期待成一个有丰富医学知识，高超医技，无所不能的"完人"，是一个热情、全心为患者着想的人。这往往使被期待者感到高兴，因为这表明自己是一个被别人看得起的人。

但是医生往往被患者过度期待，如希望医生能保证把自己的病治好，手术不能有并发症、后遗症等意外，治疗费用不高还要用高级的药物等。这时被期待让医生高兴不起来了，在这种境况下，患者往往把自己的焦虑传递给医生。换句话就是说，患者把自己的病交给了医生，疾病恢复好坏，是医生治疗水平的事，好像与患者自己没有关系。这时的期待就变成了压力。

因此，作为医生，我们要对自己的能力和患者的病情有客观的认识，把期待还给患者，让患者为他们自己的病负起责任。我们可以根据专业知识和临床经验提出建议，但不能完全替代患者及家属的责任。永远记住，我们不可能做到患者期待的那样，但是我们可以做到最好的自己，并把它传递给患者就可以了。

医务人员，包括心理健康工作者，比普通人更容易遭受心理问题的困扰。从内因上，与选择从事医务工作的人有更多的创伤、家庭冲突、遗传疾病史、丧失亲人、受过虐待的经历等有关，这些经历使他们更愿意选择帮助他人的职业。为什么将学医作为自己的职业选择？如何处理自身成长过程中的困扰和痛苦？高度投入地为弱者工作，背后的推动力是什么？看重的是行医给自己带来的职业满足和自豪，还是为了获得胜过别人的优越感，并能以此来掩饰自己的弱点和痛苦？如何在漫长的职业生涯中，保持自己的专业角色，避免过度的"助人情结"？医务人员探索和思考这些话题，有助于使它们"意识化"，结果是使自己能够在治疗患者的过程中不受自身的这些"下意识"因素的干扰，保持专业性，这样才能更好地为患者服务。

作者在健康报《车祸之后，如何抚慰孩子受伤的心灵》文章后记的"援助心路历程"中分享了作为心理危机干预工作者，在"保持专业性"方面不断成长的历程。

援助心路历程

2011年11月16日甘肃省庆阳市正宁县重大交通事故发生后，我受国家卫生和计划生育委员会（原卫生部）医政司医疗处委派，来到庆阳开展儿童心理危机干预工作。11月24日，从北京飞往西安，尽管飞机有些颠簸，而我心如止水。没有了

2008年第一次奔赴四川地震灾区时的那份紧张和不安，也没有了那时的激动万分和豪情万丈。3年多的时间过去了，专业上我在成长、成熟。我很清楚自己能做什么，不能做什么，也意识到一切行动服从当地行政部门统一安排和指挥的重要性。因为心理危机干预工作是需要统筹安排的，我们的原则是只帮忙、不添乱。

考虑到如果我直接对儿童和家长做深入的心理危机干预工作，一方面因为个人力量有限，无法全面开展工作，另一方面也是担心离开后可能导致对儿童和家长造成二次伤害，我选择了尽最大可能培养当地资源。在庆阳市卫生局领导的快速反应和组织安排下，我深入庆阳市人民医院病区，了解医院已经开展的相关心理干预工作，与受伤儿童及家属沟通交流，做示范性心理教学查房，指导医院护士长、主管护士以及心理工作者利用科学方法更好地开展儿童心理危机干预工作，并为受伤住院儿童的心理康复工作提出建议。此外，还举办了题为"儿童心理危机干预"的专题讲座，为医务人员和教育系统以及政府部门的部分干部、教师共400多人进行了辅导培训。

作为儿童精神卫生工作者，我很高兴能够有机会发挥专业经验和特长，为"11·16"重大交通事故受到心灵创伤的人们提供心理危机干预服务。但同时我也深知，我们所能提供的心理服务是非常有限的，唯有更多地普及知识，才能让更广泛的力量有效地参与到灾后心理服务的工作中来。

当然，这是一个漫长的自我成长的历程。除了自身不断地反思和成长之外，借助专业资源的帮助也是必要的。例如，德中心理治疗研究院组织的中德班心理治疗师培训中，要求学员以来访者的身份接受治疗师的心理治疗，称为"自我体验"。也就是通过自己作为求助者向助人者获得帮助的过程，提出并解决自己心理方面的问题。与此相关的首要内容，就是通过教员的提问和反映，学员了解自己选择助人职业的动机、主要的防御机制和情感需要。培训中这个环节的设立，可以令学员体会来访者的感受，促进个人的成长。使学员有能力在实施心理治疗的过程中，不但能规避自己的认识习惯的不利影响，同时还能觉察并尽量避免受自己本身的下意识层面（包括心理动力、习惯等）因素的影响。

四、心理干预的决策

面对患者或者潜在的求助者（即需要心理干预但还没有求助动机者），人们首先想到的是如何以某些证据确定他（她）是哪一个问题，再采用一种什么样的干预（治疗）方法，然后解决他（她）的问题。但是在实际工作中，心理干预工作却是一个系统的决策和策略运用过程。即使许多自认为同属于某一学派或某种疗法的心理治疗工作者，在其各自熟悉的实际工作套路方面也往往各异，甚至存在决策方式和策略运用方面较大差距。

（一）对患者心理问题的系统分析与判断

1. 心理问题与个体应激系统　人是心理、社会和生物因素综合在一起的系统结构。在人的一生发展过程中，这个系统结构始终处于动态的平衡过程。人具有强大的自动维护这种平衡的能力。只有在自身的这种能力失去效能的情况下，平衡被打破，个体出现自身不能矫正的问题时（在临床上就是各种心理行为症状），才有可能去寻求或需要获得心理工作者的帮助。可见，在心理干预工作中，认识心理问题与其整体系统结构之间的关系，并制订相应的干预策略，才是干预有效的前提条件。许多理论都试图解释心理问题与整体结构的关系。系统论的解释是，个体处于自身生物、心理与社会多因素相互作用的系统之中，其中某一因素出现的问题，往往与其他因素相关联，必须从整体上予以分析。

2. 心理问题的层次　从心身医学临床工作的角度，临床遇到的各种心理问题，首先是各种情绪的、行为的或心身的症状主诉或表现，这是应激系统中多因素相互作用的第一个层次，即应激反应（或者症状与痛苦），往往最容易被本人所感受，也容易被其首先报告，例如头痛、焦虑、抑郁、注意力不集中、失眠。与之密切相关的是第二层次，有生活事件、认知评价、应对方式和社会支持等主要应激因素，通过深入分析来判断这些因素与应激反应之间的关系，例如案例的 MM 因家庭中父母关系的不和谐而焦虑，引发躯体症状。同样，作为应激系统中的一个因素，个性或人格因素是最不容易被本人感受和报告的，从干预的目的来看也是最难达到，这是第三层次的问题。几乎所有临床遇到的心理问题都与人格因素相联系。

显然，心理干预多能改善第一层面的各种症状，但往往是通过上述的第二和第三层面的干预而起到作用的。当然，以上 3 个层次不同因素的关系，并不总是那样清晰可辨的。实际上，这正是心理问题分析判断的难点所在。由于患者主动报告或通过晤谈、观察、评定量表等评估技术所获得的各种信息是错综复杂的，涉及上述所有 3 个层次，通过分析这些信息之间的关系，判断问题的本质在哪里，是建立有效心理干预的前提。

（二）在系统分析判断基础上的干预决策

在分析与判断心理问题与应激系统关系的基础上，有利于在系统论与整体观的水平上做出适当的干预决策。心理干预方法非常丰富，除了本章介绍的各种系统的心理疗法，许多心理学技术也都对某些相应的患者有效。可供心理医学临床工作中决策时考虑的干预方法包括个别心理干预、团体心理干预、心理健康支持与教育等医务人员常用的心理干预，广义上都是心理他助的方法及策略。心理自助也不容忽视，是具有中国文化特点的解决问题的策略。

在心理门诊，除了上述心理干预手段，药物在控制某些症状方面也不可忽略。药物干预在解决系统心理问题中的作用可作如下解释：在药物较长时间控制心身症状（第一层问题）的情况下，使来访者能进入正常的生活和工作，改善内部或与环境之间的系统结构的平衡（第二层问题），并逐渐使来访者人格深层的某些因素如消极的信念（第三层问题）获得改善。

以上介绍的只是可供选择的各种心理干预手段。在实际操作中，还要通过一定的理论构架，合理选择使用这些手段。就像具有疗效的各种药物，具体使用时还需要依据临床诊断和医生的治疗决策。

五、心理治疗与咨询者伦理守则

心理治疗是一项专业性很强的助人工作，责任重大、如履薄冰。作为医务人员，无论我们去提供心理方面的支持，还是去寻求来自心理专业工作者的帮助，都要遵循法律法规和伦理守则。下面分享作者在《心理与健康》杂志发表的一篇文章——《心理治疗是"开心"的手术》，有助于正确看待心理治疗工作的风险。

心理治疗是"开心"的手术

那年我在夏威夷大学医学院精神科进修，乍一听到温文尔雅的婚姻和家庭治疗大师徐静教授郑重地说出这句话，我着实吃了一惊，"只动口不动手的心理治疗与外科手术怎么可能相提并论呢？"看到我茫然不解的神情，徐教授意味深长地继续说："心理治疗工作是一项风险和责任都非常大的工作。手术的时候患者还可以被麻醉，患者是在无意识的状态下接受治疗。而心理治疗却不能麻醉，治疗师的一言一行都可能对来访者产生重大的影响。所以，这是一份如履薄冰、责任重大的职业。"

徐静教授的一番肺腑之言引发了我的深思。确实，心理治疗师每天要面对不同的来访者，这些来访者可能被不同的困惑、烦恼和痛苦所折磨，他们不知如何走出心理的泥沼，希望心理治疗师能够带领他们逐渐摆脱烦恼，走出痛苦的阴霾。在这个过程中，任何一点儿疏忽和差错，有时可能会造成不可估量的后果。请看下面这个案例。

一名刚上高中一年级的女生无法适应学校环境，不能上学。她很苦恼，极其渴望改变困境，自己主动要求寻求心理治疗师的帮助。她怀着对治疗师的极大信任，把自己的所有秘密全部告诉了治疗师，没想到治疗师却一再批评她不应该对别人要求太高，应该勇敢地面对现实，而不应该退缩。这时，她绝望了，从此拒绝寻求心理专业人员的帮助。

徐教授特别谈到心理治疗师本人的个性特点对来访者很重要。心智成熟的治疗师，任何事情都能够从积极的角度去看待，而且自己要身体力行地去做，才能够带领来访者从原来的方式中走出来，用全新的理念去看待和处理问题。对此我深有同感。

在治疗中，很多进修医生认为我对孩子和家长的同理心做得好，能够很快与孩子和家长建立起良好的治疗关系，他们会非常信任我，愿意告诉我他们的苦恼和困惑，也愿意接受我的帮助。有人问我是真的能够理解和接纳孩子，还是在用治疗技巧。我说我确实是发自内心地理解和接纳，不是做出的样子。拿最基本的"同理心"举例来说，当来访者谈到非常害怕与人交往时，一位进修医生用很不屑的语气说："与人交往有什么难的，我认为这是最简单的事情了。"她说她自己的人际交往一点问题都没有，所以，她没有办法理解来访者谈到的与人交往这么简单的事情怎么还不会！而在我看来，每个人都有自己的个性特点和成长经历，既然形成了问题，背后一定有原因存在。可见，站在对方的角度去理解，才能真正去接纳他，找到问题的症结所在，也才能够带动来访者慢慢改变。如果治疗师本身心智不够成熟，不能真的理解来访者，而只是做出样子，其实是会被来访者识破的，不仅无法得到来访者的信任，甚至可能导致来访者的误解，影响治疗的进展。

我现在从事的是儿童青少年的家庭心理治疗工作。在午后温暖阳光的簇拥下，与在痛苦中挣扎的孩子和家长会谈，我从不感觉辛苦。相反，能够分享他们的烦恼和痛苦，与他们共同成长，并看到他们逐渐摆脱烦恼，走出痛苦的阴霾，使我感觉生活充实而有意义。我充分享受着工作的快乐……

下面介绍 2007 年 1 月颁布的《中国心理学会临床与咨询心理学工作伦理守则》（第一版）。

善行：心理师工作目的是使寻求专业服务者从其提供的专业服务中获益。心理师应保障寻求专业服务者的权利，努力使其得到适当的服务并避免伤害。

责任：心理师在工作中应保持其专业服务的最高水准，对自己的行为承担责任。认清自己专业的、伦理及法律的责任，维护专业信誉。

诚信：心理师在临床实践活动、研究和教学工作中，应努力保持其行为的诚实性和真实性。

公正：心理师应公平、公正地对待自己的专业工作及其他人员。心理师应采取谨慎的态度防止自己潜在的偏见、能力局限、技术的限制等导致的不适当行为。

尊重：心理师应尊重每一个人，尊重个人的隐私权、保密性和自我决定的权利。

心理师在专业工作中应遵守有关法律和伦理。心理师应努力解决伦理困境，和相关人员进行直接而开放的沟通，在必要时向同行及督导寻求建议或帮助。心理师应将伦理规范整合到他们的日常专业工作之中。

如何找到"最适合"自己的心理治疗师？

适合你的治疗师，在你与他（她）会谈的时候，会有以下

3种感觉。你会感到，治疗师说的话，你能很容易、很轻松地听明白他的意思；你所说的话，治疗师也能很容易、很准确地理解你的意思。这样，在你们的会谈中，你们一来一往地交谈着，你会感到你们之间的沟通很顺畅、不费劲儿。在会谈过程中，你会感到有兴趣、有热情与他（她）继续会谈下去。一次谈完之后，你还会愿意约他（她）进行下一次会谈。在你与治疗师谈话的过程中，或者在会谈之后，你会觉得你自己受到了某些启发，让你对人、对事的理解变得更丰富、更广阔、更深入、更细致，更能够了解自己和他人，对工作、生活和人际交往等更有自信心了。

第2节　心理治疗会谈技巧

在传统的生物医学模式影响下，医生主要关注的是疾病，即"只看病不看人"。而生物-心理-社会医学模式则要求医生"以患者为中心"，医生不但要重视疾病的生物学因素，还要注意患者的心理因素及社会环境对疾病的影响。患者不仅仅是疾病的载体，除了有疾病的生物学特征外，还具有人的心理和社会学特征。

当一个人患病时，不但要承受生理上的痛苦，还要承受心理上的压力，最常见的反应是担心、恐惧、自信心不足等。患者常问："医生，我能不能好？""医生，这病对我以后有影响吗？"还有的患者担心自己以后能否再胜任从前的工作，治病的费用家人能否承担等，因此社会家庭环境对疾病也产生影响。如果疾病很严重，超过一个人的处理能力范围，往往会使人变得心志颓丧，不知所措。这时不仅表现在躯体症状，心理上也容易出现问题。往往对医生产生不满的情绪，有时患者会把焦虑、愤怒发泄到医生的身上，影响医患关系。在这种情况下，医务人员不仅要应用临床医学专业知识从躯体疾病的角度给予患者帮助，同时更需要从心理的角度理解患者，掌握一定的心理治疗会谈技巧，支持帮助患者应付困难，使患者积极配合治疗，促进患者身心的全面康复。

会谈可以说是心理治疗的基本技术，治疗者掌握了会谈的技巧，可以协助患者叙述自己内心的烦恼或困扰的事情。短期来看，可以改善患者的心理与适应方式，解除其症状与痛苦；长远来看，还可能帮助患者促进其人格的成熟。

一、心理治疗会谈技巧的内容

心理治疗会谈技巧主要包括倾听、观察、分析、反应和处理5种成分。

（一）倾听

很多人常认为会谈就是"谈"，殊不知最重要的是"倾听"。怎样"倾听"别人谈话，是一门学问，更是一种艺术。倾听不仅包括生理上对声音的接受，而且加上听者心理上对声音的解释。不但要听懂患者用言语和非言语行为所表达出来的部分，而且要听出在交谈中所省略或没有表达出的内容。

倾听的作用是多方面的。首先，患者在见到医生之前，已经有许多痛苦与烦恼，心情不好，很需要治疗者的体贴和照顾。治疗者表示关切，用心倾听，表现出想了解患者的痛苦，想帮助患者，则更容易取得患者的信任，利于建立良好的医患关系。其次，倾听之所以重要，是因为痛苦和感受一旦用言语说出来，心中的思想和情感就可以变得具体化。这时，不但患者可以了解自己的思想和情感，进而对自己有新的认识，医生也可以更好地体会自己对患者真实的感受，从而能决定自己该如何继续进行工作。

（二）观察

在临床工作中，善用观察，更容易捕捉到有用的信息。在会谈里，需要观察患者的表情与动作，感觉声调变化，观察眼神，体会情绪反应等，这样才能配合患者所说的话，有深度地知道患者想跟你沟通什么。

（三）分析

治疗者根据倾听与观察的资料，进行"病情解析"的工作，即整理所得到的资料，推测患者的问题或困难是如何形成的。"病情解析"要从生物、心理、社会3个角度综合性地分析，做"心理诊断"工作，而不是只关心疾病诊断的"临床诊断"。例如，从患者的先天因素，早期的心理发展，生活上的遭遇，目前的困境或挫折等作恰当的解释，即为何患者会发生目前的困难。这样，才可以进一步考虑如何改善。

（四）反应

治疗者在治疗过程中不断在内心整理收集的资料，进而分析，初步了解问题的来龙去脉。在会谈里，还要及时给患者适当的语言和非语言的反应，让患者知道你理解他们。在患者诉说过程中，治疗者关切的表情，柔和的音调，身体朝向患者略微前倾，眼睛注视着患者，并在言语上用以下一些语句，不时插入对方语流，来帮助患者梳理、意识自己的情感体验："是吗？""嗯。这的确是个让人心焦的问题。""感谢你这么坦率。请接着说，后来怎么样了？""我想，你心里很烦。""那你怎么办呢？""你一定很难过吧？"……可以提供信号让患者知道你在倾听，并且理解他所说的事情。这些简短应答并不会打断患者的思路与继续谈话的趋势，相反会鼓励患者继续说下去。

（五）处理

在会谈中，或者会谈结束之前，治疗者提供自己对于患者问题的分析与解释，讨论比较适当的应对方法，以及改变原来的应对方式时可能遭遇的困难等，并且鼓励患者改善自己适应的模式。总之，与患者讨论改善的方法与方向。

二、心理治疗会谈技巧的临床案例

下面以常见的临床案例具体说明以上技巧的应用。

例如，一位70多岁的高血压患者吴大妈，最近血压一直控制不好而反复就诊。经简单询问，原来是她近期服降压药不规律所致。如果医生不注意多问几个为什么——"以前服药挺好的，为什么近期服药不规律了呢?""家里是不是发生了什么事情?"而只是告诉吴大妈"这怎么行，一定要规律服药，血压这么波动是很危险的"，其结果可想而知。

经过会谈得知，吴先生2个月前遇车祸突然去世，吴大妈心里难过极了。吴大妈平素性格内向，胆小，不擅言谈，平时家里的大事小情都是吴先生做主和操持，甚至她的指甲都是老伴给剪。唯一的儿子又在外地工作，现在家里只剩下她一个人，不知如何是好。不难理解吴大妈在突然遭遇严重应激事件之后，不但发生情绪上的极大反应，如紧张、害怕、恐慌等，即使血压升高，她也没有心情服药。

吴大妈开始不愿意谈自己的烦恼与问题，因为老伴去世对她的打击实在太大了，每次谈起，她都会忍不住落泪。而且老伴是突遇车祸死亡，在她家乡的风俗中，一个人因横祸去世是倒霉和晦气的，也令吴大妈感到羞耻而不愿谈起。另外，吴大妈本身性格内向，也不会随便开口谈。所以，需要治疗者协助她去叙述自己心里的烦恼。只有这样，才能改善患者的心理与适应方式，才能配合服药，解除其症状与痛苦。

用心去倾听，设身处地感受吴大妈的痛苦。观察吴大妈抑郁的表情，欲言又止的动作，恐慌无助的眼神。接下来进入分析部分，从生物、心理、社会与文化3个角度综合性地做"病情解析"。吴大妈是独生女，父母是大学教师，从小生活环境优越，婚后老公又体贴能干，对她呵护有加。突然遭遇严重的应激事件——丈夫车祸去世，儿子又不在身边，吴大妈一时难以承受打击，出现严重的心理创伤，表现为心情低落，意志行为减少，连降压药都忘记了按时服。这样，就初步了解了问题的来龙去脉。在这个过程中，治疗者及时和适时给患者语言和非语言的反应是不可或缺的，如"您真是太不容易了！""对！难怪您常常想哭。""越是考虑这些问题就越是不得安宁，越是夜深人静就越没有人能理解。"承认吴大妈处在一个困难重重、很不幸的处境，同时，也要表示事情并非毫无办法。接着进入最后一个环节——处理。开始帮助患者思索，有什么办法可以应付眼前的困难。能否把儿子找回来商量以后的生活？对于孤独寂寞的老太太，有没有兴趣养一只猫来作伴？找邻居朋友来谈谈？到社区工作，解除孤单寂寞的感觉？……治疗者可以以冷静的旁观者身份，指出事情可能解决的方向，给患者带来希望。

三、初学者在会谈中常犯的错误

（一）轻视来访者的问题，急于下结论

不少人在真正了解事情的真相以前，便急于下结论，提供意见。比如，有的治疗者认为，70岁的老年人，老伴去世是很正常的事情，没有必要这么要死要活的。而没有从个性特点、成长经历、吴大妈与丈夫的相处特点、吴先生突然的横祸去世以及文化习俗等方面全面了解到为什么老伴去世给她带来如此巨大的打击。这样一来，治疗者就不可能全面地把握患者说的问题及相关情况，从而难以给出有针对性的反应。此外，患者会觉得治疗者不理解自己，没耐心听自己诉说，因而感到扫兴，不愿意说下去。

（二）随便进行道德或正确性的评判

有些治疗者在与患者会谈时，会随便地进行道德或正确性上的评判。如有的医生会说："你平时怎么什么都不干，连指甲都让你先生剪？你这样做就不对。"这种评判性的话会让患者觉得医生的结论过于武断，在强迫自己接受医生的道德判断标准。

（三）慎重使用保证的方法

保证是很多治疗者喜欢使用的方法。比如："不用怕，明天一切都会好的。""你一定能度过这个难关。"一般说来，对于一些缺乏信心、勇气而又迫切希望得到外界鼓励的来访者而言，保证是必要的，也是有益的。但是，这种保证要建立在事实基础之上，合乎逻辑，有可能实现。不能信口开河，随便保证。否则，患者会认为医生是在搪塞自己，或者是因为本身没有办法而采取的一种掩饰手段，甚至是哄骗自己。

医学之父希波克拉底在 2400 年前就曾忠告医生："了解你的患者是什么样的人，比了解他们患了什么病重要得多"。以人为本，以患者为中心，需要医生进入患者的世界，用患者的眼光面对疾病。因此，医务人员需要增加对人性的了解，关注心理治疗的知识。在工作中尝试应用心理治疗会谈技巧来理解患者和帮助患者，也许你会发现一片崭新的天地。

第3节　个别心理干预

一、精神分析疗法

（一）理论基础

精神分析疗法（psychoanalytic psychotherapy）的理论基础是精神分析理论。自 19 世纪末产生一直到现在，该治疗方法在西方心理治疗领域占有重要的地位。精神分析理论认为，潜意识中早年心理冲突在一定条件下（精神刺激、素质因素等）可转化为心身症状（精神疾病如癔病、神经症，躯体疾病如溃疡病等）。精神分析疗法主张采用耐心长期的引导，包括在催眠条件下或用"自由联想"的内省方法，帮助来访者将潜抑在潜意识中的心理冲突，主要是幼年时的精神创伤和焦虑体验挖掘出来，使之成为意识的东西加以认识和疏导。结果来访者重新认识了自己，并改变原有的心理行为模式，达到治疗的目的。

（二）方法与适应证

1. 精神分析疗法的一般内容

（1）自由联想（free association）：自由联想是精神分析的基本和主要手段。治疗者要求来访者任意诉说他想到的任何东西。精神分析理论认为，来访者的焦虑来源于潜意识里的心理冲突，本人意识并不能察觉到。但通过自由联想，这些潜意识里的心理冲突可逐渐被带入意识。现在自由联想几乎已经不再被使用。

（2）移情（transference）：移情被认为是精神分析的重要内容。在分析会谈过程中，来访者可能将治疗者看成是过去与其心理冲突有关的某一人物，将自己的情感活动转移到治疗者身上，从而有机会重新"经历"往日的情感。这样，治疗者可能成为来访者喜欢的对象，也可能是憎恨的对象。医生通过对移情作用的分析，可以揭示来访者对医生的情感和对重要他人的情感之间的联系，从而了解来访者心理上的某些本质问题，以便帮助来访者进一步认识自己，并给予疏导。

（3）释梦（dream interpretation）：释梦也是精神分析的重要手段。精神分析理论认为，梦是潜意识冲突或欲望的象征，有关梦境的分析结果更接近于来访者的真正动机和欲求。但是梦境仅是潜抑冲突与自我监察力量对抗的一种妥协，并不直接反映现实情况。这就需要医生对梦境作特殊的解释，以便发掘梦境的真正含义。

（4）阐释（interpretation）：医生在心理分析治疗过程中，对来访者的一些心理本质问题加以解释、引导或劝阻，就是阐释。通过阐释帮助来访者重新认识自己，认识自己与其他人的关系，从而达到治疗疾病的目的。

2. 适应证
精神分析疗法可用于治疗神经症、人格障碍等疾病。

二、认知疗法

（一）理论基础

认知理论认为，认知过程影响情感和行为，即许多情绪行为问题与来访者的认知活动密切相关，因此，如果帮助来访者调整认知，特别是改变那些认知歪曲成分，那么来访者的情感和行为问题可望得到缓解，这就是认知疗法（cognition therapy）。比如，我们帮助一个因为离婚而濒临崩溃的当事人改变认知，那么他可能因为"想通了"而恢复情绪的常态。

认知疗法其实是一系列治疗方法的总称。因创立者不同，所秉承的理论基础也有所不同。其中重要的有 Ellis 的 ABC（或 ABCDE）理论和 Beck 的认知治疗理论等。

1. Ellis 的 ABC 理论与理性情绪疗法　20 世纪 50 年代末 Ellis 创立的理性情绪疗法（rational emotive therapy，RET）的理论基础是 ABC 理论。可以简单表示为激发性事件（activating events，A）→对于这些事件的信念系统（belief system，B）→情绪或行为的后果（consequence，C）。其中非理性信念（irrational beliefs）是导致认知歪曲进而导致功能不良情绪和行为问题的关键。因此，RET 的治疗核心是通过"争辩"来动摇并改变这些非理性的信念。

非理性信念的 3 种基本形式：①自我完美信念；②公平世界信念；③自我中心信念。

理性情绪疗法的大致过程包括：①判定来访者认为由事件 A 引起情绪和行为后果 C；②探讨事件 A 和后果 C 之间的非理性信念；③以各种有力的技术如辩论、对质等，说服并实现来访者用理性信念代替非理性信念。

2. Beck 的认知理论和认知疗法

（1）认知理论：20 世纪 70 年代 Beck 的认知理论认为，个体的认知歪曲并不是有意的，而是来自早年经历所形成的人格深层的功能失调性假设或称图式（schema）。在事件刺激下，这种认知图式会被激活，导致在意识浅层产生大量负性自动性思维，并因此产生情绪行为障碍。认知疗法必须设法让来访者能够识别、检验和改变浅层的负性自动想法，继而进一步识别和改变深层的功能失调性假设，才能真正改变认知，治疗疾病。

（2）认知疗法的核心治疗工作：认知疗法的具体步骤有多种版本，但其核心治疗工作在于纠正负性自动性思维（即表层错误观念）和功能失调性假设（深层错误观念）。

1）改变浅层负性自动思维：不断地帮助来访者找出外部事件与消极情绪行为后果之间的自动性思维内容，帮助其识别、检验和改变负性自动思维，即改变浅层的错误观念。

2）改变深层功能失调性假设：在上述反复指导、教育、辩论和检验负性自动思维等方法产生一定效果，情绪症状有所改善的基础上，开始转向识别和改变其背后深层的功能失调性假设，即改变深层的错误观念，以巩固疗效，减少复发。可采用不同的认知干预技术，如语义分析、认知重建、归因技术、主题分析、逻辑错误识别、盘诘技术、行为技术等。

（3）认知治疗技术：1985年，贝克进一步提出5种具体认知治疗技术。

1）识别自动性思维：采用提问、指导演示或模仿方法，帮助挖掘和识别自动性思维。

2）识别错误观念（认知歪曲）：听取和记录自动性思维与不同情景和问题，要求来访者归纳出一般规律，找出共性。

3）真实性检验：设计情景，对自动性思维和错误观念进行验证，使之认知并改变。

4）去中心化：让其改变某些行为，来证明别人其实并没有总是关注你的言行。

5）忧郁或焦虑水平的监控：监控自己的抑郁或焦虑，可以认识到这些情绪是波动的，从而增强信心。

（二）适应证

认知疗法的理论相对简明，各种概念有可操作的定义，操作步骤也较清晰和具体，故在目前心理学临床是应用最广泛的心理疗法之一。

认知疗法经典的可用于抑郁、焦虑障碍、恐怖症特别是社交恐怖症、进食障碍、自杀行为等心理疾病，以及正常人群的各种社会适应问题。

三、行为疗法

（一）概念

行为疗法（behavior therapy）又称行为矫正（behavior modification），是以行为（学习）理论为基础，在20世纪中期迅速发展起来并在70年代达到顶峰的一类重要心理治疗方法。他们认为，人的正常和异常行为反应模式（注：这里的"行为"包括外显的、思想的和躯体的，为求含义准确，下文改为"心理行为"）是长期学习的结果，是一种心理行为的定势。换言之，行为学习理论认为，通过"学习"过程可以形成错误的心理行为，从而造成病态心理行为问题，也可以通过改变这种学习过程来克服或纠正这些心理行为问题，达到矫治之目的。

（二）基本特点

行为治疗的理论基础包括经典条件反射、操作条件反射、社会学习理论、认知行为学习理论等。

根据行为主义的理论，人类的许多疾病（包括心理的和躯体的）症状的形成和发展，与行为学机制中的环境刺激、强化、负强化、泛化、消退、惩罚、示范等有关。相应地，以上述学习理论中的某一理论或某一环节为基础发展起来的各种治疗方法也很多，并且使用的对象也不同。

（三）几种有代表性的行为治疗方法

1. **系统脱敏疗法**（systematic desensitization）　系统脱

敏疗法具有 2 方面的工作原理：其一是建立与不良行为反应相对抗的松弛条件反射，即所谓的交互抑制（reciprocal inhibition）；其二是使不良行为在与引起这种行为的条件刺激接触中逐渐脱敏（条件消退）。通过这两方面的共同作用，最终使心理行为问题得到矫正。

2. **厌恶疗法（aversion therapy）**　厌恶疗法的原理是强化。其主要观点是，一种心理行为问题的出现如果总是伴随消极（痛苦）刺激的增加，则该心理行为问题会逐渐减弱。因此，如果在一种心理行为问题出现时外加一定的痛苦刺激（或称厌恶刺激），经过长期结合训练，这种心理行为问题可被矫正。

3. **正强化法**　主要通过正强化（positive reinforcement）过程塑造新的社会行为模式，从而矫正原有的不良社会行为，因而又称奖励法。

4. **示范法**　示范作用（modeling）的理论基础是社会学习理论。它通过让来访者观看和接触具体的具有良好行为模式的人物模型，学会这种行为模式，克服原有的心理行为问题。

5. **满灌法**　又称冲击疗法。与系统脱敏法一样，也主要用于治疗恐怖症、强迫症等。但两者的手段正好相反。满灌法在一开始就让来访者接触最高恐惧的情景。虽然此时来访者可产生强烈的心身反应，但最终并不发生严重的后果。以后，当来访者接触原先足以引起他中等焦虑反应的情景时，由于有满灌法治疗时的体验，结果可不再引起焦虑。这种方法的使用限制非常严格，是最后一种选择。

四、来访者中心疗法

来访者中心疗法（client-centered therapy）或患者中心疗法是人本主义心理学家罗杰斯（Rogers）在 20 世纪 40 年代后逐渐倡导发展起来的一种新的治疗方法。与传统的以治疗者为中心的心理治疗不同，该疗法认为来访者或患者有理解自己和趋向成熟的潜能，医生的作用是启发这种潜能。该疗法通过帮助来访者进行自我探索，使之从否定自己的某些情感和体验，转到接受和体验自己此时此地的全部情感和思想，认识自己的本来面目，促成成熟过程，达到新的内部和谐，从而消除焦虑和紧张。

（一）方法

早在1940年，罗杰斯就曾根据自己的理论体系，提出心理治疗应重视以下4个问题：①来访者自身存在一种趋向健康、调整行为的积极力量，如提供一个特定的心理氛围，就可以促进这种力量的发展；②治疗中来访者的情感比理智更重要；③来访者的"此时此地"比过去的压抑冲突更重要；④治疗时的人际关系很重要。根据这几个方面的内容，此后发展起来的来访者中心疗法主要包含以下3个要点。

1. 和谐（congruence）　和谐是指医生与来访者之间的关系是真实的、自然的，让来访者感受到，医生不是在扮演职业角色，而是真实和自然的个人。其中医生对来访者表现坦白、不掩饰，真实表现自己此时此地的内心情感，称之为坦诚（genuineness），是构建和谐的基础。

2. 积极关注（positive regard）　是指医生把来访者当作有自我成长潜能的人，对来访者的诉述和体验表示接受和关心。这种关注是无条件的，即医生不强加任何价值条件，对来访者的所有情感进行接纳。由于来访者觉得被别人接受，他就更倾向于自我开放，自我探索，更能根据自己的情感而不是价值条件去自由行动，使潜能得到发展。

3. 共情（empathy）　这是医生准确感觉来访者经历的情感和个人意义，并有能力使来访者觉得医生已理解他的诉述，有与他本人相似的情感和分享这种情感所带来的痛苦或欢乐。共情便于迅速建立关系，以及为来访者提供一种安全的气氛，使之能更自由地探究自己的情感，挖掘自己的思想，更重要的是，共情为来访者提供一种机会，使之对自己所述的话有所反馈或称反响，从而更深入地激发来访者去接触自己的这种情感，最终使来访者逐步认识自己在某一问题上所持的消极情感和不正确的自我评价，恢复与现实化倾向的联络，自愿改变原有的认知和评价，使症状得以解除。

（二）适应证

来访者中心疗法在医学临床一般用于各种神经症，例如患有强迫症、恐怖症、焦虑性神经症等来访者。这一疗法可个别进行，也可团体进行。

五、催眠疗法

催眠（hypnosis）是在催眠术的作用下，使人的意识处于恍惚状态。用言语或其他心理手段使人进入催眠状态的过程称为催眠术。使用催眠术使来访者进入催眠状态，此时来访者顺从性和被暗示性增加，医生通过暗示和疏导等手段治疗疾病的过程称为催眠疗法（hypnotherapy）。催眠疗法可以被看成是在催眠状态下的暗示疗法，故也称为催眠暗示疗法（hypnotic suggestion）。

有 10% ~ 20% 的人容易被催眠，能产生深度恍惚状态，这些人的暗示性高，同时往往是相信催眠术或催眠术者。5% ~ 10% 的人不能被催眠，这些人暗示性低。处于上述 2 种人之间者，可在不同程度上被催眠。催眠的心理生理本质至今未被阐明。

（一）方法

在实施催眠术之前，一般应先检查来访者的暗示性。暗示性高者，催眠效果也好，可作为治疗对象。

催眠的实施过程大同小异。催眠术者一般让来访者在安静、舒适的专门房间里躺下或处坐位，嘱其放松。凝视法要求来访者注视近前方的某一物体；也有人主张放弃凝视法，干脆就闭上眼睛（Vingoe，1981 年）。

催眠术者以简单、柔和而又坚定的言语反复对来访者进行催眠诱导。例如"你的手臂放松了，……你的腿也放松了，……眼皮发沉了，……你要睡了"。这是嗜睡和催眠的暗示。同时，催眠术者还会结合对来访者进行集中注意的暗示过程，进而诱导其进入视想象（visual imagery）。

随着催眠诱导，来访者逐渐觉得困倦、思睡，全身趋于弛缓，但仍有少量自主活动。此时来访者进入轻度催眠状态。经过继续诱导，可进入中度催眠状态。此时来访者对外周的感觉继续减少，意识趋于朦胧，同时变得顺从，容易接受施术者各种暗示和指令。来访者的周围感觉减弱，但中枢某些局部的觉醒度反而提高，医生的暗示治疗就可发挥更大的作用。此时，医生可以指出来访者疾病的心理社会因素原因，暗示他症状很快就会消退等，这就是催眠暗示疗法。当医生确信治疗已达到目的，即可用暗示法解除催眠。通常用数数法诱导来访者解除催眠，也可用入睡暗示诱导来访者进入睡眠状态，然后自然清醒。

（二）适应证

催眠疗法应用范围很广。例如有学者报道在催眠状态下可使来访者重新经历和体验过去曾经发生的事情，从而使来访者恢复已遗忘了的记忆。由于催眠的特殊放松反应和暗示性，故也能使用于躯体疾病，例如心脏病、产科、肿瘤、溃疡病等的疼痛（Vingoe，1981年）。但一般而言，催眠疗法主要用于各种神经症、心身疾病和其他心理行为症状，包括癔症、心因性焦虑和恐惧、神经性呕吐、厌食、顽固性呃逆、性功能障碍、失眠、某些疼痛病例等。

第4节　团体心理干预

团体心理治疗（group psychotherapy）简称团体治疗，是为了某些共同目的将当事人集中起来加以治疗的心理干预方法。

一、历史和发展

团体治疗最早可追溯到美国医生 Pratt，他在 1905 年曾对结核病患者采用团体教育和鼓励，以及开展团体讨论的方法，帮助患者克服抑郁情绪，树立康复信心，这是早期的团体支持疗法。

在此后的 30 年间，团体心理治疗虽然没有重大的发展，但是仍有一些人对团体治疗发生兴趣，并分别创立了一些专门用于团体治疗的方法，为 20 世纪 40 年代团体治疗的大发展创造了条件。1930 年，Mareno 第一次使用了团体治疗这一术语。在同一时期（1936—1941 年），Schilder 对门诊精神病患者开始使用一种带有精神分析框架的团体心理治疗方法。此后，Wolf（1961 年）主张在团体治疗中每位患者应轮流谈自己的问题，他使用的方法被称为团体心理分析。

第二次世界大战期间，由于战争压力造成的心理问题骤增，促进了团体心理治疗的快速发展。1943 年，少数团体心理治疗家在美国成立了团体心理治疗学会（American Group Psychotherapy Association，AGPA），接着在 1950 年创办了团体心理治疗杂志。

第二次世界大战以后，专业团体心理治疗工作者大幅度增加，专业文献也大量增多，成为心理治疗工作中的一支重要力量。1970 年以后，Yalom 撰写的《团体心理治疗的理论与实践》（*The Theory and Practice of Group Psychotherapy*）至今一再重版，在团体治疗领域影响深远。

二、方法与种类

团体心理治疗的方法大致可以分为两大类。一类是重点放在个体的团体心理治疗，另一类是重点放在团体作用方面的团体心理治疗。

本章介绍的多种心理治疗方法，包括精神分析法、行为疗法、催眠疗法等，都可以在团体条件下进行。在这类团体治疗中，虽然也重视利用团体内人与人关系相互作用的积极一面，如充分利用社会支持和社会促进（强化）作用，但主要目的还是为了节省时间而将心理治疗手段直接应用于团体中的每一个人。例如团体松弛训练，目的是使每一个成员学会这一技术。此外，支持疗法也可以团体进行，主要采用团体教育（上课）的方式，主持人的直接目标也是直接针对每一个体所存在的某些问题。这一类治疗方法随使用者的不同，也派生出多种类型。

另一类团体治疗主要通过团体成员之间的各种心理接触和互动来实现，其背后往往有一种相应的团体理论作支持，国外流行的各种问题小组大部分属于此类。例如 T 小组（T group）或训练小组、交朋友小组（encounter group）、心理剧（psychodrama）、格式塔小组（gestalt group）以及罗杰斯的来访者中心小组等。自助小组（self-help group）也可归入这一类。这一类治疗方法是在医生领导下，重点通过团体内部的社会心理过程，使团体成员认识并改善各种情感、人际关系及行为方面的问题。这类团体治疗特别重视医生的角色作用，医生往往要经过特殊的训练培养过程才能胜任此项工作。此外，家庭治疗（family therapy）和婚姻治疗（marital therapy）、社区治疗（therapeutic community）也可以包括在这类团体治疗之中。

我国目前使用的团体治疗方法一般属于团体支持疗法（例如应用于慢性病患者），或者通过团体方式实施某些心理治疗技术，包括松弛训练、生物反馈、催眠疗法等，也有一些诸如角色扮演、团体精神分析等团体治疗的尝试。

三、适应证与评价

早期的团体心理治疗大多是出于经济考虑，主要为节省人力和物力。但后来主要已不是出于经济上的考虑，而是将团体心理治疗作为心理治疗方法中的一种，成为某些特定群体的选择性治疗措施。

根据资料，可接受团体心理治疗的躯体疾病有支气管哮喘儿童及其家长，溃疡病、糖尿病、心血管疾病、肿瘤、妇产科疾病患者及其配偶或家属等。通过团体治疗可以解决这些患者存在的许多共同心理行为问题。团体心理治疗已成为躯体疾病"综合性生物、心理、社会帮助"的一个重要组成部分（Lubin，1983年）。

团体治疗较个别治疗有许多优点：首先，有同样性质心理问题的来访者集中在一起，能使每一团体成员觉得自己的问题并不是最坏的，从而可以减轻心理上的压力，有利于克服消极情绪；其次，在治疗过程中，团体成员可从不同角度得到关于自己对他人作用的反馈信息，而这种反馈信息医生很难给予；其三，通过团体成员相互直接的帮助，以及通过社会易化（social facilitation）或社会强化（social reinforcement）作用，有利于某些治疗技术的迅速掌握和情绪的改善；其四，团体治疗效率高，经济，而且影响范围也大；最后，有的心理治疗只能在团体中进行，如各种问题小组。

团体心理治疗也存在一些问题：首先是针对性较低，特别是上述第一类团体治疗中的团体成员，虽然有共同问题，但毕竟存在个体差异；另外，由于团体治疗时团体内部各种因素交织在一起，使得研究工作的设计、方法的实施、结果的评价等都发生一定的困难。

四、团体心理指导的组织与实施——在医院内实施员工援助计划（employee assistance program，EAP）

荷兰开设针对牙科医生压力预防的课程，结果显示，通过间断性的短期培训课程的学习，参与者的工作环境的压力应对能力、人际关系、获得社会支持等方面都有明显的进步，在倦怠的情绪衰竭和成就感缺乏 2 个维度改善显著。Ryff 和 Singer 在对资料进行系统回顾分析的基础上，总结的医生干预工作压力可以采取的个人策略有：通过改变个人价值观的取向使生活感到愉快；多留些时间与家人和朋友在一起；关注自身健康；注意营养和运动；自我价值认同；树立长远的人生目标；与他人保持健康的关系；不断学习以促进个人的成长；获得配偶及朋友的支持等方面。

医护人员是维护公众健康的重要社会资源，医护人员的工作环境、医疗工作的特殊性，使他们面临更大的压力和威胁。消极压力的危害是严重甚至致命的。为使医护人员发挥最大工作效能，避免工作压力影响其工作绩效或身心健康，推广医护人员压力管理，通过积极措施预防和干预消极压力，应成为医疗卫生管理的重要方面。其核心内容是通过向员工提供心理健康等服务项目来提升其生活质量和工作绩效，提高工作满意度。EAP 的实施扩充了医护人员面临压力时的心理应对资源，掌握了减压技术，学会了自我排解压力的心理学技巧，有利于医院的压力管理，有利于改善医护人员的心身健康。

（一）确定目标

团体心理指导需要在有限的时间里，使团体成员至少要产生"有收获"感的效果，故必须将前面题目的大方向加以缩小，尽可能切中团体成员共性的、核心的和感兴趣的问题，这往往需要在团体成员和问题性质两方面去确定。例如，在团体成员方面，确定"医务人员"；在问题性质方面，确定"工作与生活压力常见的种类、压力理论分析、调节方法建议"。最终确立的讲题是"医务人员常见压力的原因与调适"。其中包含该团体心理教育与指导的具体对象与目标。

（二）强调心理学知识和理论

对于团体心理指导，需要坚持所有内容具有心理学知识基础和理论依据。为了使效果良好，团体指导期间需要大量举例各种常识心理学现象，但也主要是为了增强专业知识和理论的说服力。

没有理论基础的说教往往会使团体指导流于形式，无法取得改变听众某些错误观念和掌握技术关键的效果。例如，行为理论认为放松训练具有平衡心身作用，故能讲清楚放松训练对医务人员的作用。

（三）要有针对性的方法

团体心理指导必须紧紧抓住团体内的共性问题，告诉听众这些共性问题的具体解决方法和技巧。采用给医护人员提供EAP服务的方式，实际上就是在扩充医护人员面临压力时的心理应对资源。具体的干预活动包括为医院的员工举办心理健康知识讲座，开展人际沟通技巧的训练，减压放松技术的学习，规避医疗风险的知识和操作方法的培训等。在接受服务的过程中，医护人员掌握了减轻放松的实用技术，学会了自我排解压力的心理学技巧，在轻松愉快的氛围中既学到了本领，又释放了压力。

（四）注重组织与实施形式

有共同心理问题的群体是最理想的团体干预对象。但是，人是作为一个系统而存在的，存在无数相关因素和维度，故在心理问题上完全一致的样本是难以见到的。在组织团体心理教育时，需在选择来访者和组织形式上下功夫。虽然医务人员有男有女，有老有青，有医生有护士，也有管理者，但他们面临共同的工作环境，有类似的工作压力，讲解压力结构和压力调节就是一个带有共性的心理健康话题。

在实施计划之前，重点了解医护人员的主要压力来源，以便有针对性地设计干预方案。通过调查发现工作压力、人际关系、缺乏法律知识等因素是当前医护人员的主要压力来源。

（五）注重效果评估

干预后医护人员的主观评价问卷结果显示，医护人员对压力的认知评价、应对压力的方法和技术、人际关系的处理能力、对规避医疗风险的知识和操作方法的掌握程度有所提高。

医护人员身在医院，对其自身生理方面的病变有着知识、就诊条件等便利，因此，其生理健康综合评分往往高于企业职工。但由于在工作中情感付出很多、工作压力很大，其心理应对能力并无优势，而且传统观念中对心理保健的轻视也会影响医护人员的心身健康和生活质量。

研究结果证明，接受 EAP 服务的人群其生活质量、工作满意度皆有改善。这种针对性强、实用性好、减压效果突出、能确实有效地提高医院管理效率的方法值得推广使用。工作满意度是职业压力的一个预测变量，它的改善情况可以作为压力管理的一个监测指标。从研究结果中我们可以看到，EAP 的实施有利于提高医护人员的工作满意度。这也给我们的医院管理人员提出了一个现代化的、科学的、人性化的压力管理模式，将态度及行为问题的心理根源摸清，结合心理学技巧解决员工的实际问题，能起到事半功倍的作用。

第5节　心理健康支持与教育

广义的心理干预手段，除了本章前面介绍的各种系统心理疗法，还包括许多心理学技术，这些技术也都对某些相应的求助者有效，特别是那些介于正常与疾病之间的"心理问题"。

一、心理支持疗法

心理支持疗法（supportive psychotherapy）由 Thorne 于 1950年首先提出，简称为支持疗法，是目前我国医学临床使用很广的一种心理治疗概念。但需要区别于躯体医学中的支持疗法

（如给不能进食的患者每日通过输液补充所需的营养）。

心理支持疗法的内涵非常丰富，是一种"泛"概念，一般是指医生合理地采用劝导、启发、同情、支持、解释、提供保证、应激无害化指导以及改变环境等方法，帮助患者认识问题、消除疑虑、改善心境、提高信心，从而促进心身康复的过程。支持疗法主要是一种指导性结合操作性的心理疗法。

从系统论的角度，一个人由各种因素构成，因素之间存在交互作用，支持疗法就是利用各种有益的手段，从各种因素入手，促进系统各种因素间的良性循环。

（一）方法

支持疗法要求医生在建立良好医患关系的基础上，通过交谈互动过程对患者或来访者的心身产生积极的影响，科学地运用各种心理支持手段。

1. 良好的医患（或咨客）关系 在支持心理治疗中，医生对于患者或来访者来说不是绝对的权威，患者和来访者也不是处在绝对服从的地位。医生与患者或来访者接触时特别要注意自己的态度、动作，以及环境的选择，要注意认真听取诉说，开展诚恳的交谈，在交谈过程中了解患者或来访者心理上的要求和存在的问题，为具体的言语支持提供依据。在交谈中，患者也会逐渐增加对医生的信任感，从而容易接受医生的言语支持。实际上，一次成功的交谈，本身就是对患者或来访者心理的极大支持。

2. 语言艺术 在掌握患者或来访者心理状况的基础上，医生应善于利用科学知识，及时、正确地给予解释、暗示、鼓励（或激励）和保证等。对不同个性、年龄、经历、病种病期的患者，支持方法通常不同，支持方式也应有所区别。例如，对一般的患者可给予解释和保证；对于预后较差的患者应有意识地以某些成功的病例给予鼓励，使之坚强起来；对年轻的残疾来访者应多给予激励，而避免一味地表示同情等。

此外，凡是有助于改善患者或来访者的心理条件，而又不能归入现有的各种心理治疗概念之中的心理学手段，都是心理支持的手段，例如，充分利用环境条件、调动家属亲友影响力等。

心理支持是灵活多变的过程，无法给出一个固定的模式。但有许多在特定理论基础上的综合干预手段可以被选择采用。

（二）适应证

支持疗法多用于某些遭受挫折，或感到自身或环境的严重压力和紧张，或其他灾难如患了癌症和绝症造成精神上难以抵御和补偿的病例，或者面临严重不可回避生活事件的来访者。这时患者或来访者都需要一种心理上的支持和疏导。

二、心理教育和指导

在心理门诊，日常遇到的各种心理问题，许多确实是由于来访者的知识缺乏（缺乏日常知识或专业知识），那么医生给予各种科学的心理和生理知识的教育与宣传，自然也是心理干预的重要手段。

此外，在心理门诊遇到的各种心理问题中，有许多属于认识过程上的问题（如推理、判断不正确），那么医生以心理学原理给予各种心理指导，也是心理干预的重要手段。

对于以认识偏差、生活事件、人际矛盾和应对困难等为主的心理问题，虽与来访者的人格有关，也存在各种心身症状，但不是主要因素者，则可以选择采用专业的心理指导技术，包括认知策略指导，应对技巧介绍，提高社会支持等压力系统管理手段。例如，对那些具有明显心理素质弱点的人，如有易暴怒、抑郁、孤僻及多疑倾向者，应及早通过心理指导加强其健全个性的培养；对于那些有明显行为问题者，如吸烟、酗酒、多食、缺少运动及 A 型行为等，应利用心理学技术指导其进行矫正；对于那些工作和生活环境里存在明显压力源的人，应及时帮助其进行自我压力管理和控制，以减少过多的负性事件刺激和压力反应；对于那些出现情绪危机的正常人，应及时帮助加以疏导，进行危机干预。至于某些具有心身疾病遗传倾向如高血压家族史，或已经有心身疾病的先兆征象（如血压偏高）等情况者，则更应注意加强心理预防工作。

但许多临床上的心理行为问题并不是简单的认识层面的问题，而且这一类心理行为问题往往是最需要医生给予帮助的，这就需要采用系统的心理治疗的方法。

医务人员作为一种特殊的职业群体，在紧张繁重的工作中所承受的巨大的精神和心理压力已经影响到其身心健康和工作质量。如果其心理健康长期失衡，健康状况不佳，得不到有效的治疗，则会影响到医疗服务质量。医务人员自身也需要心理支持与教育。

据 2009 年中国医师协会的调查，内地医生有 39.57% 认为当前执业环境"较差"，24% 认为"极为恶劣"，高达 91.9% 的医生认为付出与报酬不相符。医生工作满意度直接影响到患者满意度，两者呈密切正相关。医务人员的心理健康得到保证，其工作才能更加积极有效，这样才能保证患者的治疗。患者的满意度提高，对家庭、社会都有积极意义。

医务人员心理健康问题长期被忽视，有心理疾病或存在心理障碍的医务人员呈现逐年增多的趋势。工作负荷大、医患关系紧张、人际关系复杂、晋升困难、工作缺乏理解和支持，会增加医务人员发生焦虑、抑郁的风险；而良好的社会支持、积极的应对方式、良好的工作环境，有利于医务人员的身心健康。

有研究显示，每月夜班次数 6 天及以上者的心理问题最为突出，与夜班次数 5 天以下者存在差异。日夜不分的"轮班制"、随时加班打乱了医务人员的生活规律，造成生物钟紊乱，影响身心健康。近年来，医患关系紧张，造成不少流血事件，舆论导向常认为都是医生的过错，这极大地引起了医务人员的不安全感和焦虑。加上医务工作本身强度高、压力大、节奏紧张，由于工作繁忙，许多医务人员并不能获得正常的休假，身心俱疲。这些因素都对医务人员的心理健康产生负面影响，同时也是提高医务人员心理健康的着手点。

可以从以下方面着手，预防和应对医务人员的心理健康问题。

首先，应当从医务人员自身入手，让他们重视心理健康问题，尽量使自己能够劳逸结合，有适当的休息时间。如果出现问题，立即求助，不要得过且过。开设相应培训指导医务人员提高心理防护能力，合理宣泄消极情绪，增强情绪调节能力。

第二，科室是医务人员工作的直接部门，应当正视心理健康问题。同时给予医务人员足够的心理支持，使医务人员产生归属感，增加凝聚力。尽可能提供宽松和谐的工作氛围，让医务人员感受到温暖。在恰当的时机可以组织各种适宜活动，让医务人员身心能够得到放松。对于心理健康问题尽量做到早预防、早发现，充分利用医院的优势。同时，在一些例如职称晋升、科研基金申请等涉及个人切身利益的事件发生时，更要特别关注医务人员的心理变化。另外，如果科室中有存在心理障碍或精神疾病的医务人员，应对他们宽容，不歧视，尽量促使他们能够按照医嘱服药，接受专业的帮助或治疗。

第三，对医院组织管理层面来说，应当保证合理的人员编制，确保医务人员在连续工作后能进行合理放松、休息。做好后勤保障工作，让医务人员能够感受到医院的支持，提升医务人员的工作满意度。在加班等活动后安排补休，尽量保证医务人员睡眠、饮食等的规律。

若要能够真正预防和处理医务人员的心理健康问题，医院需要有一支专门或兼职的队伍。这支队伍最好能够覆盖到最基层的位置，确保能与医务人员直接接触，这样可以尽早发现问题。各科室工作环境、工作强度等存在不小的差别，患者类型也并不相同，因此，应当分别针对不同科室、医生、护士采取不同干预方式。

医院应当采取一些措施缓和医患关系，例如采用透明的缴费制度、有不同渠道与患者进行沟通等。同时保证医务人员自身利益不受侵犯，当发生恶性事件时应当及时做出反应，注意保护医生，正确处理医疗纠纷，不偏不倚，增强医务人员的安全感。

第四，中国医师协会曾举办过"医务人员自我服务研讨会"，这类研讨会可以将医务人员组织起来，互相倾诉，类似支持小组，给医务人员提供更多心理支持。医院也可以建立巴林特小组。这种形式有助于加强医患联盟，提高医生的沟通技巧以及避免医生职业倦怠。

第五，从医学院校入手。在校医学生的学习压力相比其他专业要大得多，许多学生需要心理方面的支持，一些在学校中得不到解决的问题，进入医院反而会变本加厉地出现。因此，为在校医学生提供必要的心理帮助，增加心理健康方面的课程是十分必要的。同时，如果能够培养学生们的兴趣爱好，在繁重的课程之余做些自己感兴趣的事情，也有助于缓解压力。学生们在学校中学习到的方法同样可以有效地运用到未来的工作中去。

最后，应该加强对医务人员心理健康的重视，在这一方面多加研究，只有大部分人都重视了这一问题，集思广益，才能找到更多、更好的方式预防和处理这些问题。

第6节 自助干预

本章前面所介绍的个别心理干预、团体心理干预、心理健康支持与教育等医务人员常用的心理干预，广义上都是心理他助的方法及策略。心理治疗方法起作用必须要有个体多方面的自我调节，自我调节是他助过程中的重要环节。一旦被帮助者能够独立自主地进行自我调节，并能够自主进行有价值、有意义的生活，那么被帮助者也就是自助的。

在中国文化传统中，个体倾向于较多注重社会框架而不是个体发展。人性即心性，而人性与人生目标相联系，儒家文化的"立德、立功、立言"是人生追求的目标。在这种认识下，道德评价是社会评价的根本，这就导致人们往往把心理疾病同个人品德相联系，认为个人产生的怪异想法和行为是道德品质问题，而中国人又非常爱面子，这就进一步导致否认自己的心理问题，强制和压抑心理痛苦，一般不会轻易表达自己的内心感受。在维护心理健康方面，中国人呈现出以个人的自我调节为中心，专业化心理健康维护为边缘的心理调节模式。因此，对中国人心理健康的维护应该关注自助形式的心理健康研究，通过自我意识和自我结构、自我行为来维护心理健康，是一条符合国人特点的心理健康维护之路，是解决中国人心理健康的一个较好的切入点。

一、心理自助的内涵

心理自助是通过自我意识对自身心理和行为状况进行自我观察和自我评价，并使用一定的心理调节方法维护心理健康、发展心理、开发心身潜能的过程。其本质是自我意识对心理健康的认识和改造过程。

二、心理自助类型

依靠心理自助解决的问题可以分为低层次自助和高层次自助。自助的低级层面是通过自我意识调节不同层面的心理不适问题来提高和改善心理健康水平。自助的高级层面是通过积极的自我意识解决发展性问题以促进发展，从而维护心理健康。

心理自助和心理他助存在区别，两者在心理健康维护方面具有不同的作用，但可以结合在一起使用。一般来说，当出现心身疾病和心身障碍，自我意识破坏严重时，在解决问题初期，最好的办法是专业化的心理他助为主，而以心理自助为辅，随着心理健康状况的好转，逐步转向心理自助。而一般的轻微的心理不适、进行一般的心理健康维护和心理发展时，以采用心理自助为主，心理他助只作辅助和引导作用。当然，也可以根据个人的不同情况，通过两种途径来维护和发展心理健康。

心理自助作为心理健康维护的重要方式还不是一个成熟的心理健康模式，目前还停留在观念和心理健康维护目标的层面，许多理论问题和实践问题有待解决。比如心理自助的理念和运行模式，不同群体的心理自助模式，心理自助应用的问题领域，心理自助和他助的协同问题，心理自助与传统佛教、道教心理思想的关系。

三、医务人员如何进行心理自助

（一）认知调节

1. **校正自我认知**　医务人员对本身的性格特点、能力特点、兴趣所在以及工作匹配程度的掌握很重要。在现实生活中，并非每个人都会按照自己的兴趣和性格特长选择职业，如果现在的工作性质与自己的兴趣不完全一致，也可以通过一些业余生活的内容予以充实和补偿。

2. **建立合理的职业期望**　对医生群体而言，要清楚自己职业的风险性和救死扶伤结果的有限性，对良好的愿望和可能出现的不良结果的反差要有足够的思想准备。

3. **纠正归因偏见**　对自己的失败倾向于外归因的人，更容易产生职业倦怠。因此，应对具有这类特征的人进行归因训练及认知方式的调整，学会更加客观地看待周围的人或事。

4. **多用积极的思维方式**　有些人习惯用消极的思考方式思考问题，同样一个事件，总是看到阴暗的一面，必定无法摆脱消极情绪的困扰。会感到失落、孤独、郁闷甚至绝望，很容易出现职业倦怠。积极看待问题，产生的情绪也将会是积极的，就会感到轻松愉快，对未来充满信心。

（二）行为训练

1. 认知重建的内容　认知重建的主要内容之一是摆正家庭与工作的关系。家庭是放松的场所，也是能量再生之地，对于职业倦怠的缓冲作用非常重要。然而，某些医务人员却时常造成家庭与工作关系的错位，经常把大量的工作带回家，与家庭成员之间缺乏必要的沟通，易导致家庭成员的不满，影响家庭关系。

2. 压力管理的内容　宣泄是释放消极情绪的减压阀，是处理情绪的一种基本方法。宣泄的形式有以下几种。

（1）倾诉：当一个人遇到挫折后，可以找亲人、知心朋友等信得过的人，把自己的苦衷和怨恨尽情倾诉出来，积极地与周边尤其是工作环境中的人沟通和磨合，向有相同经历或经验的人讨教。

（2）哭泣：情绪心理学家指出，强忍着泪水不流出，等于在慢性自杀。长期从事哭泣研究的专家指出，当人们因遭受各种挫折而产生不良情绪时，体内就会产生一些有害的化学物质，而排出这些有害物质的途径之一便是哭泣。

（3）写作：把心中的烦恼愤怒等情绪写出来，也可以得到宣泄和解脱，通过写日记宣泄自己的情绪是很好的方法，可以写出自己内心深处最真实的情感。

（4）欣赏音乐：音乐可以调节人的情绪，也可以治疗疾病，这早已为人们所发现。音乐是一种有规律的和谐的声音，当音乐的节奏旋律和自己体内所感受到的节奏（如心跳、呼吸、行走等）吻合时，就会产生愉悦的感觉。另外，听音乐后引起的情绪上的变化以及由此而引发的一些美好的联想都可以起到治疗疾病的作用。一个人想通过音乐来改变自己情绪的时候，首先选择一段和自己情绪相仿的音乐，然后逐步变换音乐内容，从而接近你所期望的情绪。例如，伤心时先听一些伤感的音乐如《二泉映月》，这似乎是加重了你伤感的情绪，但这是使你摆脱悲伤情绪的第一步，然后再听一些比较轻快的音乐，如《彩云追月》、《喜洋洋》等，就会使你逐渐心情舒畅。

（5）锻炼和休息：体育活动一方面可以使注意力集中到活动中去，转移和减轻原来的精神压力和消极情绪；另一方面还可以加速血液循环，加深肺部呼吸，使紧张情绪得到松弛。因此，应该积极参加体育活动。体育运动是一种积极休息的方法，但是在工作压力过于沉重，自己已经明显感到身心疲惫，尤其是已经出现了一些躯体症状的时候，硬是采取积极锻炼的方法试图解除倦怠状态实际上是危险而错误的。劳逸结合很重要，一定要注意安排好自己的工作和生活，做到节奏适中，量力而行。如果精神上的紧张和身体上的疲劳已经导致一些症状和体征出现，就要高度警惕，定期检查，适当休息，科学锻炼。

（6）外出旅行：旅行能强身健体、陶冶性情、开阔心胸。大自然美丽的风光可以使人心情愉悦，看到秀丽的山峰，浩瀚的大海，很多人在工作中产生的不快可以一扫而光。现在提倡带薪休假制度就是缓解职业倦怠状况很好的办法。

除了上面提到的积极的宣泄方式，还有一些消极的宣泄方式，如在心情郁闷时酗酒、摔东西、骂人毁物，甚至大打出手……任由自己情绪泛滥"迁怒"于他人，很容易破坏人际关系。虽然自己的情绪得到了发泄，但别人却成了替罪羊。这些消极的宣泄方式，往往是以害人害己为结果的，是极不合理也不合法的，是不应该使用的宣泄方式。

下面与读者分享作者在《健康报》发表的一篇文章《告别信　帮我走出哀伤》，体会如何应用书信的方式，主动维护自身的心理健康。

告别信 帮我走出哀伤

面对生命中重要的人的骤然离世，我们都需要经历直面丧失和分离、完成告别的过程。北京大学精神卫生研究所林红医生，曾多次为患者医治因丧失而引发的心灵创伤。去年，她自己也经历了生命中一位重要的长辈的骤然病逝，并选择了以写信的方式完成告别。如今，她结合自己的诊疗经验，敞开心扉，与我们分享这一心路历程。在这个清明时节，希望这样的一个主题分享能让同样需要寄托哀思的人们，体会一种深情而理性的哀伤处理和告别方式。——本版编辑

一位中年女性，在经历了一位患难与共的好友的突然病逝后，患上了创伤后应激障碍。在治疗中，她痛苦地说："我很害怕我讲出来后就会把她忘了，我不想把她忘了。我很怕我做了治疗，我就不能和她在一起了。既然我在现实中不能和她在一起，我希望在心中永远和她在一起。"

这位女性害怕自己会淡忘已经过世的朋友，甚至认为接受治疗都是有罪的，认为自己没有权利去遗忘和放下，这是丧失和分离之后常见的"负罪感"的体现。她不知道的是，她完全可以一方面把它说出来，一方面还保留在心里。实际上，治疗不是为了淡忘，而是有机会释放她自己的痛苦，并使她开始与原来不同的新生活。

其实，人生就是一场又一场的告别。面对生命中重要的人的骤然离世，我们都必然经历一个直面丧失和分离、完成告别的过程。如果这个过程不能完成，不但自己难以走出悲伤，也将对家庭产生长久的影响。所以，对于心理医生而言，帮助来访者解开心结，有意识地正视创伤的存在，是医治创伤的必经之路。

分离和告别是生活中必须的一部分。那么，我们应该如何直面丧失和分离，并完成真正的告别呢？

首先，告别需要时间。告别是必需的，但既不能仓促地去进行，也不要耽搁太久。再者，要接受和容忍现实，允许体验、表达与分离有关的悲伤、愤怒、痛苦、孤独、高兴和喜悦等情感，承认所有的情绪和情感都是可能且重要的，接受矛盾的情感是分离常见的组成部分，并视之为理所当然。这样的话，分离会更容易。同时，要认识到，告别是提供更好认识自己以及促进自己个人成长的良机。每个告别都既是一个小结束，也是一个新开始，包含产生新事物的可能性，有更多容纳新事物的空间，要允许新的变化。最后，要完成内在告别和外在告别。在心底给它们留出位置，清晰地说"再见"，不论口头还是象征性的。

作为精神卫生专业工作者，我很清晰这样的思路。然而，当自己面对重要的人的突然丧失，如何直面分离、完成告别，仍然是一个不小的挑战。

曾文星教授就是一个对我的专业以及生活均产生了重要影响的人。2012年6月21日，他因病突然辞世。在此后的几个月时间里，我写了8封给曾教授的告别信（本版选编了其中的6封信——编者注）。当我慢慢走出哀伤、完成告别，回首这段心路历程，仍能体味其中的艰难。我庆幸自己是心理专业人士，所以才懂得以自己适合的方式，来进行丧失的哀伤处理。我也很欣慰，通过这一过程的体验，我在某种意义上实现了自我的提升。（作者系北京大学精神卫生研究所医生）

第一封信

我知道这注定是一封不可能得到回音的信，但我还是愿意写，因为，我有太多的话还没有来得及对您讲，而您，却永远地离开了我们。我怎能不伤悲?!

还记得5年前的今天，我接受您的邀请，到夏威夷进修。您去机场接我的情景还历历在目：您穿着花衬衫，浅色长裤，优雅地倚靠着出口处的柱子，看到我马上迎上前来，亲切地问候我。如今，这一切却只能成为永远的回忆。

6 月 23 日，您病逝的噩耗传来。这 3 天来我一直是以泪洗面，感觉什么也做不了。曾老师，您知道吗？我是多么后悔和自责。一直以来，我都想说，您对于我的生命是多么的重要！可是现在，我再有没有这样的机会了！

伴着泪水，我一封封整理着我们每一次来往的邮件，就仿佛您在我身边一样的亲切。我把所有与您有关的文字和照片整理在了一起，含着泪，逐字逐句慢慢地阅读，一张张照片慢慢欣赏。

昨天上午，在给心理治疗研修生督导时，我们搞了对您的追忆活动。在表达中，我似乎开始能慢慢地接受您的离开。其实仔细想想，您的人生也是很圆满的，您将您的每一个角色都演绎到了几乎完美的境界。

我真希望能有机会去现场凭吊亡灵，寄托哀思。可是，现在，我唯有以书信的方式开始一场与您的告别。从此之后，我们将以全新的方式继续我们之间的联结。

曾老师，一路走好！

2012 年 6 月 26 日

第二封信

此刻已是晚上 9 点 30 分，在意大利威尼斯圣马可广场上最古老、最有名的 Caffe Florian 咖啡馆里，偌大的包厢内空空荡荡，只有我一人。一曲《雪绒花》的音乐声传来，悠扬婉转，催人泪下。

我无法抗拒地回到 2007 年美丽的夏季。您的笑容如此真切地浮现在眼前，我无法相信，我真的再也见不到您老人家了！

想到这里，突然意识到，今天恰逢您去世整整一个月，又恰逢是 2007 年我在夏威夷的时段，而水城威尼斯与夏威夷有着太多空间物理环境上的相似性。对我而言，这既是特别的时间，也是特别的空间。

想念和痛苦的情绪借助泪水和笔端顺畅地表达出来后，我感觉好多了。

在今天，学生以这样一种您所熟悉和喜爱的方式表达对您的哀思。也请您放心，我会好好保重自己，尽力做好自己。

2012 年 7 月 21 日

第五封信

今天是您离开我们整整 6 个月的日子。这半年来，我感觉自己似乎成熟了很多。有生以来，第一次如此深刻地思考有关生与死的话题。令我宽慰的是，我竟然似乎想明白了很多。不仅慢慢地能接受您的离开，而且对于如何过好自己的人生，如何善待自己周围的人，以及如何为自己未来的离开而作准备，我都有了很多思考。

曾老师，感谢您一直以来对学生的帮助。我现在过得很好，无论工作，还是生活。我相信，您若在天有灵，定会心安的。

2012 年 12 月 23 日

第六封信

以前，有您在，我心里很踏实。如今，您骤然离开了，我才深刻地体会到失去的痛苦。正如我所喜爱的歌手汪峰在《当我想你的时候》中所唱的："我会莫名地心碎，我会莫名地哭泣，当我想你的时候。"

2013 年，是没有您陪伴的全新的一个年头。无论我是否情愿，也不管我是否做好了准备，您终将慢慢淡出我现实的生活。您虽然离开了我们，但您的精神将永存。

2013 年 1 月 21 日

第七封信

两天前，在您去世 8 个月的日子，我与同事、同行分享了自己所写的与您的告别信以及缅怀您的文章。

我突然发现，现在的我，活得越来越淡定和从容。人生不过几十载，我希望自己能度过一个多彩、舒展的人生。

曾老师，谢谢您一路的陪伴，让我更深入地探索自己，更深刻地了解自己，更自如地做我自己。

2013 年 2 月 23 日

第八封信

今天是您离开我们 9 个月的日子，北京的天空难得这般湛蓝，有点夏威夷蓝天白云的味道。

曾老师，半个月前，我做了一个梦，梦见您驾着一叶扁舟来看我。您面带微笑，自如地操纵着扶杆，仍旧是那么的潇洒。您去世以来，这是我第一次梦到您。整个梦境那么恬静，与您在世时一样。这个梦让我深感欣慰。

曾老师，学生似乎能慢慢放手，让您走出我的世界了。我知道，您会为此而高兴的。您在另外一个世界很好，我真的放心了。我也会好好过我的生活。

2013 年 3 月 23 日

曾文星教授简介：

世界著名文化精神医学家。美国夏威夷大学荣誉教授，美国精神医学会资深院士。

生于台湾，青年时期在台湾当精神科医生，后赴美深造，并在夏威夷定居，创建了世界文化精神医学协会（WACP），担任世界精神医学会文化精神医学分会荣誉顾问。

几十年来致力于推广华人心理治疗，是改革开放以来最早被北京大学医学部聘任的客座教授之一。

第7节 医疗机构中暴力行为的干预

近年来，医疗机构中医务人员遭受人身攻击，甚至在工作时遇害的事件频频发生。了解相关知识，提高应对技能，是医务人员心理健康支持与教育中的重要内容。

一、引发暴力的因素

从当前卫生保健的"现实情况"来看，很难预测在什么时候，什么情况下，什么样的患者会制造暴力事件。

引发暴力的因素既有生物学上的因素，又有心理学上的因素，还有社会方面的因素。从生物学看，智商低下、内分泌失调、脑器质性疾病、精神病性特征引起的神经系统改变、疾病、药物、脑外伤等都可使患者产生暴力倾向；从心理学上看，特殊的处境、某些功能性精神病、人格障碍也可能引起暴力行为；从社会学方面看，家庭成员、同辈以及生活在周围的人群行为处事的方式可能加大这种暴力的倾向；最后，现场特殊的物理环境刺激，如炎热、拥挤、嘈杂、冲突，以及缺乏交流，均可能引发暴力行为。当所有上述因素混杂在一起时，医务人员就很可能面临危险的人和危险的环境了。

（一）年龄

15~30岁这一年龄段的男性是最具暴力倾向的人群。其次是老年患者，他们在可能产生暴力行为的人群中占的比例高于其在整个人口中的比例，而医务人员倾向于认为这些老年患者不会对别人构成威胁。

（二）药物滥用

研究者观察到，犯罪与使用安非他明、苯巴比妥、巴比妥类药物、可卡因以及地西泮（安定）等药物有明显的相关性，另有人观察到使用诸如苯巴比妥、致幻剂、安非他明以及可卡因这些药品引起的中毒反应是引起急诊室内暴力行为的常见原因。

急诊室内发生的暴力事件至少有一半以上与酒精有关，在精神病院报道的案例中也有1/4与酒精有关。酒精使人不再害怕惩罚，它可以降低大脑的控制能力，使人对不道德的行为以及对社会上不能接受的行为缺乏判断能力。在戒酒阶段，戒酒者可能产生暴力行为，其原因可能是因为被禁止饮酒，也可能是由于幻觉所致，后者导致个体对本不存在的伤害产生恐惧。当个体有精神病史并且饮酒或吸毒的话，产生暴力的可能性就更大。

（三）暴力行为史

以前的严重暴力行为史，如杀人、性攻击、人身攻击或以致死性武器进行威胁等，是预测将来的暴力行为的最好依据。以前犯过重罪，或者住院时有过暴力行为，一定要引起医务工作者的注意，以便对这类人的暴力行为严加防范。McNeil等（1988年）观察到目前在社区内发生的暴力行为与患者在住院后前72小时内发生暴力行为有高度的相关性。

（四）心理障碍

心理障碍中包括许多精神病：第一类是反社会型人格，即有攻击行为史、冷酷无情、易冲动的人；第二类是边缘型人格，即沉浮于事、意志薄弱、情绪反复无常的人；第三类是偏执狂，即敏感、多疑、固执，常感到自己正在受到周围人对自己不正确的评价，或正遭受不公正的待遇，因此与周围的人产生矛盾或冲突的人；第四类是躁狂型人格，即一直处于一种激情之中，极度亢奋，过度地参与活动，哪怕这些活动会带来痛苦结果也无所谓的人；第五类是暴躁型人格，即突然就爆发愤怒的人；第六类是精神分裂症型，即有幻想、兴奋，总是有怪异行为或者夸大妄想的患者；第七类是恐惧症患者，即感到恐惧、害怕，不敢与外界联系并且有极端的争强好胜且反应敏捷的患者；第八类是有自杀观念的人，即感到绝望、焦虑并且正在执行自杀行为计划的人。

（五）家族史

家庭暴力史常常会带到其他环境，如医疗机构中。儿童时期不稳定的和充满暴力的家庭环境又作为范例导致将来暴力行为的产生。社交隔离或者缺乏家庭温暖与环境支持也会加大这种倾向。如果一个家庭成员否认患者有暴力史，不要不加思考地接受。判断患者危险程度的较好办法之一就是避开患者询问他的家人或者儿时的伙伴，了解当时的情况。

（六）时间

患者入院的时间以及医院提供的便利条件是一个很关键的问题，在常规的娱乐时间如周五或者周六晚上入院，则可能加大暴力倾向。在老年病院和精神病院里，到了傍晚时分，天色开始黑下来，换班导致工作人员减少，这些变化常常令患者感到无所适从、困惑。因此，这段时间的发病被称为"日落综合征"。进餐、上厕所、洗澡也是爆发暴力行为事件的主要时间段。普通精神病院及司法精神病院的患者，很多并非自愿住院，所以在入院后的前 10~20 天暴力行为明显增多，偏执狂的这种倾向则会延迟至第 45 天。

（七）相互影响

带患者来医院的人也可能发生暴力行为。带患者来医院治疗的患者家属或者患者的朋友常常对接待处的工作人员态度粗暴，尤其是当他们看到工作人员态度生硬和冷淡时，或是感到被忽视或者草率对待时，这种对立情绪就更为明显。患者与其监护人之间也可能发生争吵，这种争吵很容易转向工作人员；再者，当心情激动烦乱的监护人想要"安顿"患者的要求没有得到立即注意或即刻满足时，他们可能会用行动表示他们的不满。每一个被警察带到医院的患者都应被看作是有暴力倾向的人。

（八）医疗机构和医务人员的过失

1. 医疗机构的过失　因为工作性质的原因，大多数医疗工作者经常接近患者，但他们几乎没有什么安全意识，所以也就容易受到有意攻击。而进行安全训练和实施安全措施要花费时间和金钱。医院管理者们所受到的训练只是如何管理好财政、后勤和机构内员工的工作职责以及如何给患者提供足够的照顾，这些管理人员没有认识到应该采取措施给工作人员提供足够安全的环境。

此外，医疗机构不愿意承认发生了暴力事件，有的干脆就不报道。这种否认事实的做法不利于提高工作人员的士气，反而会使他们感到无能为力和灰心丧气。医务人员不足，员工工作过度，自然环境差，非专业人员文化水平低，频繁的人员调整，工作缺勤，工作中的意外事件，管理部门与员工之间缺乏交流，以及没有统一的处理方案等问题会使员工灰心，并扰乱了日常工作。在这种情况下，医务人员很可能在工作中将他们的失意传递给患者，使得患者更加恐惧。在这种不稳定的情况下，当医务人员开展一些正常的医疗行为时，他们都可能遭到患者的暴力袭击。

2. 医务人员的过失　医务人员也是有过失的。人们普遍认为，医务工作者关心别人，善待别人，他们的服务对象也会用友好的方式来对待他们。"那不可能发生在我身上，况且暴力事件发生这么少，根本用不着我真正去担心"的回避现实的假设是荒谬的。有人访问过一些曾受过袭击的精神科医生，发现如果他们原先不自以为是地认为自己不会受到威胁的话，一半以上的暴力事件是可能避免的。

从患者的观点来看，他们之所以变得狂暴，是因为他们认为自己受到了医务人员的激惹。荒谬的是，绝大部分医务人员根本就不知道他们的机构做了对患者具有挑衅性的事情。对许多患者而言，他们所接受的治疗可能都是在高压威胁或者害怕中被迫接受的，当一个患者感觉自己完全没有控制治疗的权利，而只是由医务人员说了算的话，他唯一能做的就是采取攻击行为。此外，如果医务人员的治疗方案包括诸如进行约束、隔离，甚至把对患者的侵犯当作"理所当然的事"，那么，患者很可能会把不顾后果的暴力行为作为常规的或者唯一的行为方式，以此来引起医务人员的注意，并表达自己的愤怒。如果医务人员在实施某些医疗限制措施时未能以一种积极、公正和同情的方式将各种选择明确地告知，也可能导致患者产生暴力行为。特别是当武断地不让患者吃喝，取消娱乐、吸烟、休闲或其他权利时，患者的日常习惯和自尊受到了伤害。如果医务人员既没有解释为什么他们失去了这些权利，也没有向他们解释怎样才能重新得到这些权利，就会增加患者对医务人员实施暴力的可能性。

二、暴力行为发生的预兆

（一）运动性的暗示

如果工作人员仔细观察患者身体表现出来的暗示，常常可以观察到暴力行为发生的征兆。早期的预警信号包括患者肌肉变得紧张；眼球凸出并快速运动；瞪大眼睛，防御性姿势；肌肉、手指以及眼睑不停地抽搐；身休颤抖；衣冠不整。如果患者不停地走来走去，时而接近工作人员，时而又走开，这可能就是患者在积蓄勇气准备进攻的信号。处于激越状态的患者可能对个人空间有一种膨胀感，认为个人空间的半径应该有 2.4 m，而不是通常情况下的 0.9~1.2 m，对任何闯入这个个人空间的举动都会特别敏感。

（二）言语性暗示

许多言语性暗示也是患者发生暴力行为的预兆，比如声调提高，嗓门增大，语速加快，尤其是当患者服用安非他明之后更是如此。语言内容含糊不清说明患者思维混乱。总之，暴力威胁与暴力行为之间有着密切的联系。威胁的内容越具体（比如要采取什么方法，在什么时候，是针对哪个人），后果就越严重。

（三）多种征兆

前述的征兆越多，发生暴力行为的可能性就越大。只要有可能，医务工作者应该尽量对所有有关因素进行评估，一旦这些因素出现，工作人员就应该在登记表上清楚地注明发生暴力行为的可能性。塔迪夫进一步提出，不管是否可以获得这些信息，较好的评价技巧之一就是直接问患者："你曾经发过脾气吗（以一种粗暴的态度）？"如果答案是"是"，那么工作人员应该进一步询问是怎样发生的，在什么时候、什么地方发生的，然后像作自杀评估那样对患者作出评价。如果前面提出的征兆中有任何一个征兆非常明显，或是由患者明确说出来的，那么不管患者当时显得多么冷静，都应该在患者的人际关系行为维度上定为 10，将患者的记录做上标记，并且警告其他工作人员提防患者伤人或者自伤。

三、干预策略

预防暴力的第一步就是了解机构采取了哪些防范措施来保证患者和工作人员的安全。第一步也是最重要的一步是：管理部门应该请安全领域的专家对医院的安全管理系统进行分析。最有这方面发言权的就是工作在第一线，每天与患者打交道的工作人员，因为他们在照顾患者的时候已经注意到了管理中存在的安全问题。

如果不对工作人员进行培训，那么所做的防暴计划只会是一纸空文。对新成员要及时培训，对老成员要进行继续教育。经过培训的工作人员，更加相信自己有能力逐步减少暴力行为的发生，而且他们也确实做到了这一点。可采取的预防措施如下。

（1）首次发现求助者有易激惹的征象时，工作人员不要否认发生暴力的可能性。

（2）不要忽视档案以及患者的家人、同辈、权威人士或同事提供的有关患者有暴力倾向的资料。

（3）不要与有暴力倾向的患者单独呆在一起，除非你能肯定已采取了足够的安全防范措施可阻止或限制暴力行为的发生。

（4）不要做出可能被认为具有侵犯性的行为，如靠得太近，长时间看患者的眼睛，用手指指指点点。不要做可能被理解为有威胁性的面部表情和肢体动作。

（5）不要让医疗机构内的许多工作人员同时与患者进行令患者感到困惑的复杂谈话。

（6）不要许下不能兑现的诺言。

（7）不要让害怕、愤怒或敌意等情绪干扰了医务人员对自己行为的控制能力，以及从专业角度聊几句患者情况的能力。

（8）没有绝对必要时，不要与患者争论、给患者下命令或不同意患者的要求。

（9）不要用孩子气的反应，如愤世嫉俗，讽刺挖苦，或其他方法来诋毁患者。

（10）不要用一种爱管闲事和无所不知的态度自顾自地谈论自己的重要性。

（11）不要在讲话时提高声调，不要做出强烈的反应，或采取威胁的方式让患者顺从你。

（12）讲话时不能含含糊糊，吞吞吐吐，或者声音太低，使患者很难理解你说了什么。

（13）假如患者有强烈的对立情绪，就不要为一点小事与患者争论。

（14）不要试图说服使用了致幻剂的患者。

（15）对事物的看法，不要认为患者与你一样通情达理，因此不要强求患者顺从你。

（16）不要老是让患者等，也不要让有暴力倾向的患者单独走动。

（17）不要让一群人像旁观者围观争吵一样聚集在一起。

（18）不要用"为什么"和"什么"等问题使得患者处于防御状态。

（19）不要让患者处在你和房间的出口之间。

（20）不要将患者声音越来越大、声调越来越高的大声要求看作是为了获得注意、使性子或自我陶醉而置之不理。

（21）在进入一个你不熟悉的患者的房间时，不要走在他的前面，而要呆在他的后面，并用眼睛"扫视"他，跟着他进去。

（22）不要与有暴力倾向的患者呆在一起超过1小时，除非有适当的安全保障。

（23）制订应对意外事件的应急计划，要有这样一个概念："如果意外事件发生了该怎么办？"必须认真对待你的个人安危。

（24）最重要的是"不要逞强，硬充英雄"。

近年来，医疗机构中的暴力事件急骤增多。当这种侵犯工作人员的暴力事件发生时，还有人指责受害者愚蠢或粗心大意。尽管医务人员不愿接受自己可能会被服务对象所伤害的观点，但事实表明，我们在这种职业中极有可能成为暴力行为的牺牲品。为将这种机会降低到最低程度，本节讨论了具有普遍代表意义的危机干预方法。学习这些技巧既是为了帮助患者，同时也是为了防止医务工作者本身成为攻击的目标。希望我们在为患者提供有效服务的同时，避免自身受到伤害。

第8节 医务人员就医耻感的处理

一、医务人员就医耻感的现状

众所周知，在全球范围内，由艾滋病、精神疾病、癌症等所引起的歧视及病耻感都是一个不容忽视的问题。对患有精神疾病的人而言，病耻感是提高其生活质量的最大障碍。病耻感与许多历史上传统的观念和社会偏见相联系，一直以来精神疾病患者及其亲属常常会感到羞耻或相信自己与别人不同，可能讳疾忌医，导致患者治疗依从性差和疾病加重或慢性化。

中国医师协会在首届中国医师论坛上公布的调查显示，从事医务工作这个高风险、心理压力大职业的人员实际上是相当不重视自身健康的，包括生理和心理两方面。

医务人员的职责是为患者解除病痛，然而当医务人员自身罹患某种疾病后，却往往不愿求助于其他医师。医师是最忽视自我保健的群体，医师自己患病后，特别是精神疾病，由于其"耻辱感"很强烈，他们不愿意公开讨论自己的疾病，害怕被同事、领导嘲笑，甚至因害怕失去职业而鲜见求助精神科医师。

有调查显示，医务人员平均心理健康水平低于普通人群。这是因为他们的职业是高技术、高风险的，时刻都感受到很大的心理压力。医生们每天要接诊大量患者，不断听取患者对各种病痛的倾诉；医生是多种社会矛盾的汇集点，医患关系空前紧张；一些医生缺乏与患者沟通的专门技巧；更多的人缺少自我心理保健的意识。长期心理健康水平低下，不但会造成个人精神功能效率减退，进而还会在人际关系中表现出挑剔、多疑敏感、易激动等沟通方面的问题。有资料显示，70%的医患纠纷源于沟通不良。

二、解决医务人员就医耻感的对策

人生没有过不去的坎儿，以消极的态度回避矛盾不是解决问题的办法。医务人员应掌握一定自我调节心理状态的技巧，一旦患有心理疾患，应尽早求助于精神科医师。

第一，医务人员的工作非常忙碌，但最好在工作之余要有一些闲情逸致，有一些兴趣爱好。如上班的路上看看蓝天和周围的风景，翻翻与工作无关的娱乐杂志，和家人朋友一起逛逛公园等，都可以缓解紧张的情绪。但一定要避免采取不良行为缓解压力，如酗酒等，这种发泄方式只会导致心理健康越来越差。

第二，学习必要的沟通技巧。医务人员经常要处理的人际关系包括医患关系、上下级关系、医护关系等。我国医学生在校教育中并没有专门讲授调整人际关系技巧的课程，而这恰恰又是非常重要的。医师在为患者治疗时总认为自己应该是主体，患者应该绝对服从。而站在患者的角度，他们又渴望与医务人员沟通，了解自己的病情，并将自己的意见加入治疗方案中。这就要求医务人员尊重患者，增加和患者面对面的时间，经常和患者交流疾病的防治知识，这样可以避免大量的医疗纠纷，防止医务人员精力分散。

第三，主动求助。医务人员产生心理问题后，一定要有主动求助的愿望。心理学家指出，医务人员面对巨大的压力要善于倾诉，向自己的家人、朋友、同事倾诉心中的苦闷，倾倒出"心理垃圾"，这样自身的压力会明显减轻，并且在倾诉过程中可能获得帮助。

第四，如果确实已经患有精神疾患，应尽快求助于专业精神科医师，以尽早获得帮助，及时解除心理危机，重返工作岗位。由于医务人员很少注意自身的健康问题，他们常常自己充当自己的医师，采取自我治疗。而精神科疾病的用药专业性较强，精神科疾病的治疗药物不良反应又比较大，普通科室的医师很难掌握精神科疾病的用药及剂量。

另外，对于医院的管理者，在全面关心患者利益的同时，也更应该关注本单位员工的健康。医务人员是医院的主体，医院的经营状况甚至兴衰成败都与医务人员的工作状态休戚相关。医院管理者应给医务人员建立减压机制，经常深入一线了解医务人员的困惑，组织医务人员互相交流、讨论，尽可能解决医务人员工作中的实际困难，这对提高医务人员的心理健康水平非常重要。

面对当前我国有心理疾患的医务人员不愿到精神科就诊的现状，专科医院、研究所等专业机构可以开通心理热线，为有意求助而不愿就诊的医务人员提供帮助。深圳市精神卫生研究所就开通了一条面向公众的免费心理咨询热线，其中寻求帮助的医务人员虽然很少，但求助的效果却很好。一位临近退休的女性医师经常出现烦躁、潮热、易怒等症状，她以为是更年期综合征，对症治疗后症状无缓解。通过热线咨询后到心理科就诊，结果诊断为焦虑症，经治疗后症状消失。还有一位护士，在一次值夜班时曾被患者威胁受到惊吓，导致睡眠质量差、经常做恶梦，无法正常工作和生活。通过心理热线咨询后，发泄了心中的恐惧，并辅助部分药物治疗，这名护士很快就重返了工作岗位。

真正使医师了解精神科疾病的危害，出现心理问题时主动求助于精神科医师，在我国还有很长的路要走。医务人员要对自己的精神健康负责，患有心理疾患的医务人员应把寻求帮助、及时调整并治疗自身疾病放在首位，然后再考虑自己的医疗工作问题。这样对医务人员自身和患者都是有利的。

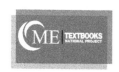

医务人员短期心理干预计划

黄薛冰　尚凡红

北京大学第六医院　北京大学精神卫生研究所

第 **4** 章

第 1 节　"问题解决"的七步心理咨询

心理咨询（或治疗）按照咨询时间长短，分为长程心理咨询和短程心理咨询。前者以传统精神动力学派为代表，最终目标为促进来访者人格整合与成长，需要保持每周 1~2 次的治疗频率，时间往往持续几年到十几年。因为耗时过久且花费巨大，目前各家心理流派更多的采取改良后的短程心理咨询。短程心理咨询（short-term psychotherapy）是一组心理治疗方法的总称，以疗程较短（会期数 1~20 次不等，平均 10~12 个会期，一般为每周 1 次，每次 40 分钟），治疗目标局限明确和治疗者的活动水平较高为特征。在众多短程心理咨询与治疗中，目前得到较多关注的是焦点解决短程治疗（solution-focused brief therapy, SFBT）。

焦点解决短期治疗是指以寻找解决问题的方法为核心的短程心理治疗技术，是由 Steve de Shazer 及其妻子 Inn Berg Kim 在 20 世纪 70 年代结合心理研究团队（mental research institute, MRI），包括一群有多元训练背景（包括心理、社工、教育、哲学、医学等）的工作小组成员，在美国威斯康星州米华基（Milwaukee）的短期家庭治疗中心（brief family therapy Center, BFTC）共同发展起来的。从后现代主义的哲学观点出发，SFBT

强调个人正向能力的思考和学习。不同于过去传统心理治疗之追根究底，消除发生问题之因果论，而是"跳脱思考之黑盒子"，强调来访者发挥解决目前抱怨的问题的能力比发挥领悟来得重要，不去特别探讨问题的成因，不以领悟作为咨询的目标。在过去20多年的发展中，SFBT已逐步发展成熟，并广泛地应用于家庭服务、心理康复、公众社会服务、儿童福利、监狱、社区治疗中心、学校和医院等领域，并得到积极的肯定。

对医务工作者进行心理干预，因被实施群体的职业特殊性而具有不同于一般心理治疗的特点。医务工作者群体的特点有：①受教育背景较高，个性中理性成分较明显；②自尊水平较高，心理防御相对更强烈，尤其面对同行咨询时；③较少盲目屈服于权威，更在意心理干预中的"自主权"；④工作较为忙碌，很难有固定的时间接受长期心理干预。因此，本章借鉴SFBT的部分理论和技术，整合其他治疗策略，简洁清晰、易于操作便于实施的心理咨询与治疗方法，名为"问题解决"的七步心理咨询。

所谓"问题解决"，即在治疗中，以寻找解决问题的方法为核心。这一点不同于常规的SFBT，但结合目前我国医务人员现状，及考虑到治疗的时效性（除非特别严重的问题，才会进入心理治疗；更多临时性面临"危机"的多数医院医务人员更期望得到短时、有效、有针对性的咨询），"问题解决"为中心的方法，更强调心理问题的解决最终有赖于来访者投入有效的行动（包括内部与外部行动），并在解决自身问题的行动过程中提高能力。因此本章也参考了Gerard Egan提出的关于心理咨询的操作过程与技能的内容。

尽管有不同，作为后存在主义的治疗，更多的却是看待世界角度的一致。以"问题解决"为中心的七步心理咨询策略，其最根本的理论出发点仍然是强调尊重来访者的价值选择，要求从来访者的需要出发；同时强调"系统中的人"的观点。因此，在以下的治疗步骤中，贯穿始终的着眼点是尽可能发掘来访者的潜能，保护其自我责任，充分发挥其主动性。

简以言之，咨询的主导原则是：①与其抱怨问题，不如解决问题；②与其探讨问题发生的前因后果，不如消除问题本身；③在解决问题的过程中，尊重来访者的既往个性及应对方式（尽管有不足，引发了"问题"，但也有正向价值），在此基础上，更多地发掘资源，做出小的改变，达到合理可行的目标。

咨询过程中的"七步"，分别是指：

初次评估建立关系阶段：第一步——评估来访者，界定问题与资源；

与来访者协商治疗：第二步——（进一步）建立和维护咨询关系；

治疗初期：第三步——构建治疗模型，制订治疗方案；

治疗中期（1）：第四步——促进情感表达；

治疗中期（2）：第五步——探究认知模式；

治疗中期（3）：第六步——有效行动推动改变；

治疗末期：第七步——形成社会支持系统维持改变。

本章中提出的咨询步骤虽然名为七步，是为了易于记忆和操作的目的，其实这些步骤在很多情况下难以截然划分，多数时间是同时或反复进行的。作为初级简明的培训手册，阅读者有可能是并无系统深厚心理学知识背景的人员，所以我们希望简单明了的咨询方法可以帮助他们在短时间内理解掌握并使用；而遭遇危机却又不愿接受咨询的医务人员，也可以通过阅读本章，实施自助。

总的来说，本章的目的是提供行动趋向、目标定位的治疗方法，帮助处于"应激"下的医务人员群体以正向的、朝向未来的、朝向目标的积极态度促使改变的发生；而这些医学临床工作人员，无论工作于大城市三甲医院抑或偏远乡村社区，都是非常值得尊敬且需要关怀的。

以下是 SFBT 的治疗原则、理念和目标结构，附录于此，以供学习。

附录：SFBT 的治疗原则、理念和目标结构

一、SFBT 的治疗原则

（1）案主的方法如果有效，就无须改变。

（2）案主或治疗师所做无效，就做些不同的事情。

（3）相信案主的解决之道就在他的经验之中。

（4）治疗没有所谓的失败，案主的反应正是一种回馈。

（5）若希望治疗能够短程，视每一次与案主见面都是最后一次或唯一一次。

二、SFBT 的治疗理念

（1）强调正向积极面与问题解决方向。

（2）看到问题不发生时的例外，可带出解决之道。

（3）没有事情会一直相同，改变永远在发生。

（4）小改变会带出大改变。

（5）没有所谓抗拒的案主，治疗师如何与案主合作才是重点。

（6）案主与治疗师是一个治疗的团队，相互合作。

（7）个体具有解决自己问题的一切资源。

（8）治疗师是催化案主目标与解决导向者，而案主才是专家。

（9）重视对世界诠释的意义，左右个体的内在经验与体会。

（10）个体如何描述现象与如何行动之间是相互连动的。

（11）讯息的意义是看个人如何接收，所谓的意义存在于个人的反应之中。

（12）案主对目标的描述与行动会影响他的生活系统，也会影响他生活系统中的其他人。

三、SFBT 的目标架构

治疗的意义在于协助案主达到他们想要的目标。这个目标是案主想要的目标，而不是治疗师认为他"应该"要的目标，或是"理论上"应该去处理的课题。尊重案主，往案主想要的目标前进，能促进治疗的合作与效能。

第2节 第一步
——评估来访者，界定问题与资源

一、评估内容

心理干预的第一步是对来访者进行评估，收集来访者的一般资料，明确来访者的问题及问题的严重程度，并找到造成问题的原因及可供利用来解决该问题的资源，还有很重要的一项评估是评估咨询者本人是否适合接待这位来访者。

（一）收集来访者的一般资料

一般资料可分为4部分：基本情况；成长史；目前精神、身体和社会工作与社会交往状态；就医及转诊情况。

1. 基本情况

（1）求助者的人口学资料：姓名、性别、出生日期、职业、受教育状况、宗教、民族、婚姻状况、家庭住址和联系方式等。

（2）求助者生活状况：居住条件、生活方式和习惯、近期生活方式有无重大改变。

（3）婚姻家庭：建立婚姻的方式（自由恋爱、他人介绍），婚姻关系质量，婚姻中有无重大事件发生等。

（4）工作情况：对工作的态度、满意程度，跳槽经历等。

（5）社会交往：社交兴趣、社交活动及朋友等。

（6）娱乐活动：娱乐方式、频率、共同娱乐的人等。

（7）自我描述：性格、价值观、理想等。

　　以上几个方面只是一些常规要收集的资料，可根据实际情况选择性地扩展。

　　2. 成长史　可以让来访者简短地叙述自己成长的过程，婴幼儿期的情况如果情况允许可以向来访者的家人（最好是母亲）询问。注意来访者与家人的关系如何，求学过程是否遇到过挫折，成长过程中有无创伤事件发生，理想和兴趣是什么，有无好朋友等，若来访者未主动说到相关信息，可以通过询问获得。对来访者反复诉说或刻意回避的事情应特别留意。

　　3. 目前精神、身体和社会工作与社会交往状态

　　（1）精神状态：感知觉、注意品质、记忆、思维；情绪、情感；意志行为；人格完整性及稳定性。

　　（2）身体状态：有无躯体疾病，有无躯体异常感觉。

　　（3）社会活动状态：工作或学习动机和考勤状态，社会交往状况，家庭生活（亲子关系、夫妻关系等）。

　　4. 就医及转诊情况　要详细了解来访者以往的就诊情况，如果来访者曾经在精神科就诊或有过心理咨询、心理治疗的经历，要耐心向来访者解释了解既往经历的重要性，以免来访者主观上认为哪些重要、哪些不重要而忽略有价值的细节。若来访者经过希望的心理咨询，问题没有解决反而加重了，就必须详细了解其咨询过程，以免对来访者继续造成伤害。

　　（二）评估来访者问题及问题的严重程度

　　首先应明确来访者的问题是否属于心理咨询的范畴。因为有些问题即使和心理有关，也不是心理咨询所能解决的，而有些问题虽然心理咨询能发挥一定的作用，但却更需要服用抗精神病药物进行治疗。因此，一定要明确来访者的问题及问题的严重程度，看是否可以通过心理咨询解决。例如，夫妻俩已经决定要离婚，想问一下孩子由谁抚养比较好，心理咨询者可以提供建议；股民要选择什么股票，就不是心理咨询者可以解决的问题，但因炒股失利引起的焦虑情绪则可以通过心理咨询缓解。精神病性问题要及时转诊到精神科。

心理咨询可以解决的问题可分为两类：一类是来访者在生活中遇到的危机、麻烦、疑虑、困难、挫折或担忧；第二类是来访者丧失其机会及未能利用其潜能的问题。而大多时候，来访者面临的则是混合情况，即一方面需要解决困难，另一方面也未能充分利用机会，发挥潜能。

在评估该内容时对咨询者来说还有一个很重要的任务就是评估自己是否能处理来访者的问题，每个咨询者都有自己擅长的领域，也都有自己的局限。选择适合自己的来访者是对来访者的负责，也是对自己的保护。有些咨询者在刚刚从事心理咨询时，可能对一些新鲜的个案比较好奇，很想尝试，但如果觉得自己能力有限，不一定能胜任的时候，还是最好在评估结束后就选择转介。另外，对于心理问题比较严重，很可能达到精神病学诊断标准的来访者，应说服来访者及时去精神科就诊，千万不要为了让来访者继续来找自己做咨询而不给出正确的转介或转诊建议。

（三）评估问题产生的背景及可利用资源

为了解决问题，心理咨询者还需初步分析问题产生的背景，并发掘来访者自身的资源。为什么我们说"问题产生的背景"而不是"造成问题的原因"？因为许多问题发生的因果关系常常很难确定，问题往往是互动下的产物，原来的因演变成后来的果，后来的果又变成因，不断循环下去。所以我们强调建构解决方法而不是寻找问题原因，治疗的核心任务是帮助来访者想象他所期望的情形会发生什么变化，有什么不同，想得到解决的必要条件是什么。

另一方面，我们相信个体本身已拥有解决问题的能力，当寻求协助时，往往为眼前的问题所困扰，在以往无效的方法里不断打转，因此要善用来访者已有的潜能，并且加以发挥。但是来访者往往在面临问题时看不到自己拥有的资源，需要咨询者帮助来访者发现。资源的含义非常广泛，可以是来访者性格中的某种特征，以往成功应对类似问题的经验，甚至在困境中的隐忍和不放弃，都是来访者的资源。在询问来访者问题的同时采集他拥有的资源，有助于来访者重新认识自己的现状，燃起解决问题的勇气和希望。从某种意义上来说，帮助来访者意识到自己的资源就是一种支持，也是解决问题的一个重要过程。

二、评估方法

获取以上评估内容，需要咨询者采用适宜的访谈技巧，有时需借助心理测验。

（一）访谈技巧

访谈包含听和说 2 个方面，善于听要比说更重要。心理咨询者在与来访者会谈时，应保持一种非评判性的态度。非评判性态度是使求助者感到轻松的重要因素，它有助于来访者放下顾虑，向咨询者谈论自己的问题。在访谈中可借鉴以下 Gerard Egan 推荐的对使用"神入"的建议。

（1）请记住理想的神入是一种体现本质的方式，而不仅仅是一种专业角色的体现或沟通技能。

（2）细心的关注，既要躯体上的，也要心理上的，并且注意倾听来访者的观点。

（3）尽力将自己的评判和偏向暂时撇在一边，设身处地地跟着来访者走。

（4）在来访者说话时，特别注意倾听核心信息。

（5）同时对言语和非言语信息以及它们的背景进行倾听。

（6）比较频繁地应答，但要简明，要针对来访者的核心信息。

（7）以留有余地的和试探性的口气说话，使来访者不至于产生被强加感。

（8）运用神入使来访者注意力集中于重要问题。

（9）逐步地移向对敏感话题、情感的探索。

（10）给出神入的应答后，仔细地注意来访者对神入的准确性给以确认或否定的反应。

（11）确定在来访者展开和澄清重要问题时，你的神入性应答是否有助于来访者保持聚焦点。

（12）注意来访者紧张或抵触的迹象，力争判明这些迹象是否源自于你的不准确或过于准确。

（13）始终记住，尽管神入作为一种沟通技能是重要的，但它仍然只是一种工具，它用来帮助来访者更明晰地看清自己和自己的问题局面，以便更好地处理它们。

（二）心理测验

心理测验可以辅助咨询者进行诊断，评估临床症状的严重程度，如症状自评量表（Symptom Check List 90, SCL-90），焦虑自评量表（Self-rating Anxiety Scale, SAS），抑郁自评量表（Self-rating Depression Scale, SDS），明尼苏达多项人格问卷（Minnesota Multiphasic Personality Inventory, MMPI）等量表可发挥此类作用。心理测验还可以用于寻找心理问题的原因。比如使用社会再适应量表（Social Readjustment Rating scale, SRRS），以便查找2年以来是否有重大生活事件发生，或是否有应激的叠加效应发生。

心理测验时应遵循一定的原则：①使用心理测验前应向来访者说明要使用该测验的原因及心理测验能发挥的作用，征得来访者同意后才能进行测评；②依据咨询需要选择恰当的心理测验，不能滥用心理测验；③若测量结果与临床观察、会谈法的结论相左，不可轻信任何一方，必须认真分析不一致的原因，重新评估。

第3节 第二步
——建立和维护咨询关系

良好的咨询关系对心理咨询非常重要，很大程度上影响咨询效果。咨询关系贯穿于整个咨询过程中，随着咨询的进行不断发展变化。因此，建立和维护咨询关系是在整个咨询过程中都要做的事情，要随时关注咨询关系中出现的问题，如移情并且及时处理。

一、咨询关系的界定

咨询关系是一种职业关系，严格来说不能有双重关系，但对于医务人员这个特殊群体，遇到困扰寻求心理咨询类的帮助时可能会找到认识的人，而对生活圈子里的人敞开心扉、毫无保留地说自己的难处是很难做到的，有风险就会有顾忌。所以应尽量避免这种情况。也可以找虽然认识但是特别信任的咨询者，但在咨询过程中要保持职业关系。

二、如何建立和维护咨询关系

在对来访者的评估中已经讲到来访者与咨询者的匹配非常重要，如果两者的价值观和处事风格有巨大差异，且已经使咨询者无法用中立的态度来对待来访者，难以做到尊重和理解来访者时，就很难建立起良好的咨询关系。如果遇到这种情况，应该及时转介，避免对咨询者和来访者造成伤害。在来访者与咨询者相对匹配的基础上，可以通过对来访者的健康教育、选择恰当的沟通方式和沟通内容，正确处理依赖和移情的问题等途径，建立并维护良好的咨询关系，使咨询顺利进行。

（一）健康教育

很多来访者对心理咨询和咨询关系的认识不够准确，错误的认识会给咨询关系的建立和维护带来麻烦。例如来访者认为心理咨询就是有什么问题就问咨询者，咨询者告诉该怎么解决，他照做就可以。如果抱有这种认识，他就会不断的将自己的问题丢给咨询者，咨询者如果不给一个答案，不帮忙作决定，他可能就会生气，甚至埋怨咨询者。所以在咨询关系的建立阶段，向来访者说明什么是心理咨询，良好的咨询关系是怎样是非常重要的，可以起到事半功倍的效果。

（二）沟通方式

谈话是心理咨询的一个主要模式，也是发挥咨询效果的一个重要载体，所以有人将心理咨询称为"话聊"。显然，咨询关系的质量很大程度上取决于选择的沟通方式是否恰当。在与来访者沟通时，除了应采用热情、诚恳、平等、负责的态度，还要针对不同的对象、不同的心理问题采取相应的沟通方式。

1. 来访者的性格不同，选择的沟通方式也应不同　对易受暗示者，语言要明确坚定；对抑郁个性者，语气要温和，充满同情关切；对强迫个性者，论述要严密，推理要合乎逻辑；对于内向拘谨者，要多给予理解、鼓励；对敏感多疑者，交谈应诚实恳切；对依赖过重者，不宜过分迁就或提供较多支持；对被动个性者，应多让对方发表看法。总之，应充分考虑来访者的个性特征选择沟通方式。

2. 来访者的问题不同，选择的沟通方式也应不同　比如，受委屈、受压抑的人，要尽可能的让他们宣泄；因为自卑而求助的人，交谈时要多给予鼓励；对于危机状态的人，态度要沉着，语言要肯定，方法要果断。

3. 其他　选择沟通方式还应注意来访者的家庭背景，受教育水平等因素，总之，选择的沟通方式要让来访者能听懂，觉得舒服，愿意倾听也愿意向咨询者表达。

（三）沟通内容

在咨询关系建立的初期，选择合适的交谈内容也很重要。

既不能让来访者感到唐突、尴尬，又不能让来访者感到泛泛而谈，没说到正题。这就要求咨询者把握好度。如果太快进入主题，特别是敏感主题，来访者或许还不能完全信任咨询者，就可能回避、否认，甚至会产生阻抗或厌恶情绪。因此，咨询者不应太着急，要循序渐进。评估后若发现问题比较复杂，可以先谈比较容易、好把握的内容，再逐渐深入。如果问题比较敏感，可以先谈一般的问题，让救助者有适应的过程。这是因为在咨询刚开始的时候，一方面来访者还不信任咨询者，不大愿意暴露自己；另一方面，咨询者对来访者的问题认识得还不够清楚，判断也不一定准确，如果急于说出自己的判断，错了的话会降低自己在来访者心中的地位，让来访者难以信任自己。即使对了，也可能来访者不能理解或无法接受，影响咨询关系的建立。

（四）识别和处理依赖现象

咨询的目的是帮助救助者探索问题、解决问题，通过咨询促进其成长，实现咨询目标，这一切都建立在救助者主动的基础上。但如果求助者希望、等待、要求、依靠咨询者替自己解决问题，则可能出现了依赖。依赖的表现形式可以是诸如"您帮我分析分析，我怎么就是对丈夫不放心呢？"这种不易察觉的形式；可以是"您让我思考没有与他人搞好人际关系的原因，可我想不出来"这种阻抗的形式；可以是"我是该想办法跟同事搞好关系，还是不管他们呢？"这种间接的方式；也可以是"您直接告诉我离不离婚吧"这种直接的方式。无论哪种表现形式，依靠他人而不是依靠自己解决问题是依赖最基本的特征。

依赖有时并不为双方所察觉，但来访者产生依赖后，就不再主动探索和解决自己的问题，伴随着依赖的咨询关系势必会对咨询效果产生严重的影响，必须及时处理。咨询者必须坚持正确的咨询理念，以促进来访者的心理成长，提升来访者独立分析和解决问题的能力为咨询目标。多启发和引导，不替来访者作决定，不对来访者有求必应。还要向来访者讲清心理咨询主要靠来访者自己主动，咨询者只是辅助作用，不能代替来访者承受痛苦或面对问题，所以来访者必须学会自己面对和处理问题。一旦出现依赖，咨询者应鼓励来访者自己进行探索，引导来访者进行分析，而不要直接给出建议。

（五）识别和处理移情现象

移情是指来访者把对父母或过去生活中某个重要人物的情感、态度和属性转移到了咨询者身上，并相应地对咨询者作出反应。发生移情时，咨询者成了来访者某种情绪体验的替代对象。移情可分为负移情和正移情。负移情是指来访者把负性情绪转移到咨询者身上，从而在行动上表现出不满、拒绝、敌对、被动、抵抗、不配合等；正移情则相反，来访者会对咨询者表现出十分友好、敬仰、爱慕甚至对异性咨询者表现出情爱的成分，对咨询者十分依恋、顺从。虽然救助的问题逐渐解决，但前来咨询的次数却越来越频繁，特别是生活中的大小事都要咨询者出主意，表现出无限信任，甚至关系咨询者的衣食住行和家庭生活等。出现移情是心理咨询过程中的正常现象，透过移情，咨询者可以更深入、准确地认识来访者，并运用移情帮助来访者宣泄情绪，引导其领悟。一般来说，如果出现了正移情，可以先不着急处理，也许过一阵子就会自行消失；但如果出现了负移情，一定要及时处理。例如，可以询问"你好像不喜欢我刚才的……"，来访者也许会说那是因为你刚刚话的语气特别像他整天爱唠叨的母亲，或像自己咄咄逼人的妻子。很多时候来访者没有意识到他对咨询者的这些反应是因为发生了移情，通过咨询者的询问，可以让来访者明白自己产生这种情绪的原因，从而将咨询导向探讨来访者与其他人的相处上，推进咨询过程，而不是固着在探讨来访者与咨询者的关系上。

附录：咨询关系促进条件检测清单

（咨询者可根据以下条目评估自己在与来访者建立关系的过程当中，反应是否恰当）

一、共情

1. 咨询者利用言语反应来表明理解求助者的意愿了吗？

2. 咨询者反映求助者隐含的信息了吗？

3. 咨询者顾及求助者的情感了吗？

4. 咨询者讨论了对求助者来说重要的事情吗？

5. 咨询者与求助者的非言语行为保持一致了吗？

6. 咨询者表示理解求助者的历史、文化和种族背景了吗？

7. 咨询者利用言语反应来验证求助者的经历了吗？

二、真诚

8. 咨询者避免过分强调他的角色、职位和地位了吗？

9. 咨询者在情感、言语、非言语行为和动作上都表现出和谐一致了吗？

10. 咨询者的反应是自然（也是机智）的吗？

11. 咨询者是以恰当的水平进行自我表露获取求助者共享相似的情感或体验了吗？

12. 咨询者表现出适合求助者文化的支持性非言语行为了吗？

三、积极关注

13. 咨询者在会谈中表现出有关承诺和愿意的行为了吗？

14. 咨询者是在没有判断和评价的情况下对求助者作出言语和非言语的反应吗？

15. 咨询者是通过支持性的非言语行为（温柔的语调、微笑、目光交流、接触）和言语反应（增多语量、即时性）来向求助者传递亲切吗？

第 4 节　第三步
——构建治疗模型，制订咨询方案

完成了对来访者的评估后，也就能初步了解到来访者想解决的问题和他拥有的资源。这就可以进入下一步，制订个体心理咨询方案。

咨询方案是咨询工作的计划，明确的咨询方案会使咨询事半功倍，因此，制订咨询方案十分重要。咨询方案可以使咨询者和来访者明确咨询方向和目标，还可以满足来访者的知情权，有助于发挥来访者的主动性。咨询方案应由双方共同协商制订，一般来说，咨询方案包含以下 6 个方面的内容。

一、咨询目标

咨询目标是来访者和咨询者双方共同的目标，既是来访者通过自我探索和改变，努力去实现的目标，也是咨询者通过心理咨询的理论、方法和技巧来帮助来访者实现的目标。确立目标的首要目的是提高个人的动机水平。因此，咨询目标要由双方共同商定。来访者单方面提出咨询目标让咨询者帮助实现，或咨询者制定咨询目标让来访者执行都是不合适的。前者容易导致提出的咨询目标不可行，难以实现；后者则容易使来访者对咨询者产生依赖，丧失主动性。一般来说，经过评估咨询者对来访者的问题有了比较全面的了解后，咨询关系也建立得比较好，就可以商定咨询目标了。

有效的咨询目标应该具备以下特征：①属于心理学范畴。只有心理学范畴的认知、行为、情绪、个性等方面的内容才可以成为咨询的目标。而比如离不离婚、买不买房都是具体问题，不属于心理学的范畴。②积极的。心理咨询应该是积极导向的，引导来访者面对问题、解决问题，而不是否认问题、回避问题。

积极并不意味着拒绝接受现状，勉强做现有条件下无法完成的事情。接纳已经发生的事情和无法改变的事实并不是消极的回避，相反，只有这样才能以积极的心态来面对以后的生活，不再纠结于过去。能让来访者生活得更好的目标都可以认为是积极的。③具体且可评估的。咨询目标必须是具体的，不然无法落实。也必须是可评估的，不然无法检验是否实现了咨询目标。咨询目标越具体，就越容易执行，越容易评估进度和效果。如针对强迫症的来访者，治好强迫症就不是一个具体的目标。而把强迫洗手的次数由每天50次降低到每天10次就比较具体了。将咨询目标具体化是商定咨询目标中一项非常重要的内容。来访者提出的目标可能比较模糊或抽象，有的仅仅是提出了方向，比如希望自己更有能力。咨询者应帮助来访者澄清，希望更有能力具体指什么，需要发展什么能力，现在又遇到了什么困难，这种能力要发展到什么程度。这样逐步将目标具体化，变得可以评估。如果是目标比较大，可以分解成几个不同层次的小目标，逐步实现。④可行的或可实现的。咨询目标不应该超出来访者的能力水平，应该是在现有的客观条件下，通过咨询者和来访者的共同努力可以达成的。

与来访者商定咨询目标需先找出来访者的主要问题，即找出来访者最关心、最困扰、最迫切需要解决的问题。有些来访者很明确自己要解决什么问题，如"我总是控制不住地反复思考，我想解决这个问题"。也有来访者虽然清楚自己的问题，但是不好意思直接告诉咨询者，如一个有同性恋倾向的男性来访者，可能会说"我总是找不到让我心动的女孩"。对这类来访者，要通过耐心询问来澄清问题，咨询者若猜到了可能是什么问题，也不要急于说出来，要等到来访者比较信任咨询者时进行确认，并及时表达理解和尊重，打消来访者的顾虑。有些来访者由于自己认知能力的局限不能清楚地表述自己的问题，如一个自卑的来访者可能会说"我不敢在公共场合讲话，跟人交往也总担心别人会看不起我"。对这类来访者需要咨询者协助他进一步明确这些相关的现象反映了一个什么问题。有些来访者可能一下子说很多问题，如"我工作不顺心被领导批评，跟老婆也总吵架，孩子还不听话"。对这类来访者，咨询者要和来访者一起弄清楚这些问题是相关的还是相互独立的。

如果来访者想同时解决相关性不高的 2 个或 2 个以上的问题，咨询者可以与来访者商量："你认为这些问题中，哪一个对你的影响最大？""你认为这几个问题中，你现在最想解决哪一个问题？"从中选择 1 个问题，以解决这个问题为咨询目标，而不宜同时开展多个目标的咨询。

明确困扰来访者的主要问题，实际上也是帮助来访者梳理自己当前处境的过程。来访者不清楚自己的问题时，可能会觉得自己的生活一无是处，被糟糕的情绪笼罩。在搞清楚了自己的问题后，往往会发现原来自己就是碰到了这么 1 个或 2 个问题，自己的生活只是出了些问题，或者是自己有一些缺陷，又或者是有那么一两件悲惨的事情，但这些都不是生活的全部，意识到这一点以后，来访者会更加全面地看待自己的现状，也会更明确自己要往哪个方向努力，从而对咨询更有信心也更积极主动。

二、明确原因，选择合适的治疗策略

在弄清楚了困扰来访者的主要问题，并制定了相应的治疗目标后，应找出造成该问题的原因，并针对原因选择相应的治疗策略。寻找造成来访者困扰的问题的根本原因并不是一件容易的事，但却非常重要。很多时候，在来访者知道了造成问题的原因后，问题就解决了一大半。如一个成年男性总是反复检查门是否锁好，在咨询者的引导下可能突然想起来"小时候有一次忘记锁门，家中被盗而被父母训斥"，虽然这件事情后来忘记了，但在他的潜意识里保留，并影响了他的行为。一旦了解到造成行为的原因后，他的强迫行为很快就消失了。有些时候最开始发现的表面的原因可能并不是真正的原因。如一个工作表现出色接连被提升的人来求助，说自己情绪不高，做什么都没兴趣，工作不能按时完成，肯定是自己睡不好造成白天没精神。表面看起来好像"睡眠不好"是造成他工作能力下降、情绪不高的原因，但深入询问可能会发现，由于他特别在意别人对自己的评价，从不拒绝别人也不好意思向别人求助，在升职之后很多事情不熟悉又怕做不好惹人笑话，就一直拖着不做，直到实在拖不下去了就找个借口来看病了。再比如，有个来访者总是忍不住反复思考某个词什么意思，自己为什么要做一件事情，特别痛苦。经过深入访谈，可能会发现，原来是他的妈妈患有精神疾病，发病时会莫名奇妙地骂他，他怕自己会认同妈妈，甚至以后变成跟妈妈一样，就通过"强迫自己思考"来抵制妈妈对自己的影响。

通常在了解到来访者的问题后，咨询者会有几个有关造成该问题的原因的假设，可以通过询问以下问题逐一验证或排除假设："你最早出现这个问题是什么时候？""当时有什么事情或变化发生吗？""以前有没有类似的情况出现？""你觉得为什么你会这样呢？""其他人遇到跟你一样的情况也会跟你做法一样吗？如果不一样，你觉得他们跟你有什么不同？"有时候可能咨询者已经很确定原因是什么了，但最好要引导来访者自己想出来，而不是直接告诉他。没有比来访者更了解自己问题的人了，他能自己找到问题的原因会让他更认同这个原因，也会让他更相信自己有能力分析和解决自己的问题，避免产生对咨询者的依赖。

找到了问题的原因后，选择相应的治疗技术就水到渠成了。如对于无法放下和摆脱以前的创伤事件的来访者，可以选择眼动脱敏再加工（eye movement desensitization and reprocessing, EMDR）疗法。对不合理信念引起的问题可采用合理情绪疗法，对处理家庭成员关系的问题可选择家庭治疗，对儿童的行为问题可选择行为疗法或沙盘治疗。对于同样一种问题并不一定只有一种治疗策略适合，具体选择要依据咨询者擅长的技术和来访者的个性特点，进行综合考虑。

三、双方的责任、权利和义务

在制定咨询方案时，明确双方的责任、权利和义务是非常重要的，它可以帮助咨询双方明确自己的角色，履行自己的职责。同时，这也有助于表明咨询关系是一种职业的关系。

（一）来访者的责任、权利和义务

1. **责任**　向咨询者提供与心理问题有关的真实资料；积极主动地与咨询者一起探索解决问题的方法；完成双方商定的作业。

2. **权利**　有权了解咨询者的受训背景和职业资格；有权了解咨询的具体方法、过程和原理；有权选择或更换合适的咨询者；有权提出转介或中止咨询；对咨询者方案的内容有知情权、协商权和选择权。

3. **义务**　遵守咨询机构的相关规定；遵守和执行商定好的咨询方案各方面的内容；尊重咨询者，遵守预约时间，如有特殊情况提前告知咨询者。

（二）咨询者的责任、权利和义务

1. **责任**　遵守职业道德，遵守国家有关的法律法规；协助来访者解决心理问题；严格遵守保密原则，并说明保密例外。

2. **权利**　有权了解与求助者心理问题有关的个人资料；有权选择合适的来访者；本着对来访者负责的态度，有权提出转介或中止咨询。

3. **义务**　向来访者介绍自己的受训背景，出示营业执照和职业资格等相关证件；遵守咨询机构的有关规定；遵守和执行商定好的咨询方案各方面的内容；尊重来访者，遵守约定时间，如有特殊情况提前告知来访者。

四、咨询的次数与时间安排

咨询的次数与咨询目标与咨询者选择的治疗技术有关，一般来说，若只是解决比较独立的问题，咨询次数多在 12 次以内。若咨询目标是治疗来访者的人格障碍或促进来访者的个人成长，则需要半年甚至 1 年以上的时间。从咨询者使用的治疗技术来说，行为治疗、合理情绪疗法等需要的次数一般比较少，而精神分析则往往需要的时间较长。每次治疗的时间和治疗间隔的时间也主要受咨询者选择的治疗技术的影响，如用 EMDR 做创伤治疗，一般每次为 90 分钟，间隔时间并不受限制，甚至可以连续每天都做。而家庭治疗的时间一般在每次 90~120 分钟，间隔时间都为 1 周以上，治疗后期可能一两个月，甚至半年做一次。大部分其他的心理咨询技术每次所需咨询时间为 50 分钟，以每周 1~2 次为宜。

五、咨询费用

咨询的费用不需要双方进行商定，但需要在咨询开始前的简介中向来访者明确说明。具体的收费标准应符合国家规定。

六、其他问题及有关说明

咨询中有特殊情况，应具体说明。咨询方案商定后，可以根据实际咨询情况处理。如果咨询目标比较简单、具体，预计一两次就可以完成咨询，不一定签订书面的方案，可以用口头约定的形式明确下来；如果来访者的问题比较复杂，而咨询目标相对比较多，预计咨询的次数较多，应该以书面形式明确下来。

第 5 节　第四步——促进情感表达

昆德拉说：人类一思考，上帝就发笑。我们人类以为自己是理性的动物，受逻辑的支配；殊不知，人类行为的原动力在于我们的情感，或者进一步说，在于更原始的"情绪"，无论男人、女人尽皆如此。在文明发展之初，原始人或者婴儿，不受外在约束，可以真实地面对以及表达自己的内心情感，所以即使他们也有恐惧、抑郁、焦虑、紧张等种种负性情绪，却能及时得到释放，不会积压下来，直至成为个体终究不可承受之重；也不会因得不到个体"理性"认可，最终转化为各种胸闷、头痛、胃肠不适等躯体症状。所以，第四步的重点内容是如何促进深受教化桎梏的文明人表达压抑的情感。

一、人的情绪基本概念

（一）情绪定义
情绪是指人对客观事物的基本态度体验与相应行为，也称为是个体与环境间某种关系的维持。

（二）情绪状态分类
1. **心境**　是指人在相当长时间内保持一种同样态度体验即一切事物的情绪状态，持续时间可从几小时、几个月至几年。

2. **激情**　是一种强烈、暴发的为时短暂的情绪状态，而且往往伴有生理变化与外部行为，例如理智与自控能力减弱。

3. **应激**　是人们对外界环境做出的适应反应，若时间太长，可引起生理或生理疾病。

二、情绪是产生的机制

情绪产生的机制：①大脑解剖学的位置，丘脑、网状结构、边缘系统（海马、杏仁核、尾状核等）。大脑皮质对情绪发生起重要作用。②周围神经机制，如自主神经、交感神经、副交感神经、迷走神经作用，内分泌系统作用，肾上腺皮质、性腺功能作用。③多巴胺（DA）受体，5-羟色胺（5-HT）受体、胆碱（Ach）受体功能与神经递质代谢紊乱相关性。目前研究认为不仅某一脑区而是多个脑区的结构与功能异常而成为情绪认知障碍基础。

三、鼓励来访者情感的自由表现

治疗者必须以友好的、诚恳的、接受对方的态度，促进对方对自己情感体验作自由表达。来访者开始所表达的大多是消极的或含糊的情感，如敌意、焦虑、愧疚与疑虑等。治疗者要有掌握会谈的经验，有效地促进对方表述。

治疗者要能够接受、认识、澄清对方的消极情感。这是很困难同时也是很微妙的一步。治疗者接受了对方的这种信息必须对此有所反应。但反应不应是对表面内容的反应，而应深入来访者的内心深处，注意发现对方影射或暗含的情感，如矛盾、敌意或不适应的情感。不论对方所讲的内容是如何荒诞无稽或滑稽可笑，治疗者都应能以接受对方的态度加以处理，努力创造出一种气氛，使对方认识到这些消极的情感也是自身的一部分。有时，治疗者也需对这些情感加以澄清，但不是解释，目的是使来访者自己对此有更清楚的认识。

当来访者充分暴露出消极的情感之后，模糊的、试探性的、积极的情感不断萌生出来，成长由此开始。治疗者对来访者的积极的情感要加以接受和认识。对于来访者所表达出的积极的情感，如同对其消极的情感一样，治疗者应予以接受，但并不加以表扬或赞许，也不加入道德的评价，而只是使来访者在其生命之中，能有这样一次机会去自己了解自己，使之既无须为其有消极的情感而采取防御措施，也无须为其积极情感而自傲。在这样的情况下，促使来访者自然达到领悟与自我了解的境地，直至最后来访者开始接受真实的自我。

由于社会评价的作用，一般人作出任何反应总有几分保留；由于价值的条件化，人们具有一个不正确的自我概念，因此常常会否认、歪曲若干情感和经验。这与人的真实的自我是有很大距离的。在自由表达情感比较困难的情况下，可以尝试空椅子技术。

空椅子技术是格式塔流派（又称完形心理学派）常用的一种技术，是使来访者的内射外显的方式之一。此技术运用两张椅子，要求来访者坐在其中一张椅子上，扮演内心冲突情境的一方（譬如一个内心的"胜利者"），然后再换坐到另一张椅子上，扮演内心冲突情境的另一方（譬如一个内心的"失败者"），而让来访者所扮演的两方持续进行对话，以逐步达到自我的整合或者自我与环境的整合。

空椅子技术本质是一种角色扮演，让来访者去扮演所有的部分。通过这种方法，可使内射表面化，使来访者充分地体验冲突，而由于来访者角色扮演中能接纳和整合内心的"胜利者"与"失败者"，因此冲突可以得到解决。同时，此技术会协助来访者去接触他们潜藏深处的情感，以及连他们自己都可能否定的一面；藉此他们将情感外显化，并充分去体验它，而非仅止于讨论。并且还可以帮助来访者去了解此种情感是他们真正自我的一部分。

在认识和表达情感时，我们还需了解到，情绪的产生是大脑皮质和皮下组织协同活动的结果，大脑皮质的兴奋是情绪行为的最重要的条件。阿诺德提出情绪产生的理论模式：作为引起情绪的外界刺激作用于感受器，产生神经冲动，通过内导神经上送至丘脑，在更换神经元后，再送到大脑皮质，在大脑皮质上刺激情景得到评估，形成一种特殊的态度（如恐惧及逃避、愤怒及攻击等）。这种态度通过外导神经将皮质的冲动传至丘脑的交感神经，将兴奋发送到血管和内脏，所产生的变化使其获得感觉。因此，在处理情绪的同时，还需要进行第五步，探究内在的自动的认知模式。

第6节 第五步——探究认知模式

在制定了咨询目标后，咨询双方应该为达成该咨询目标共同努力。一般来说，实现咨询目标具体可落实到来访者的认知改变和行为改变。有些问题的解决主要靠认知改变，如从丧亲的悲痛中走出来或不再怨恨母亲；有些问题的解决则主要靠行为改变，如改掉拖延的习惯。但总的来说，咨询目标的达成要靠认知和行为两方面的改变。其实帮助来访者意识到自己的问题所在，找到造成该问题的原因，此时认知改变已经发生了。

"认知"是指一个人对一件事或某对象的认知和看法，对自己的看法，对人的想法，对环境的认知和对事的见解等。例如：同样的一所医院，小孩可能依自己的认识和经验，把它看成是一个"可怕的场所"，不小心就会被打针；一般人会看成是"救死扶伤"之地，可帮其"减轻痛苦"；而有些老年人则可能把医院看成是"进入坟墓之门"。所以，关键不在"医院"客观上是什么，而是被不同的人认知或看成是什么。不同的认知就会滋生不同的情绪，从而影响人的行为反应。

认知过程是作为心理行为过程中极为重要的一步。情绪和行为的产生依赖于个体对环境情况所做的评价，而此种评价又受个人的信念、假设观念等认知因素的作用和影响。通过改变人的认知过程和这一过程中所产生的观念，可以纠正个体适应不良的情绪或行为。

促进来访者的认知改变，首先要处理来访者的情绪。很多时候，来访者会先向咨询者表达自己的情绪，如"自从我妈妈去世以后，我再也高兴不起来了"或"我的丈夫背叛我，我恨不得杀了他"。这时咨询者应用共情及时处理来访者的情绪，并将来访者引入理性的思考。来访者可能会觉得不知如何控制自己的情绪,认为自己的情绪是因为别人引起的。其实控制情绪最好的方法是控制引起情绪的思维。如若来访者总是想着自己妈妈去世后,自己是多么不习惯,多么孤单,肯定会导致伤心难过;相反,如果她主动想想自己还有爸爸,有老公和孩子一直陪伴自己,这样心情就不那么低落了。

　　来访者的认知模式是在他过去的生活经验中不断习得的,这样即使他能暂时摆脱不良的情绪理性地思考自己的问题,改变对所面临问题的认知也并不容易。认知模式也可通俗地理解为"自动思维"。梅钦伯姆认为,人的行为和情绪由自我指令性语言控制,而自我指令性语言在儿童时代就已经内化,虽在成人时意识不到,但仍在控制人类的行为和情绪。如果自我指令性语言在形成过程中有误,则会产生情绪障碍和适应不良行为。贝克也指出,心理困难和障碍的根源来自于异常或歪曲的思维方式,通过发现、挖掘这些思维方式,加以分析、批判,再代之以合理的、现实的思维方式,就可以解除患者的痛苦,使之更好地适应环境。所以此时,咨询者再一味地利用共情来支持和鼓励来访者是不能帮他真正走出困境解决问题的。咨询者所能做的最重要的事情之一就是帮助来访者认清盲点,让他用一种新的视角来看待自己的问题和处境。大多数来访者需要超越自己最初对问题局面的主观理解;许多人未能成功地处理生活中的问题或利用机会,就是由于没有采取新的观点来看待问题。他们习惯了使用自己习得的认知模式来看待问题,尽管这种认知框架使他们封闭在自我挫败的思维和行为模式中,却意识不到这是自己认知出了问题,而误以为是真的走入了绝境,无法摆脱。咨询者可以通过向来访者原有的认知模式挑战,帮助来访者发现自己的"盲点",使他们站在新的、有创造性的角度上来看待自己、他人以及周围的世界。

　　咨询者可以通过向来访者提供新的信息来改变他的认知。

例如，咨询者可以告诉来访者其他人遇到同样的问题是怎样处理的，让来访者改变对问题处理方式的固有认知。也可以告诉来访者他的某种行为会给别人带来的感受，让来访者重新评估自己的行为是否合适。咨询者的自我暴露，即向来访者建设性地分享自身的经验、行为和情感，也是改变来访者认知的一种方式。如面对一个自卑的来访者，若咨询者以前也有同样的经历并且成功走出来了，就可以向来访者讲述自己的经历，来访者也许能从咨询者的示范中重新认识自己的问题，并且对摆脱自卑更有信心。

从某种意义上来说，心理咨询也是一个学习的过程。来访者会在咨询过程中学习到新的看待问题、分析问题的方法，也会重新审视自己的行为。心理咨询促使来访者发生认知改变是心理咨询发挥作用的重要步骤，但最终达到治疗目标还要落实到来访者的行为改变上。

附录：

一、提问自动思维

1. （这种想法）证据是什么？

支持（这种想法）的证据是什么？

反对（这种想法）的证据是什么？

2. 有没有不同的解释？

3. （这个事件）最坏的结果会是什么？我能承受得住吗？最好的结局会发生什么？

4. 我相信（这种想法）结果会怎样？

改变我的想法结果会怎样？

5. 我应该怎么做？

6. 如果我的朋友遇到同样的情况，我会怎么跟他（她）讲？

二、常见的错误的自动思维

1. 非此即彼（极端化或对立分割性思维）：用两分法看待事物，而不是将事务看作一个连续体。如没有全面成功就意味着失败。

2. 灾难化：消极地预测未来，而不考虑其他的可能结局。如我会失败的。

3. 贬低：毫无理由地否认自己的积极经历、素质。如我成功了，并不意味着我有能力，我只是运气好而已。

4. 情绪推理：想法被情绪主导。如（今天我情绪不好）这一天全是不顺心的事。

5. 贴标签：思维固定僵化。如我是一个失败者。

6. 最大化/最小化：不合理地夸张消极面/缩小积极面。如我得了个 B 说明我成绩很差。

7. 选择性注意：不看整体，仅将注意力集中在消极面。

8. 猜心：坚信自己懂得别人的心思，而不考虑其他可能性。

9. 以偏概全：远远超出现有处境得出一个更大范围的消极结论。

10. 个性化归因：相信别人都是因为自己才消极行动，而不考虑其他更有可能的解释。

11. "应该"和"必须"陈述：有一个明确固定的观念认为自己和别人应该怎么做。

第7节 第六步
——有效行动推动改变

咨询者需要帮助来访者做 2 件与行动相关的事情：其一是从行动的角度，即从他们做的事情和没做的事情来讨论他们所面临的问题和未经利用的机会；其二是采取解决问题的行动。解决问题的行动又可以分为两类：一是用以影响现实生活的行动；另一类是用以适应现实生活的行动。咨询的目标之一是帮助来访者主宰自己的生活，成为一个行动者，而不仅仅是一个被动接受的人。尤其是当来访者的问题主要是因为他的惰性造成时，这一目标就尤为重要。但是，另一方面，虽然大部分来访者都可以做更多事情影响现在的处境，但并不意味来访者必须承担每一件事的责任，试图改变所有事情。毕竟有些已经发生的事情，或者身边的某些人是不能通过来访者的努力解决的。对这种情况，能放弃原来无谓的纠结和抵抗，把精力投入到生活的其他方面，这并不是一种无奈的放弃，而是一种建设性的"适应"。

阻碍发生了认知改变来访者去采取行动的很重要因素是来访者的惰性。来访者有惰性可能是因为以前有太多失败的经历，导致不再相信自己还可以成功，对自己失去信心，也对行动起来缺乏兴趣。有些来访者虽然愿意尝试作出改变，但可能因为在行动的过程中遇到困难就半途而废了。咨询者可以通过以下几个方面帮助来访者行动起来。

第一，协助来访者制订一个切实可行的行动计划。这个行动计划应该最终能导向治疗目标，但必须要一步一步有可操作性，不能制订得缺乏弹性或过于高标准。让来访者选择一个信任的人监督自己的行动计划落实情况是个比较好的办法。

第二，让来访者及时反馈已采取行动的效果。如果来访者已经开始行动，咨询者要帮助来访者看到行动带来的好处，一个常用的办法是要求来访者定时报告行动的效果。可能来访者还会反馈自己行动中遇到的困难，咨询者要帮助来访者寻找解决办法。一旦来访者看到了行动起来的好处，就会愿意继续行动下去，作出更大的改变。

第三，帮助来访者学习坚持行动所需要的技能。如一个来访者的主要问题是不会拒绝别人，虽然他意识到没有义务满足所有人的要求，也不可能让所有人都满意，但如果他没有学会恰当的拒绝人的方式，可能会因为头两次拒绝带来的不良效果而放弃改变。咨询者要帮助来访者发现他需要学习的技能，并帮他寻找合适的途径进行学习。

第四，帮助来访者学会调整自己的行动计划。不论一个行动计划当初制订的时候考虑得多么周全，也不可能永远适应不断变化的现实。咨询者要有意识地培养来访者依据现实调整行动计划的能力，让行动计划始终可操作、可执行。有些来访者可能会因为客观条件不允许自己执行行动计划中的某些步骤，就觉得自己的目标难以达成，从而放弃整个计划。咨询者应让来访者意识到，只要朝着既定的目标前进，具体的策略和进度是可以调整的，甚至有时候暂时妥协也是可以的。真正要坚定不移的是总目标，而不是一两个具体的步骤。任何行动计划都不可能被完美地执行，只要坚持做下去，就是成功。

第 8 节　第七步
——形成社会支持系统维持改变

当上述步骤都有效进行之后，我们假设来访者已经产生一定程度的领悟，并通过调整行为，获得某些改变。因此最后一步，我们要探询来访者身边的资源，尽量利用其社会支持系统的力量，以帮助来访者脱离治疗者，维持积极的改变，继续前行。

一般来说，来访者出现问题，部分原因在于社会支持不良。社会支持系统是一组由个人接触所构成的社会关系网，透过这些关系网，个人得以维持其认同，并获得情绪支持、物质援助、服务、信息的社会支持等。个人社会支持系统主要来自 3 个方面，分别是血缘关系、亲密关系、社会关系。血缘关系主要指父母和兄弟姐妹；亲密关系主要是指伴侣和最亲密的朋友；社会关系则是包含最广泛的一个支持力量，也是效果和作用最少的一个力量，主要是指关系不太紧密的朋友、同学、工作关系的同事等社会关系。

来访者的社会联系网是一把双刃剑，他们既可以是建设性变化的障碍，也可以提供所需要的支持。有人在个人支持系统中与他人共享生活，充满幸福感，遇到困难时总能获得及时而又有力的帮助；而有些人则不然，他们虽然和别人一样也拥有客观存在的关系网络，却与其中的人相处得很糟糕，在陷入困境的同时，也迅速陷入孤立无援的状态。

有利的社会支持会帮助来访者转型行动，坚持行动方案并保持成果。

可以通过以下问题来帮助来访者充分利用社会支持系统：①谁可能会帮助你做这件事？②在你要打退堂鼓的时候，谁将会向你挑战？③你可以与谁分担这一类的挂虑？④在你为目标而奋斗的时候，谁将会在背后推你一把？

总的来说，尽管咨询师帮助来访者取得了成果，但成果的最终达到与否并不受咨询师控制，当咨询师说了该说的，做了该做的之后，来访者便对成果的产出与质量负有更大的责任，这种责任，就是我们在这一章中反复强调的"自我责任"。帮助来访者评估自己所遇到的问题，并对解决问题的种种途径进行选择，也是自我责任的核心。"问题解决"的七步心理咨询方法见案例4-1。

案例 4-1

（注：本个案引用自王静的《基于短期治疗的焦点解决法介绍及个案报告》，发表于《中国心理卫生杂志》2007年第21卷第8期578-582页。虽然治疗对象并不是医务人员，治疗过程与本章介绍的"七步"心理咨询步骤也并不完全相同，但治疗理念和方法可以借鉴。需要着重指出的是，本章所介绍的方法

和步骤，大家在实际应用中也完全可以根据来访者的具体情况，灵活加以调整，压缩、扩充或改变。不要拘泥于某种格式，因为心理治疗是咨询师和来访者共同完成的，具有抚慰、支持或者治疗作用的行为艺术，并非在实验室里进行的一成不变、可以精确复制的科学实验。）

1. 问题描述

来访者是一位 8 岁孩子的妈妈，职业是某信息咨询公司职员，生活经历简单，没有什么重大事件发生。据来访者自述，她总是不能控制地给自己孩子太多的关注，有时候孩子可能无意中说的一句话，她都会考虑半天，往往还会引发担心、忧虑。比如有一次，她的儿子问她："妈妈，人为什么要死呢？"她听了这句话就非常担心，害怕自己的儿子过于早熟，虽然后来在和别人的聊天中获知别人的孩子也是这样，但还是担心孩子是否过多地背上了生活的负担，从而对这句话不能完全释怀。另外还自述，对孩子总是不能完全放心，事事都要操心，虽然自己也明白随着孩子慢慢长大，应该培养他的自立能力，但还是无法抑制自己的过分关心和关注。这种情绪经常会引来自己无端责骂孩子，或是对孩子及家人发脾气，虽然丈夫也多次劝说过自己，但是仍然不能很好地控制自己，甚至有时还会因此影响睡眠，进而影响白天在工作中的表现，影响了工作效率和业绩，使自己感受到巨大的压力。

来访者主要的问题表现在亲子关系中，母亲表现过于焦虑儿子的行为，过度担心儿子成长中面临的问题，虽然也有一定的自察，但是常常还是不能有效地控制自己的情绪。从表面症状看来，过于自察和强调反思，往往有自责倾向。来访者是主动来咨询寻求帮助的，有非常强的改变动机。来访者自我觉察能力较强，善于自我反思，有一定的总结和概括能力。利用短期咨询的原理，经过 3 次焦点解决法的咨询，来访者焦虑症状明显降低，基本能够做到比较适当地关注孩子成长中的问题，找到与儿子相处的多项正向策略。自述求助问题得到较好的解决，对自己关注孩子这个问题的评分大有提高。

2. 解决过程

本案例的具体目标比较清晰，容易聚焦，而且当事人非常配合，因此解决较为容易。咨询过程分为3次，3次咨询跨4周时间，第1次和第2次之间相隔1周，第3次和第2次相隔2周，每次咨询大概持续50分钟。

第1次咨询：收集资料，目标初步聚焦。在来访者自述的基础上，咨询师和来访者共同聚焦咨询目标。本着焦点实务解决方法中强调良好目标行为的标准（以正向、具体的引导为主要方式；尽量使用个案自己的语言方式描述；从小步骤开始；将目标问题细化、缩小为具有较强操作性目标的原则）。确定咨询的目标是解决两个问题：①让小孩子独立；②来访者（母亲）能恰当地关注。并在最后时间布置家庭作业，请来访者收集和孩子相处的细节，记录下来，下次咨询的时候与咨询师分享。

第2次咨询：正向架构，焦点解决。本次咨询安排在第1次咨询之后的1周。本次咨询从回顾目标开始，进一步明确上次咨询提出的问题，并询问这次还想到什么新的问题。之后用标定法给每个问题打分，依照焦点解决法一次解决一个问题的原则，进一步聚焦问题。确定问题之后，再对这个问题现有状态评分，为咨询结束后用于来访者自我评估和咨询效果的评定之用。问题明确之后，就是针对问题，正向建构，焦点解决。

案例再现：因为焦点解决法最为关键的阶段是聚焦正向架构阶段，而且这个阶段的处理方法也是体现出了焦点解决法的特色。因此本部分节选的内容主要是咨询师引导来访者回忆过去的经验，进行正向建构的过程，通过案例再现，以期能够对正向架构的具体操作过程做以说明。

咨询员：你刚才给自己对孩子的关注打了7分，那你想不想具体谈谈和孩子相处的具体事例？当发生什么情况的时候，你能够适切地关注？我会用图表来辅助你思考，好吗？

（来访者沉默了较长时间，这是来访者在积极思考，因此咨询员没有打扰……）

来访者：当我的孩子下楼和同楼的孩子一起玩的时候，我会比较放心，不会过多地关注，只提醒他时间和注意安全就好了。

咨询员：你在碰到孩子去玩的时候，一般要求多长时间呢？

来访者：1小时左右。

咨询员：这时你会焦虑吗？

来访者：不会，只要不影响到吃饭的时间。

咨询员：那这个时候你的关注适度吗？对小孩子的态度怎样？（来访者思考性沉默……）

来访者：比较平和。（边谈边充实图表）

咨询员：你和小孩子的关系怎样？

来访者：亲密。比较亲密。（边谈边充实图表）

咨询员：那你前面提到你过分关注，你怎么形容你的过分关注？

（来访者思考性沉默……）

来访者：前面提到孩子敏感，这时我会焦虑。

咨询员：你是不是觉得自己敏感？

来访者：对，孩子会说"妈妈你怎么知道？"

咨询员：那这样孩子是不是觉得你很了解他？

来访者：大多时候是这样。

咨询员：还有什么时候你觉得你表现了适度地关注呢？

（来访者面带疑惑，摇头表示不解……，咨询师进一步解释问题……）

咨询员：就是你感觉自己有效地表达了自己的想法，但又不觉得过分。

（来访者点头，并且陷入思考……）

来访者：正向语言的使用。（边谈边充实图表）

咨询员：能不能列举一下你使用正向语言的例子？

（来访者思考性沉默……）

来访者：比如说出去玩，他能按时回来，我就会表扬他。

咨询员：还有什么正向因素问题？

（来访者思考性沉默……）

来访者：还有看电视的时间问题。

（边谈边充实图表）

咨询员：看来你和孩子的主要问题是在时间商量上了？

来访者：对。

咨询员：那你回头看看，自己原来对于关注问题给自己打 7 分，你觉得是因为哪些因素打 7 分呢？

来访者：我认为我能认识到我的过分关注，我会刻意注意。我对于自己不怎么关注的问题可以适切，对于关键问题就不能了。

咨询员：比如说呢？

来访者：情感问题、生死问题。比如说过年的时候，我们不上班他不上学，我们在家，他就会说真希望能过这么平静的日子。我也知道平时他要上学，寄宿，我们上班不能怎么陪他，所以就尽量多陪陪他。

（来访者已经逐渐放松，陈述起来也比较自然和流畅）

咨询员：那还涉及一个问题，和孩子相处的问题。（边谈边充实图表）

来访者：对。

咨询员：你刚才提到平静的日子，是怎么说呢？

来访者：春节很特殊，他不用写作业，我们会很好地玩，我也不催他写作业。

咨询员：催作业，你经常催他才写完吗？

（来访者思考性沉默……）

来访者：大部分时候都要催才写完，只有一次没催写完了。

咨询员：那能说说那次是怎么写完的吗？

（来访者沉默，回忆中……）

咨询员：回忆一下当时的情境，你是怎么做的？

来访者：那天白天他没写完，我提醒他不写完老师就会批评，前天晚上他写了一会儿，说实在太困了，我就没有强迫他写，就睡了，第 2 天他很早就起来写完了。

咨询员：那这个过程中你做了什么？

来访者：提醒他，不是要求他。

咨询员：好，你做得真棒。那写了之后，你们做了什么？

来访者：没做什么，但是那天他上学迟到了，迟到了一点点。

咨询员：迟到？

来访者：我很担心，怕他养成拖拉的毛病，这样不好。

咨询员：所以你就要求他，他不听你就焦虑？

来访者：是。

（思考性沉默……）

来访者：所以有时候就跟他协议，如果写完作业就可以出去玩等等。

咨询员：有成功经验吗？（边谈边充实图表）

来访者：有，但不多。

（正向建构的时间也差不多了，也找到了不少策略，来访者已经比较放松，对于图表中的正向策略表示出肯定）

咨询员：那现在看看这些策略，你分别给这些策略打几分？你觉得自己最应该做的是哪些方面？（回头看那个表，经过打分，来访者给时间商量问题打的分最高，说明她最关注这个策略）

来访者：（打分过程）

咨询员：好，现在时间大概也过去了 40 分钟，我们先暂停一下，你也思考一下我们刚才说的那么多的东西。

……

在暂停之后，请来访者自我总结，咨询师帮助来访者进一步挖掘成功经验，包括民主协商、制订协议、充分信任等方法和经验，并鼓励其应用到和孩子的相处中去。并且就对孩子适度关注这个问题，请来访者给自己再一次评分，发现对自己的评价已经提高。咨询结束时，布置家庭作业，让来访者就自己认为重要的一个问题，回家后具体实施在咨询过程中找到的方法，下次来时分享经验。

第3次咨询：反馈结果，分享经验，咨询巩固。此次咨询是在第2次咨询之后2周以后进行的。在上次结束的时候，咨询员要求来访者在基本建立成功经验之后，再约请咨询员进行一次巩固性咨询，因此这次的咨询时间是由来访者定下的。此次咨询来访者与咨询师分享自己成功的体验，孩子对家长的这种民主做法非常高兴，制定了协议，主动完成作业的状况大有改观，家长也不再过多地关注孩子的作业问题，并且也在尝试对于孩子其他方面的问题比如看电视时间问题进行讨论。同时，在这个过程中，来访者也自述自己逐渐能够比较宽容地看待孩子，不再总是陷入一种自我担心和焦虑的状态中去了。

3. 案例评析

心理咨询强调求助者自助，来访者自身就是自我问题解决的专家。通过认知的挖掘，改变行为，一定要相信个人的成长可能是非常重要的。在最开始的时候，从来访者的言谈和举止中，感觉来访者已经是一个很好的妈妈了，自我也具备了非常好的总结和分析能力，不知道是否还能找到突破口，找到解决问题的途径。但随着谈话的深入，发现来访者仍然还是能够从自我的进一步分析整理中获得自己需要的经验，咨询师在这个过程中只是起到一个提示和引导的作用。

焦点解决法是从正向的角度来拟定治疗目标，强调做什么能够解决问题。Steve de Shazer 夫妇主张发展取向，一改传统治疗从原因入手、努力减少黑（负向）的作法，而从解决入手、努力增加白（正向），白越来越多，黑自然越来越少。引导来访者从正向意义出发，来访者往往喜欢说自己不足的地方，喜欢把问题提出来，希望咨询师能够提供一个明确的方向或指导建议。在这个过程中，必须注意正向意义的引导。强调来访者的正向力量，不去看他们的缺点，有的时候一种内容，正反两种表述，效果大不一样。具体操作上可以在交流过程中经常注意分析来访者"想要什么"，而不是关注"不要什么"。比如说，来访者说"我不想总是那么关注孩子，那么敏感地对待他的一言一行"，这时候咨询师并不顺着来访者思想说下去，而是转换成正向角度引导，"哦，你是想能够适切地关注自己的孩子，能够让你和孩子都比较舒服，是吗？"通过正向转换，能够很好地引导来访者建立自信心。总结本例能够达到顺利操作的经验，除了来访者本身有非常强的改变动机，同时又有较强的自我觉察能力，善于自我反思，有一定的总结和概括能力之外，更主要的是应用了焦点咨询正向架构解决问题的思路，注重从正向角度引导来访者去看待问题，分析问题，学会新的思考问题的方式，因而可以获得进展，不然可能需要转变咨询方法，或是将来访者转诊。因此，焦点解决方法主要还是基于短期心理咨询的，适用于有一定思考力，面临问题相对比较简单的来访者，针对一般性适应问题，比如学习问题、短期心理焦虑问题、人际交往问题、职场压力问题和家庭纠纷问题等，可以比较有效和快捷地给予处理。如果面对比较复杂和长期的心理障碍问题，焦点解决方法并不能十分有效地给予处理。在操作上，目标聚焦一定要遵循可操作化、正向表达、具体化以及量化的原则。短期治疗强调问题的可操作化，只有一个操作性强的目标，才能便于来访者寻找和建构正向经验。同时，在咨询过程中还要遵循一次解决一个问题的要求。咨询师自我定位要清楚，不要给自己太高的定位和压力；来访者的问题通过来访者自我解决，专家的意见只能是参考，不能强迫当事人一定接受，要靠当事人自己认识到。

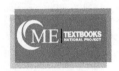

巴林特小组工作的应用

魏　镜
中国医学科学院　北京协和医学院　北京协和医院

第 5 章

第1节　前　言

　　今天，患者与医生已不再是既往唯医生是从的知识格局。《柳叶刀》杂志文章标题"在威胁下生存的中国医生"（Chinese doctors are under threat）也许危言耸听了，但伤害性医患关系的存在确是事实。还有各种各样的因素影响着医生们的工作状态，例如工作时间、紧张程度、同事关系、个人生活状况等。如果读一读 2014 年 3 月《柳叶刀》杂志的另一篇文章"针对医生的暴力：为什么在中国？为什么是现在？怎么办？"（Violence against doctors：Why China？Why now？What next？），我们还会受到更多的启发。

　　不难发现，问题和头绪太多，令人一筹莫展。医生们该如何自助呢？这里，先让我们简单领会一下精神/心理科工作者是怎样面对患者或来访者带来的各种各样烦恼的，也就是说，精神/心理科医生是如何帮助来咨询的患者。虽然不同流派的心理治疗有着各自的理论体系，但被从业者普遍认同的规律是：通过建立信任和安全的关系，获得接纳和支持；可能的话，促动来咨询者有一些领悟；再进一步的话，帮助他（她）做出一些可行的、现实的、有益的改变。因此，这明显是一个由情到理的过程。

　　由此，也许我们医生们可以把临床工作中医患关系上的苦恼也如此处理，医生们给自己一个空间，由"情"层面上的释怀和坦然再到"理"层面上的深刻和全面，直到行医风格上发生"细微但重要的改变"（巴林特语）！巴林特小组工作基本就是这样的一个工作过程和工作原理：在小组工作中，首先，医生们能够勇敢地、安心地、安全地，不被批判、不被责难或惩罚地谈论临床上医患关系的困难案例；在能够释放一些复杂的情绪，获得接纳，获得共情，也获得支持的情况下进行；进而每个人能够在小组成员的分享中察己所不察；最后，医生们互相勉励，彼此获得力量和方法，在今后的临床工作中做出大胆的改变性尝试。

我们先要充分认识到，巴林特小组工作的核心是"加深对职业化医患关系的理解"。巴林特小组工作有一套方法促动整个小组对案例进行工作。但初学者若是把这个核心工作当作平时自己熟悉的"围炉夜话"、疑难病例讨论、专业组大查房的话，就失去了巴林特小组工作最重要的功能了。医生们常是好为人师的，虽本意是好的，但实际上无论在工作中对患者，还是在小组中对同事，却不一定是最有效的。不仅如此，对许多巴林特小组中的案例提供者来说，小组还会变得乏味。

接下去要面对的是职业化医患关系中的最大问题。临床实践中使用最频繁的药物是医生本身。也就是说，医生开给患者的第一种药物是"医生自己"。即，不仅那些瓶装或盒装的药片或针剂是药物，而且医生给患者开药的方式和过程也是"药物"。实际上，药物开出和患者接受的整个氛围都是可能有"药效"的。但是医生这种重要的"药物"其相应的"药理学"医生们自己并不清楚。用医生们熟悉的语汇来说，就是任何医学教科书中都没有相关教程，临床实践中也没有相关指南。说得直白一些，医生将自己作为"药物"处方时的剂量应当是多少？用什么方式开这种药？多长时间一次？其治疗剂量和维持剂量应当是多少？这样的问题都没有答案。更让人不安的是，这种

"药物"可能的危害有哪些？就个别患者而言有哪些"过敏"情况需要特别注意？或者这种"药物"有什么不希望出现的不良反应？每种"医生药物"常见严重的不良反应是什么？实际上，这种最常用药物的信息贫乏到令人震惊和害怕的地步。我们通常聊以自慰地对上述问题给自己的答案是，经验和常识会帮助医生获得必要的、将自己作为"药物"处方开出去的技能。但如果对比其他药品，甚至是最新进入医疗实践的药品的可用信息的丰富性，对比每个新药引入临床医疗前，在严格对照试验基础上写出的说明书有多详细，就更能意识到，医生们这种自我安慰有多么浅陋了。

后文会逐步介绍巴林特小组工作的操作过程及一些笔者认为重要的点。然而就是写得极透彻极明白也终究是纸上谈兵。和临床心理治疗一样，实践才是第一位重要的，"下马一战"才是最有效的学习。同样与临床心理治疗类似的是，巴林特小组工作是"活"的，很多技术例如"角色扮演"、"雕塑"、"金鱼缸"等也是后来引入的。小组工作的原则和原理必须正确，技术则不必拘泥于一定之规。这里介绍的技术细节仅为大家在最初有"葫芦"可依照而画，并不是"葫芦"只能长成这样。因此，鼓励大家积极实践。

7 年实际工作下来，通过与国际巴林特联盟专家们的合作，我们的培训经验是，经过若干次的参与，绝大部分各专业学科学员包括内科、外科、精神/心理科、妇产科、中医科、全科、护理等临床人员都是能掌握这些具体技术的。

第 2 节　巴林特医生及巴林特小组
工作的形成

Michael Balint 1896 年出生于布达佩斯。Michael Balint 的父亲是布达佩斯的一名全科医生。当 Michael Balint 还是个男孩时，

　　他就跟随父亲看病人。他观察仔细，很早就开始思考医患关系问题。1914 年，Michael Balint 开始在布达佩斯学习医学。其间，他听了桑多尔·费伦奇（Sandor Ferenczi）的讲座。费伦奇的一个特殊兴趣就是研究精神分析能否为全科医生做些什么。1917 年，Balint 先从柏林的 Dr. Hanns Sachs 那里接受精神分析训练，之后又在桑多尔·费伦奇那里学习。1920 年，政治环境迫使 Michael Balint 离开布达佩斯，移居柏林。在那里，他半天在 Otto Warburg 的生化实验室里工作，另外半天则在精神分析中心看病人，进行"谈话治疗"。

　　1924 年，Michael Balint 返回布达佩斯，继续在费伦奇处进行分析。1925 年，他开始通过出版物表达他对精神分析的想法。他同时在内科工作，并开展心身医学的研究。Michael Balint 对表现有心身症状的患者进行心理治疗——"谈话治疗"。1932 年，Balint 医生在布达佩斯开始组建了由全科医生组成的"训练研究小组"。他想研究精神分析理念运用到全科医生临床工作中的可能性。据说，他的动机可能是给父亲艰难的日常工作提供支持，同时让医疗过程更加高效。

　　1939 年，犹太裔的 Balint 医生和家人移居至英国。他们最初住在曼彻斯顿，Balint 医生在儿童指导诊所当主任，研究主要集中于婴儿，研究他们的行为、他们的关系等等。1945 年，Michael Balint 搬到了伦敦，在 Travistock 诊所做心理咨询师。像他的老师费伦奇一样，他对个体之间的互动越来越感兴趣。弗洛伊德认为神经症是患者的内在精神冲突，将医生（精神分析师）视为反映患者内在世界的一面镜子。而费伦奇以及巴林特后来都证明医生不光是一面镜子，医患关系本身在诊断和治疗中有着重要的作用。医生和患者的内心世界互相影响，患者的移情和医生的反移情对职业医患关系、对疾病的诊断治疗有着很大的作用。

　　他在进行全科医生临床培训的过程中与第三任妻子 Enid

Balint（社会工作者，与 Michael Balint 一起探索巴林特小组工作）定期与全科医生进行小组式病例讨论。在生物-心理-社会模式下应用其精神分析眼光去理解疾病的发生、发展，提出很多心身医学方面的重要观点，例如疾病对于患者的意义、疾病的更深层诊断、医患的职业关系对于患者疾病发展的影响等等。这一讨论过程于 20 世纪 50 年代逐渐固定，形成了巴林特小组工作这一工作方法。详细内容在其 1957 年的 *The Doctor, His Patient and the Illness*（第 2 版译本：《医生、他的患者及所患疾病》，人民卫生出版社，2012 年）中都有阐述。

　　巴林特医生的心身医学观点以及巴林特小组工作方法逐渐受到了业界广泛的重视和认可。这一方法目前已为欧美多个国家接受并作为医生在职业化医患关系培训中的一个重要部分，成为医学生和住院医生培训的必修内容。自 1967 年起，法国、英国等国家相继成立巴林特协会，1972 年成立国际巴林特联盟（International Balint Federation，IBF）。2005 年起，作为欧盟"Postgraduate Training in Psychosocial Medicine for medical doctors in China, Vietnam and Laos"项目的一部分，巴林特小组工作最早由德国专家引进中国。目前已有数千名中国医生参与过巴林特小组工作或研讨、培训等活动。2011 年，中国巴林特联盟正式成立，并于 2012 年以国家成员身份正式加入国际巴林特联盟。

第 3 节　巴林特小组工作理论和研究

一、巴林特小组工作的原理

　　除了以上所述一般的小组工作原理之外，对于"理解职业化医患关系"这一核心任务，巴林特作为一个精神分析师自然常用到精神分析理论和方法。例如促进小组成员自由联想、角色认同；分析医患关系中的移情和反移情；还包括在系统理论下看待患者以及医生。在巴林特小组工作中也经常会需要小组组长有一些心理学头脑来识别和处理现场的一些现象，例如讨论中被小组回避了的话题、镜像反应等。

小组工作的目标是帮助医务人员更加敏感、更加敏锐地发现患者在与自己相处时有着怎样的意识和潜意识内容。小组成员的倾听不同于临床病史采集，小组工作中鼓励倾听聚焦于那些高度主观和个人化的事件，而它们常常不会第一时间呈现在双方的意识中，甚至完全不受意识控制；常常难以用语言清楚描述，甚至是双方内心不允许自己轻易表述出来的。无论如何，这些事件存在着，并深刻影响着一个人对生活、患病、求诊以及接受医疗帮助等的态度和方式。

小组工作的任务一方面是让医生认识到这些在人的思维中自动产生的模式，并理解到这些自动模式是如何影响患者对疾病的态度，如何影响患者与其他人特别是医生之间的关系。小组工作的另一方面任务是让医生认识到医生的反应是影响患者与医生关系发展的另一个重要因素，而医生的反应也受到自身思维自动模式的影响。医生必须清楚和确定地认识到这两点，并且在巴林特小组工作中逐渐学习和尝试如何在建立医患职业化关系中不受到或者较少受到它们的束缚。

要达到这两个重要的任务，小组工作是需要通过安全设置、不被评价、自由自在发言开始；过程中允许并鼓励呈现自己的情绪、身体的感受、内心的冲动、丰富的想象等主观性个人体验；进而尝试巴林特医生鼓励的"有勇气展示自己的愚蠢"；在小组中从不同角度把那些在所提供案例的医患关系中发生的事件呈现出来，尤其将各种体验安全地呈现出来并得以重新理解它们。

二、巴林特小组工作的几项基本共识前提（在此不详述）

绝大多数情绪处理都是潜意识的，最初不被察觉，但被各种因素影响。

某些现象/问题没有对或错，也不是非此即彼，而是都有道理。将矛盾的想法表达出来并接受，至少忍受这种模棱两可的感觉很重要。

并不是必须知道关于患者的一切。有时被回避的事情（忘记或省略了的）常常有重要意义。

童年经历是重要的，它对我们作为成人如何待人处事有深刻影响。

医生是患者的重要情感依附对象，患者会从接触到医生的第一时间起对医生产生正性或负性的想法、感觉和期望。医生必须意识到这一点。

患者的行为和感觉同样影响着医生的想法、感觉和行为。有时可能让医生感到困惑，感到无法作为。医生也有自己的情感和思维发展历史，有自己的优势和缺陷，医生也必须认识到这一点。

语言和词汇可能有很多意思，必须从多个水平去理解患者的描述和疾病症状。例如，如果一个患者只是谈论阴暗狂暴的天气，那他（她）很可能也是在诉说自己的内心感受。

观察、思考和反思能力，也指的是在头脑中容纳自我、他人以及两者的关系。如同"第三只眼睛"，拉开距离去看自己以及自己与他人的关系。

三、巴林特小组工作发挥其应有作用有赖于几个重要方面

（一）提供情感支持

巴林特小组工作最显著的功能是提供一个安全的环境，使得困难案例中的情绪得以表达，小组成员对案例提供者给予共情，使案例提供者得到支持。

（二）提高沟通技能

在巴林特小组工作中，医生们通过反观自己对特定医患情

形中医生和患者的反应，协助参与者发现不同的患者与医生那些不同的方面。提高医生理解患者和（或）家人的立场、处境的能力，帮助医生更好地对患者的需要做出恰当的反应。这就在技能和行为操作层面提高了医生的医患沟通能力。

Rosin 等（1989 年）观察到，参加巴林特小组工作至少 1 年的医生的自我评估有一个显著变化：98% 的医生认为，他们更能意识到患者想要说什么，症状背后隐藏的信息是什么，患者的真正需要是什么；95% 的医生确信，他们在医患互动中感觉更好了，他们开的药物减少了，特别是精神科药物减少了，患者夜间来电话的次数减少了。

K. Koehle 和 R. Obliers 在 1993 年开始的一项心理语言学研究中评估了"在巴林特小组工作之后医患对话的进步"。他们的研究假设是，在巴林特小组工作学习中，医生如果识别自己的情绪、无意识反应以及他对患者的行为和躯体表现的情感共鸣，他将能够反思与患者的关系；他的工作风格和方式将变得更加以患者为中心，而不是以疾病为中心。研究小组对巴林特小组工作开始前和 1 年后的访谈进行录像并记录了差别。结果发现了很积极的进步，在巴林特小组工作开始之前所有的医患对话中，医生的谈话占到 43%，而 1 年的巴林特小组工作之后，医生的谈话在医患对话中减少到占 27%，患者的谈话从占 57% 增加至占 73%。这一结果表明，参与巴林特小组工作后，医生给患者的空间更大，也更多倾听患者的诉求。另一个进步是谈话内容发生的改变。参加巴林特小组工作之后，医生更多地使用开放性问题，而不是提示性问题；更多地跟随患者的思维，而不是努力用自己的思维去解释、建议和劝说；更能够站在患者的立场，而不是他自己的、如巴林特医生所说的"圣徒般"的立场。虽然医生还是和从前一样对躯体疾病感兴趣，但他（她）同时对患者的情绪和社会背景的兴趣增加了。同时发现医生无须花更多时间就得到了多得多的有用信息。

(三) 理解医患关系

巴林特医生认为医-患之间的职业化关系处于临床医学的核心地位，医生本身就像药物一样会对患者及其所患疾病的过程、诊疗效果和疾病结局产生作用，既有正作用，也可能有副作用。巴林特小组工作中，参与者们深入地思考和理解医患关系的作用，对患者和特定医-患情境形成新的、不同的理解，发现医患关系中的盲点，进而帮助小组成员成长。

瑞典的 Dorthe Kjeldmand 的研究结果是：参与了巴林特小组工作的医生自我感觉良好；对自身情绪有清晰认识；对患者整个人的职业性兴趣增加；对工作更有把握；进而避免了职业倦怠。同时，没有发现参与巴林特小组工作的不良反应。

后来的许多研究结果也证实巴林特医生对"医生的人格发生细微但重要的变化"的观察结论以及由此产生的更好的医患关系之结论。医生和患者都从巴林特小组工作中获益。

第 4 节　巴林特小组工作方法

首先，巴林特小组工作采用和遵守一般的小组工作方法，包括成员尽量固定、保障成员参与度最大化、设置严明的安全性规定等，这些在巴林特小组工作中同样重要。另外，对"理解医患关系"这一核心任务，巴林特小组工作中要努力"创造条件，让医生能够隔开一段距离去观察他们自己的方法和对患者的反应；发现他们对待患者的独特方法中哪些是有用的、是可以被理解的、是值得发展的，哪些是不怎么有用的，并且在医生理解了它们背后的动力意义之后，是可以尝试调节，甚至加以抛弃的"。巴林特小组工作这样一种工作方法的"目标是帮助医生对医患在沟通和互动时患者脑海中意识层面和潜意识层面的想法和内容更加敏感"。巴林特医生的这番话在半个多世纪后的今天仍然非常适用。下述的具体工作方法都是围绕这一目标展开的。

一、人员及时间设置

一个巴林特小组工作成员人数选择视小组工作动力而定，通常由 8~12 位参与者组成，小组中有 1~2 名受过专门训练的组长。小组成员可以是各种类各专业的临床工作者，如不同科室医生、全科医生、精神/心理科医生、护士，也有咨询师、心理治疗师等。小组成员可以是来自不同或相同临床背景的人员，不同背景人员的优势在于可以集思广益，相同背景人员则可以更容易在相同专业知识背景下互相理解。理想情况下，一个巴林特小组工作应拥有固定的成员，大家连续、全程参加这个小组的工作，成员都有机会作为案例提供者并可以提供正在进行中的临床案例。

巴林特小组工作可以按每周、每月或者每季一次规律地开展工作，也可以在约定的时间例如周末或者例行会议上连续进行多次工作。如此成年累月的定期会面不仅可以增加小组成员的信任，使得小组得以在更深层次展开工作，也可以有机会呈现更多有挑战性的案例，还能使临床医生有条件通过随访在小组中讨论的案例并尝试新的医患互动方式，小组也有机会通过讨论"随访"这个案例。

巴林特小组工作研讨会、工作坊和培训中，小组则连续几天（通常 3~5 天）参加同一个小组的多次活动。活动中会运用各种小组技术、关系技术和心理技能，切身学习和体验建立小组成员间的信任、开展职业化医患关系的学习和演练。但除非这样的研讨会、工作坊或培训也是固定或重复进行的，否则小组成员可能没有机会了解和分享到巴林特小组工作对医务人员实际诊疗过程的影响。

每个巴林特小组工作每次工作持续 1.5~2.0 小时，开始即设定好结束的时间。每次小组工作讨论 1~2 个案例（目前阶段多数情况以完成 1 个案例为妥）。

场地应能够满足让所有参与者坐成一圈，所有的椅子应该是相同的。正圆的一圈有助于让小组中的成员看见彼此，组长也能最大限度地看到所有成员。如果小组有 2 位组长，应该座位呈 180°相对，以便能够从视野上互补。

整个小组工作过程着重关注的是实际的医患关系，工作中使用整个小组成员资源和个人经历及感受，探索医患关系中可能被忽视的部分。

二、小组工作流程

流程的主要框架和内容见表 5-1。

如果是新建立的巴林特小组，在小组工作开始之前应首先相互介绍，并强调小组基本原则：保密，界限，负责任，守时间。对于保密这一点再强调也不为过。众所周知，任何形式的工作团体，安全性都是基础。在巴林特小组工作中还有一个约定，即案例只在小组工作中讨论，在小组之外不再提起和自行、随意地讨论。

准备好开始小组工作后，由组长邀请小组成员安静思考片刻并准备申请提供案例。巴林特小组工作中讨论的案例均是现场产生，由组长邀请成员在小组中自发产生。通常会鼓励提供那些令医生有着强烈感受的案例或医患关系情形，例如那些令医生害怕再次见到的，那些令医生感到无法帮助的，那些令医生一坐在小组里就涌入脑海中的案例，或那些让人一想起来就会情绪强烈、就会睡不着的情形等。案例不一定是某些特定问题或某些特定疾病。可以是一次急诊病例，也可以是长程治疗病例。理想的话最好是目前仍在治疗随访中的患者。有时小组中会出现不止一个案例，一般采用紧急案例优先，兼顾公平的原则。

表 5-1 巴林特小组工作流程

时间	案例提供者	小组	组长
5 分钟	现场产生	安静思考、提出申请	协助小组决定案例提供者
10 分钟	讲述所提供案例的主要或重要方面。不必面面俱到	认真专注地倾听，理解、领会，感知、想法、感觉和想象，捕捉自己想做些什么的冲动（可以是任何事情），捕捉那些很不寻常的想法	监控时间、进程和内容
5 分钟	归纳提出问题	认真专注地倾听	协助确认问题的 2～3 个方面 归纳出正性的和可以被影响（可以改变）的方面
10 分钟	直接回答问题	询问关于案例中的事实性或者有实际答案的问题	防止解释和建议、过多猜测 这一环节不作深入的心理活动表述
30 分钟	稍往后靠，不发言 认真专注地倾听	自由表达自发想法，以"我"来陈述。允许所有事情，甚至不平常的事情，也在这一环节表达改变	总结，注意以"我"发言，对差异作正面解读，鼓励自由发言，鼓励个人想象，保护案例提供者，掌控时间，保持方向
10 分钟	个人自由反馈	倾听和进一步思考 不发言	询问案例提供者："你所听到的，哪些对你而言是有意义的，或者重要的？"
5 分钟			总结小组工作 感谢案例提供者 感谢小组成员

　　确定案例提供者后，组长请他（她）用 10 分钟左右讲述案例，或者一个关于患者的患病和就诊故事。案例提供者不使用任何病历记录，只凭记忆口头报告患者的情况、医患之间的会面、疾病和症状、患者的情绪以及自己对患者的感觉等在当下出现在脑海里的内容。这里注意，强调案例提供者凭记忆报告是巴林特医生所比喻的叫做案例提供者的"梦"，能反映出案例提供者最直接的内心困扰和纠结。这个过程通常需要 10~20 分钟，其他小组成员应注意不要打断。在案例提供者报告案例过程中，其他小组成员要注意倾听，并关注自己的感受、想象、身体的感觉、内心的冲动等体验。报告案例要尽量避免程式化的、公文化的方式，这对于许多医生而言并不容易，但自由报告的方式的确是打开潜意识大门的有效途径。

　　案例提供者讲述后，组长请他（她）提出在小组中希望讨论的方向，协助其归纳自己关注的问题和方面。当然，案例提供者没有特别的要求也很常见。

　　之后是集中提问环节。小组成员可以对案例中的细节进行提问，询问自己关心的、能获得客观信息的事实性问题，例如可以询问患者长相、家庭、诊断治疗、与医生的交往过程等，而不是阐述自己主观的推测、判断或想象，不做解释或建议。组长在此环节应注意把握节奏和控制所提问题，例如提醒小组成员某些问题可能没有实际的答案，或者可能是医生的隐私问题，在此并不适合询问等。

　　提问环节结束之后，组长请案例提供者往后离开一点距离，放松就坐。集中倾听其他小组成员的感受、感觉和对医患关系的看法，即使有一些时候自己非常想要跳进讨论，或者作出回应、给一番解释等，也不要行动，抑制住这些冲动但记住它们。小组成员在这个讨论环节以"我"参与，自由阐述自己的感受、想法、躯体感觉、幻想、猜测，即使是那些与众不同的想象。这个环节中任何想法/想象都会有帮助。比如自己脑海中可能会浮现出某些场景，例如患者可能像一只狮子，而医生像一只老鼠；或者家庭的其他成员可以被看成是树；工作人员好似游泳池里的鲨鱼，如此等等。这些自由的感受和想法没有什么是错的。"创新地想，自由地想"，巴林特医生是这样鼓励小组成员的。这也就是自由联想，每个想法都可能指向故事中的潜意识内容。小组成员常常会对案例故事中的一个人物产生更多的认同，例如对医生、医生的同事、患者、患者的家属等，这就是角色认同，这样的角色认同有助于小组成员理解案例中人物的心理活动。如此一来，巴林特小组工作就像一个棱镜，折射出医患关系中的不同方面和不同层次，给了案例提供者一个机会，能够发现之前自己忽视的或者困惑的。

在讨论环节中，案例提供者始终拉开距离看着这一切，专心地聆听和进行反思。他（她）会发现新的视角，照亮之前的盲点，找出之前与患者相处出现困难的可能原因，也有时他（她）觉得有些想法很不靠谱。而案例提供者可以选择和决定自己带走什么，什么是值得自己记住并在下次接诊患者时应用的。所有的小组成员在这一过程中也获得了更加理性和分析性地去观察医患之间职业关系的能力。巴林特小组工作还有自我体验的成分，报告者和所有小组成员都能够不谈论自己的隐私就更多了解了自己。

讨论后，案例提供者继续参与到小组工作中，可以进行反馈。组长也可以邀请案例提供者进行最后发言。结束前，组长对案例提供者和小组表达感谢。

三、组长的任务

（一）创造和维持和谐气氛，确保小组安全性

由场地设置开始。需要保证场地安静、不被打扰；环境及摆设尽量清洁、简单、舒适；小组成员围坐成一圈，间距适当。开始前小组成员自我介绍。专门强调小组的安全性设置，确保

每个小组成员都承诺遵守保密原则。尊重、平等地对待每个小组成员。通过示范作用带动小组，例如让每个小组成员有发言机会；倾听发言并且不随意打断他人讲话；对小组成员发言给予感谢；鼓励小组成员给案例提供者以正性反馈、建设性意见等。

（二）严格控制进程

确保小组讨论环节在约定的时间框架之内，不随意拖沓。在发现小组发展偏离目标时，分析原因并作出适当干预。如可以提出适当的问题引导小组对医患关系进行思考和联想，注意还原患者整个人的形象和心理活动、医患关系当中的动力影响、医生可能的盲点等。

以下问题是组长干预的一些实例：

（1）你认为患者那时是什么感受？

（2）案例中的患者是个什么样的人？

（3）对患者的生活状况、当前家庭和家庭背景，你知道些什么？

（4）患者的情况激起了我们内心什么样的感受？

（5）患者是怎么影响医生使其符合他（她）的需求的，或者反之？

（6）患者和其环境之间有无潜在的"不和谐"，是如何反映出来的？

（7）你认为患者如何看待他（她）的医生，而医生又是如何看他（她）的？

（8）医生在这个情境下为什么这么做，他想通过这个行为达到什么目的？

（9）医生身上有没有什么东西一直被患者忽视，也许他（她）生活中这些东西也一直被忽视？

（三）对小组的动力关系保持敏锐

组长需要对团体动力有一定了解。必须注意观察案例提供者的表情、姿势等，需要时及时作出干预。在巴林特小组工作中，案例提供者可能会有很强的情绪体验，例如感觉不被理解，甚至委屈、愤怒，小组成员也可能有很强的情绪体验，例如困惑、无助。而这些恰是案例中的患者或医生会有的情绪，这个现象被称为镜像。这是组长可以应用的资源。

另外，常用来分析医患关系的角度是移情和反移情，如以上通过提问小组成员"你认为患者如何看待他（她）的医生，而医生又是如何看他（她）的？"就可以引导小组进行这方面的讨论。

（四）控制讨论聚焦

在巴林特小组工作中应密切聚焦于对当前所提供案例的医患职业关系、聚焦于理解患者的表现和症状以及理解医生的潜意识回应。根本目的就在于使案例提供者对自己的患者、对医患关系有更多角度的理解。小组工作不是为了追求对某个现实问题（例如"我是该接着给这个患者治疗，还是该转诊？"）的答案，因此切忌变为小组成员大谈自我成功/失败经验和对案例提供者评论臧否、面授机宜。协助小组聚焦于当前案例，而不是联系其他的案例做总结和分析。

同时，也是巴林特小组工作最忌讳的，就是组长本人变成小组的中心，由组长来讲解和指导案例提供者和小组成员。在小组中应始终明确小组的目标，尽量避免教学式的气氛。巴林特小组工作需要发挥的是小组的作用，组长需要做好引导的工作，让个人的分析和建议退到幕后。在这样的氛围中，才能避免好坏对错的评判，让潜意识中的内容浮现在小组当中。

（五）保护案例提供者

整个小组工作过程中，组长需要十分注意保护案例提供者的感受，避免受到指责和质问，鼓励小组成员给予案例提供者共情；给予正性反馈；注意焦点在于当前医患关系，而不是案例提供医生自身的性格、隐私等。这和临床工作也是一致的，职业化医患关系的模式倡导"以患者为中心",在巴林特小组工作中自然要体现"以案例提供者为中心"的理念和意识;临床工作中强调保护患者的感受,给予支持、共情,促动患者自我理解和成长,在巴林特小组工作中当然也是强调要支持、正性反馈、共情,在有充分安全和相互理解的团体环境下才谈得上促动案例提供者自我理解和成长。

(六)如果小组工作中患者被忽视,代表患者说话

如果在小组过程中患者一直被忽略,组长需要运用干预技术引导小组展开对患者的联想和讨论,让小组中有人代表患者说话。不论是大家讨厌的患者、年幼的患者、生命垂危的患者还是精神疾病的患者,如果小组对于患者能够进行近距离"亲密接触"往往对于医患关系会有更深刻的理解。当然,患者被忽略本身也可能是医患关系的镜像反映,代表了一种关系动力。

(七)组长的态度

就像临床医生对于患者的重要性一样,组长本人对于巴林特小组工作也是重要的人物,组长的态度和行为会成为小组的榜样。巴林特小组工作中倡导组长去倾听,让每个人做他们自己,以自己的方式充分表达,同时观察适当的信号,也就是别人真正期待从他(她)这里得到些什么的时候才说话,表达的形式不是给出那个正确的答案,而是让参与者有机会自己发现处理患者问题的某个正确方法。这样,组长就能"现时此地"地让成员们理解他(她)希望传递的了。

组长也可能犯错,但不一定会造成损害,只要他能够像要求小组成员接受错误那样去接受自己的错误,同样是一个良好的榜样。

为了小组的成长,组长需要面对很多困难和小组中的负面情绪,能够安然接受不确定性和学会耐心等待变化的发生是非常必要的。

**国际巴林特联盟 1998 年制定的
巴林特小组工作组长认证原则**

1. 背景：全科医生、精神分析师、心理治疗师、心理学家。

2. 参加巴林特小组工作的经验。

3. 有足够的时间与有资质、公认的小组组长合作带领小组。

4. 能够充分理解医患关系。

5. 接受足够的督导。

此外，具有以下能力：

a) 在小组中营造安全、自由的环境。

b) 使小组工作集中于医患关系，而非解决方案。

c) 创造学习的环境，而非说教式的教学。

第 5 节 巴林特小组工作培训的常用技术

一、"金鱼缸"

"金鱼缸"是一种在大的团体中呈现巴林特小组工作的方式，这一方法适合较大规模的巴林特小组工作研讨和培训工作，用于对巴林特小组工作的操作过程进行示范、学习和观摩。所有在场参与者分为两部分：一部分是内圈的巴林特小组工作；另一部分为外圈的观察者。其情形如同"金鱼缸"中的金鱼和周围的观看者。

接受培训成员分为两部分：①较小的部分由 8~12 名成员坐

在内圈，他们现场组成真正的巴林特小组工作；②较大的部分由其他成员组成，形成外圈，他们负有观摩、观察、学习和思考任务，但在巴林特小组工作结束之前一直保持沉默。

内圈的巴林特小组工作成员可以来自一个固定的巴林特小组工作，也可以从整个团体中当场组成巴林特小组工作。基本的巴林特小组工作步骤不变，观察者则带着观察任务，如观察组长的干预及小组进程等。

只有当内圈的巴林特小组工作结束之后，外圈的观察者们才可以给予小组反馈。观察者们反馈时也有主持人进行引导，他们的反馈同样是遵循基本原则的，例如不评价、不进行个人问题的解析。而此时，内圈的巴林特小组工作成员只是听，不再发言、解释或者回应。这也是一个镜像的过程，如同巴林特小组工作对案例进行想象和反馈一样，外圈的观察者对于内圈的小组过程也有想象和反馈。

二、雕塑

巴林特小组工作的目标是"帮助医生对医患沟通时患者脑中的意识层面和潜意识层面想法更加敏感"。除自由联想以外，另一个让案例提供者隔开一段距离去观察医患关系的方法是雕塑。

雕塑技术最初被用于家庭心理治疗，通过雕塑这样一种非语言形式的象征，了解一个复杂的系统和其中的人际关系及其动力。可以从空间上描绘出一个瞬间情境，使得关系中远近关系变得清晰可见。

在巴林特小组工作所关注的职业化医患关系中，经常并不限于医生和患者两个个体。医生会受到同事、领导、家人的影响，患者也受其家庭、工作、疾病等因素的影响。全面了解这些线索有助于医生从不同角度去理解医患关系。而雕塑可以使这些元素变成"可以看得见的故事"，能使巴林特小组工作信息变得更为鲜明生动。

在操作上，组长协助案例提供者选择希望在雕塑中呈现的人物、机构（如医院）、疾病或症状（如肿瘤、疼痛）等，并在小组成员中挑选每个角色。然后由案例提供者摆放每个角色的位置、姿势、朝向等，在每个角色身后说一句"台词"代表其当前的感受或想法。雕塑完成后，花一点时间让每个角色去仔细体会，案例提供者和其他小组成员则拉开一定距离去观察及理解整个雕塑，去体验由此给自己带来的各种感受。此后案例提供者按照自己确定的顺序了解每个角色的感受和愿望。所有角色都发言后，仍由案例提供者来决定选择改变哪些角色，再根据新的角色愿望重新布置雕塑、花时间体验和依次了解角色的感受。

雕塑工作结束后，每个扮演者从角色中走出，恢复小组的围坐形式。小组成员使用雕塑中的体验和观察，展开关于医患关系的讨论。

使用雕塑时可以参考如下步骤：

（1）案例提供者讲述故事。

（2）澄清提问。

（3）案例提供者选择对治疗关系有影响的人物、机构、患者、疾病和自己。

（4）案例提供者邀请小组成员在雕塑中分别代表人物、机构、患者、症状和自己。

（5）案例提供者构建雕塑。

（6）案例提供者站在雕塑中每一个角色后面，告诉他或此时的所思所想以及情绪感受，以便扮演者能够更加接近角色状态。

（7）每个扮演者花一点时间去感受、去体会角色状态。

（8）组长按照案例提供者给出的顺序挨个去"采访"他们。

（9）扮演者表达他们自己的感受、想法、意愿和希望。

（10）案例提供者选择其中之一来改变雕塑并产生一个新的雕塑。

（11）处于新位置的每位扮演者会再次被"采访"。

（12）案例提供者解除扮演者的角色。

（13）利用从雕塑中所观察和感受到的情绪，小组成员对医患关系展开分析性的讨论。

（14）案例提供者对小组过程中的体验给出初步的反馈。

（15）最好在下一次小组工作时进一步反馈。

在巴林特小组工作中使用雕塑可以达到：①医患关系以视觉方式呈现出来；②启发出对问题的新的视角；③小组成员可以参与得更多，小组工作也更活跃和有趣；④小组成员自我体验，尤其是对雕塑中角色的认同；⑤雕塑画面可能留在小组成员的脑海里，有助于自己未来的交流；⑥让医生亲身体会到非语言信息的作用和强度。

三、角色扮演

这一技术与自由联想和雕塑的使用类似，也被引入到巴林特小组工作中。

"角色扮演"是美国精神病学家莫雷诺创建的一种社会心理技术，就是使人暂置于他人的社会位置，并按这一位置所要求的方式和态度行事，以增进对他人社会角色及自身角色的理解，从而学会更有效地履行自己的角色。

利用演戏和想象创造情景，以启发扮演者对自己和他人行为、信念和价值的认识：①设定角色和情景（可能包括目标、时间）；②扮演者按照角色的立场表现和体验；③扮演者反馈；④观察者反馈。

角色扮演的工作目标：①允许扮演者尝试新的行为和态度；②增强小组成员对情感的洞察力；③充分理解情感表达的价值；④充分展示出不同行为的效果；⑤引出生动的小组讨论；⑥尝

试接受不完美的晤谈结果。

例如：在一次巴林特小组工作讨论中呈现出提供案例的医生不喜欢她的女患者，但她自己无法认可这一点，更无法允许自己表达出这一点。组长征求案例提供者的意见后做了一次角色扮演。由案例提供者选择一名小组成员扮演患者，案例提供医生尝试向"患者"表达自己对她的感受。医生鼓足勇气，拐弯抹角地说出了自己的一些感受。"患者"反馈时表示，其实自己也发现甚至知道医生会不喜欢自己。但医生从不表达甚至极力掩饰这种情感，反而令自己无法判断自己的行为是否有不得当的地方，令自己觉得很着急。听了这一反馈，案例提供者进一步思考并理解了向患者表达真实感受的价值所在。

第 6 节　巴林特小组工作实例及解读

下面通过几个由笔者亲自带领的较有代表性的实际巴林特小组工作研讨和培训的实例，来帮助了解具体操作过程和重点需注意的方面。

出于保护案例提供者和案例中患者隐私的考虑，所列案例都较为常见（案例 5-1~案例 5-8），关键信息做了混淆处理。

一、案例 5-1　（由一位内科年轻女医生提供）

有一位 30 岁的男性患者，又高又壮，因为近一段时间总咳嗽来看门诊。医生耐心细致地给他做了身体检查，在给患者安排进一步实验室检查时，发现患者明显生气了。他吼叫着说自己已经在候诊室等了半个小时，他只希望医生赶紧给自己开点儿药吃，不想再等也不想再做检查了。医生有点儿害怕这个又高又壮的男人。于是努力镇静、克服不安，耐心、温和地劝说。最后以患者同意进一步检查结束。医生因为患者对她大声叫嚷而很生气——她认为这是患者毫无缘由地——对自己不尊重；

同时也为自己没能处理好这一情形而懊恼。医生在看下一个患者的过程中始终感到烦闷和易被激怒，而且在整个上午都感到很有压力。她希望知道如何调整和处理好自己的情绪。

小组讨论时对她的情况表示充分理解，也都表示对患者的行为反感，甚至认为患者对医生安排彻底检查应该表示感激才对（这些是对医生的共情）。每个人都意识到在这样的门诊工作时负担很重。小组对案例提供医生有着强烈的同感。小组此时对患者的处境难以产生共情（最初的巴林特小组工作往往是这样的，这时是需要组长引导小组去体会患者处境的时候）。之后，小组成员开始推测患者在候诊室和很多患者一起等候，可能对他的疾病产生了焦虑，不想知道背后到底有什么不好的，只想尽快恢复健康，回到他的工作；猜测这个五大三粗的男人却可能只会以吼叫这种孩子般的方法来影响周围权威人物；另外猜测他可能负担不起更多检查；大家发现他似乎有点天真地希望医生能一眼看出他的需要（此时小组成员们想象很多，组长鼓励大家展开联想，借以让案例提供者能够有所领悟）。这些看法让案例提供医生释然了不少。在她现在看来，患者不再是威胁的、攻击的，而是无助的和感觉不安全的。她的恐惧和害怕消失了。

这是一个临床上各科室都经常会遇到的困难患者的例子。显然我们的案例提供者是一位十分负责任的医生。她并没有草草地给患者开药让他离开。但这份尽责没有得到患者的理解，相反换来的是患者的咄咄逼人。这实在是令人失望、受挫而又提心吊胆的一次门诊！但在理解了患者的咄咄逼人可能只是表象以后，医生的恐惧感消失了。小组给予案例提供者支持十分重要。有时候，案例提供者的情绪仍然很强，这时需要组长的干预。比如可以直接询问案例提供者当前希望小组可以做点儿什么让他（她）感受好一些。也可以尝试角色扮演，由现场一名小组成员带着对患者的这些理解去扮演患者，与案例提供者再次对话，使案例提供者得到情感体验上的修正。

二、案例 5-2 　（由一位心理康复科年轻女医生提供）

一位 50 多岁的恶性肿瘤（乳腺癌）康复期女患者，对自己的儿媳不满，因此与儿子、儿媳产生矛盾并希望他们离婚。自感内心苦恼不已前来咨询。对儿媳产生不满的直接原因来自两方面：一是自己在患病期间儿媳穿着黑衣裙看望自己（患者认为这是凶兆）；二是儿媳也曾患过肿瘤。患者退休前做学生咨询工作。患者一共来找医生咨询了 3 次，每次总多占用医生的咨询时间声讨儿媳，医生不悦但不好意思拒绝。第 3 次医生终于以要开会为借口拒绝了患者延长时间，被患者强烈指责并要求退费。患者声称自己以前在工作中对时间从不计较，学生们很喜欢自己。医生感觉心里委屈，一方面觉得患者是个好人，工作精神值得学习，但另一方面又觉得自己很不喜欢她在自己这儿总设法延长咨询时间。希望小组讨论这样的情况该怎么应对才好。

小组提问和讨论中涉及到以下方面：临床上咨询的设置和实际执行、患者的知情状况；涉及到咨询的主要内容和目标，发现 3 次咨询过程中医生从未和患者讨论乳腺癌和对生活的影响、患者对乳腺癌的态度等；小组成员也表达对患者矛盾的评价（既肯定她的工作态度，又讨厌她违反设置多占用医生时间）（这共情了案例提供者）。在组长引导后，小组成员开始猜想，患者对儿媳着黑衣来看自己的强烈禁忌感，可能是对癌症和死亡的强烈恐惧，而谈论对儿媳的不满则仍是对恐惧的转移。而医生没有涉及肿瘤话题，可能也是因为对这一死亡话题的恐惧和回避。

结束时案例提供医生表达意识到自己忽略了乳腺癌，可能其实忽略了患者的真正需要。

这是一个加深对职业化医患关系认识的例子。小组成员并没有直接回答案例提供者的问题，也就是在遇到一个咨询者要求延长时间、在这一要求没有得到满足便对咨询师大加指责的情况时应该怎么办，而是着眼于去理解当前的案例和医患关系双方。这也是巴林特小组工作的作用所在，通过小组去工作，让小组展开联想。组长需要适当的"隐退"，例如组长可能会联想到这位案例提供医生可能与患者儿媳年龄相仿，这里面是不是有着强烈的移情作用？但这是组长的猜想，不是小组的。组长在带领小组的过程中需要跟随小组，而不是让小组跟随自己。这一点对于巴林特组长技能和巴林特小组工作正常且有效很重要。

三、案例 5-3 （由一位中年内科高年资女医生提供）

患者是一位 70 多岁退休的科研人员。在案例提供者所在科室就诊 1 年余，每 1~2 周就来门诊一次索要抗生素处方，原因是 2 年前在另一家医院一次气管镜检查后感染了铜绿假单胞菌（一种很顽固的细菌），反复治疗后细菌培养仍然时有时无。1 年来接诊医生不固定，多数同科室医生在看到电脑工作站上该患者名字就选择躲开。案例提供医生每每觉得很为难，认为患者的铜绿假单胞菌培养阳性并不需要总使用抗生素，但患者是个很强势的人，且每次纠缠自己，有时被自己说服以后就走了，更多时候在怎么也不能说服患者的情况下又只能给她处方。医生希望小组讨论该怎么理解这种情况；询问是不是该患者有心理疾病。

小组成员提问环节和后来的讨论环节很相似，一开始很热烈，大家对这个"神奇的细菌"很好奇。案例提供医生显然对此有些厌烦和轻视。但问到患者个人生活、家庭状况、与丈夫的相处关系、患者子女和他们的生活以及患者与子女们的关系时，医生几乎一无所知。之后小组成员有的开始离开或摆弄手机或四处张望。小组动力似乎停滞。似乎没有人对当前小组和话题再感兴趣。组长引导小组成员去体会自己此时的感受，表达做出这些行为时的体验，小组成员的分享有一个非常显著的共同点，即都认为自己没有足够关于患者的信息，无法理解其生活和就医需要；而对细菌的了解案例提供医生已经很权威，好像自己没什么可说的了。

案例提供医生在结束时表达，下次患者再来的话，自己会问问她的个人生活、夫妻相处及子女关系等。

这是一个困难的患者，也是一次十分困难的巴林特小组工作。小组动力在事实询问的环节似乎就停滞了：小组对铜绿假单胞菌感兴趣，热切询问案例提供者，而后者对此并无兴趣，表现出来厌烦和轻视（这就是镜像，现实中案例提供医生和患者关于铜绿假单胞菌的交流也是令双方都不满意的）。小组在一次碰壁后转而询问患者的个人生活状况时，案例提供者却又一无所知（这也是镜像，现实中案例提供医生和患者的这部分交流也是空白）。这样的沟通便可能令人不满足和不愉快了，以至于小组成员开始走神。在这样的情况下，组长怎么办呢？

常规可能会先去引导小组对案例提供者的状况进行共情（虽然当时的小组气氛中让小组成员对案例提供者共情可能会有困难，但还是可能的）；之后也可以引导小组去思考为什么这位老人对铜绿假单胞菌那么不放心，为什么总要跑医院。这些都可能会是有效的问题，引导小组作出各种联想，例如可能是因为老人在做支气管镜时被感染，所以对医院和医生会有更多不信任，可能是因为老人害怕铜绿假单胞菌培养阳性意味着可能会导致其他严重疾病，又可能老人的现实状况令其有很多苦闷，对疾病的担心只是一个神经症性的症状，如此等等，可能也会有良好的小组工作结果。

但这次组长选择的仍然是跟随小组，使用当前如此明显的小组情绪——无聊，背后可能还有一些不满。无聊的原因在于空洞，没有内容。不满的原因在于医生的态度傲慢，轻视他人提出的问题。现实中的患者也令医生无聊——占用很多时间反复讨论铜绿假单胞菌，没有其他内容。患者只看到了病，没有看到其他，令医生厌烦，觉得无法再帮她（医生其实也是只看到了病，没有看到其他，令小组无聊，觉得无法再帮医生）。现实中的患者可能对医生也有不满，她是否也觉得医生轻视她的问题？

技巧是灵活采用的，不同组长带领小组工作可能风格也是不一样的。这个例子中，案例提供者是高年资医生。案例中医生对患者的不满和指责情绪似乎更明显，医生本身并非受害者。因而让小组成员有机会表达自己的无聊和无话可说的感受，甚至有对案例提供医生的不满似乎也是可以的。只要对案例提供者不会造成太大的伤害。但如果是其他明显需要对案例提供医生提供支持的案例，这样做可能就过于犀利了。

小组成员有两方面反馈，案例提供者在反馈中只接受了第一点（即都认为自己没有足够关于患者的信息，无法理解其生活和就医需要）。这也是巴林特小组工作的一个重要规则：案例提供医生选择自己觉得重要的和有用的带走。

四、案例 5-4 （由一位中年神经科女医生提供）

患者是一位 28 岁的女性，2 年前就诊，当时是情绪不稳定，诊断抑郁发作，每次都由父亲伴诊，男朋友也常来，但都在诊室外等着。近 2 年一直情绪稳定。本次就诊是因为男朋友有了外遇，患者虽然目前病情稳定，但怕情绪出现反复。患者认为自己性格比以前坚强了，打算分手。案例提供者希望小组讨论的问题是该如何帮助这个女孩。

在提问环节中继续了解到，患者与母亲关系不好，母亲是做生意的。患者长相漂亮，在交往中男朋友一直是服从、听话的。有人提出"你为什么会提出这个案例？你看过这么多患者，为什么选这个案例？"这时组长进行了干预："这个问题我们可以在小组中讨论。"

　　讨论中，有成员对医生的负责任态度给予了肯定，对医生难以直接回答患者的问题表达了共鸣。有成员认为分手与否须由患者自己决定，成长必定要承担其中的痛苦。有成员提到患者亲子关系缺乏，可能会在寻找母亲形象。也有成员设想父亲的处境，他可能照顾女儿的压力很大，对女儿的男朋友愤怒，同时可能又享受女儿的依赖。

　　案例提供者表示非常感谢这个小组和小组成员的分享，特别表示在小组中自己觉得很安全。并补充说，之前女孩已经试着脱离父亲，但此次又突然出现分手的事情。

　　这是一个初学团体中巴林特小组工作的第一次案例讨论，案例提供者提出的问题在巴林特小组工作中非常有代表性，就是"我该怎么办？"。这通常不是巴林特小组工作的直接讨论议题，小组的任务始终是去理解特定案例中的医患关系。

　　在提问中，小组成员关于"你为什么会提出这个案例？你看过这么多患者，为什么选这个案例？"也是常常被问的问题，却不是在这一环节中能够收集的信息。提问只是补充客观存在的事实水平的信息，而"医生为什么这么做"已经是在猜测人物的内心活动了，因此组长进行了干预。

　　讨论中，有人站在医生的立场发言，有人代表患者发言，有人为患者的父亲说了话，也有人谈到了母亲的不在场，但没有人去猜测男朋友和外遇的事。似乎在案例中患者也没有向医生诉说男朋友和外遇带来的感受，小组的表现与案例中的情形非常相似。案例提供者反馈时并没有再次提及"我该怎么办"的话题，并且特别提出了小组给予自己的安全感。由此推测，患者可能对自己要怎么做已经有答案了，她在医生这里寻求到的安全感已经对她有所帮助。

五、案例5-5 （由一名年轻的精神科女医生报告）

一名60岁女性患者，因慢性精神分裂症长期住院，一般躯体情况不太好，有些表演特征，常常拒食，但患者女儿喂食时能进食。患者的家属也不太好沟通，拒不转院，拒绝给患者行改良电休克治疗（modified electraconvulsive therapy，MECT），还经常给医院提一些不合理的要求。经常表达认为医护做得不够好，甚至曾经辱骂医务人员。医生为患者做了很多，但主治医生觉得这位患者有躯体疾病的风险，提出转院的建议，家属拒不合作，医院管理者和病房医生觉得很被动。而即使继续住院治疗，家属也不配合，还对目前的医护工作横加指责，医生们觉得很委屈，也很有压力。

案例提供者希望得到建议，应该怎样面对这位患者和她的家属。

在反馈环节，小组成员对医生的困难处境给予了充分的理解，许多想象都围绕着医生受到的压力和委屈，觉得她应该从同事那里获得更多支持。也有成员设想患者家属的处境，尤其是患者的女儿可能处在艰难的困境中，通过指责医生而弥补自己对母亲的各种感受尤其是愧疚。小组工作中一直似乎忽略患者。患者是个什么样的人呢？家属希望自己和医生怎样对待她呢？组长此时抛出了这个问题给小组成员。有小组成员给了这样的反馈，这位患者在年轻时应该至少是一个好母亲，因为病了之后她的子女们还经常来看望她，她对女儿的依赖也说明她对女儿的感情很深（患者通过象征性的方式来到了小组当中，展示了她人性的另一面）。

案例提供者在最后反馈时说，小组的反馈让她得到了很大支持，特别是现在明晰了自己治疗的对象应该是患者，想象到患者年轻时是一个性格温和、爱美的女人，她对患者的抵触感也减少了。

这是一个医患关系中也非常有代表性的案例工作，也就是医生与患者家属的关系。尽管双方都是患者的医疗和照料最重要的资源，他们之间的分歧和矛盾却常常出现。就像这一案例，患者为慢性精神分裂症，已经交流很困难了。这时患者容易被小组忽略，就像她在现实中容易被家属和医生忽略一样，她只代表疾病、症状或问题。这是一个较为成熟的小组，当组长提出"患者是一个什么样的人"时，小组立即展开了想象，并且使用了自己的人生经验，推测患者在年轻时是一个好母亲。正是这一想象也给案例提供者开启了一扇接近患者的门，缓解了她的抵触。当然，这个问题在小组中也可能遇到困难，例如：认为患者已经丧失了功能，没有自知力，无法想象精神分裂症的患者会是怎样的等等。组长还可以进一步通过询问引导，例如：请小组成员使用自己对不同年龄阶段的常识去猜测一下患者在其一生中某个阶段的经历和生活（联想）。

六、案例5-6　（由一名精神科年轻女医生报告）

一位40岁男性，强迫症患者，在医生处就诊半年，接受药物治疗，最初2个月一般情况还好，病情逐渐好转，在第3个月开始变得有些易激惹，抱怨医生看别的患者花了很多时间，并提出电话心理咨询的要求，被医生婉言拒绝后，在医生提出加用药物稳定情绪的建议时，患者拒绝了。在一次相对平静的门诊后，患者未再来就诊。之后医生接到了被患者投诉的通知。医生感觉很受挫：这是她第一次被投诉，她也感觉对患者怀有愧疚。

案例提供者没有提出特别的问题要求小组回答，只是希望听到一些回应。

在小组的事实询问环节中了解到患者是政府公务员，已婚，有一个正在上小学的孩子。医生被投诉后并没有被领导指责，但是医院管理制度中对于投诉的处理是要部分扣除科室的绩效成绩。

在反馈环节中有成员分享感受到医生治疗中付出的努力与被投诉的委屈。有成员称自己在日常工作中也觉得强迫症的患者常常是令人心烦和感到处理困难的，会急于通过增加药物来"搞定"。有成员联想到在面对这样的患者时会不经意间流露出不耐烦，患者捕捉到这些信息后可能感觉到受伤害，甚至愤而投诉。还有成员猜测患者可能看到医生想到了自己的妻子，不满之情油然而生。还有一名小组成员描述自己脑海里浮现出一个形象：一个文质彬彬的中年男性，戴着金丝边眼镜，家中有一个强势的母亲和能干的妻子，他的内心可能藏着很多的怨愤，却羞于表达。也有人从医院管理和政策上进行了观点上的阐述。

案例提供者反馈时称那个立体的患者形象让她更接近了患者，甚至有了可以进一步帮助患者的信心，也减少了之前的受挫感。

医疗投诉的案例在临床工作中非常常见，在巴林特小组工作中也不例外。这次巴林特小组工作讨论的方向一开始也被投诉这个主题深深吸引。但小组的讨论一直围绕着医患关系，有对于医生的共情，也有对于患者的理解。象征性的人物形象与生活的描绘让小组接近了患者，案例提供者也如此，双方未能聚焦的需要（医生关注更多药物，患者关注更多陪伴）此时如果能够找到出口，医生的挫败感也因此得到释放。

七、案例5-7 （由一名女性神经科年轻的临床研究生报告）

一位女患者，35岁，护士，与丈夫分居，有一个脑瘫的孩子。因抑郁症接受临床治疗研究试验，需要频繁进行随访。因患者是护士，经常倒班，总是要求医生配合她的时间。随访中患者经常抱怨，医生有时反馈和解释，逐渐厌烦她，但感觉无奈。患者接受6周治疗后决定退出尚未按计划完成的治疗研究。

案例提供者向小组询问的是：我应该配合她的时间吗？我

该怎么回答她。

讨论中，小组成员认同了随访科研入组患者管理上的困难和无奈，也表示既然这是科研任务就必须硬着头皮完成。也有人表示一个 35 岁的女性在这种情形下一定很不容易，让人同情，如果自己是患者，一定希望医生能够无条件地给予自己帮助。另外的发言则表示患者其实只是找个人倾诉而已，并不希望医生真的能给自己答案，这样的陪伴已经足够了。此时组长观察到案例提供者的困惑表情和情绪。这时组长提议小组成员猜测一下在接到患者决定退出的电话，得知研究终止了，医生的感受会是什么时，小组表达了医生可能的复杂情感，既自责、后悔，也会苦恼、无奈，又有轻松、解脱感。

案例提供者返回后反馈，感到自己被小组理解，眼前又浮现出患者的形象。

在这个巴林特小组工作中，小组的讨论显然是围绕医患关系进行的，但过程中呈现出来的强烈情绪线索及处理是巴林特小组工作不应忽略的重要任务。案例中呈现的各种复杂、互相矛盾的感受在小组中得到了容纳和稀释。这会令医生放下重负并在今后尝试改变。

八、案例5-8 （由一名临床实习的女医学生报告）

一位 19 岁系统性红斑狼疮患者，脑病、肾病，既往 5 次住院均成功治疗，本次住院期间病情加剧，意识不清，如果积极抢救需要去 ICU。父亲想救，一直提供资助的大伯想放弃。家属叫来救护车准备接患者回家时，父亲不甘心放弃，大伯父坚持主张回家，双方追问主治医生"究竟希望有多大？"，医生只能说"希望很小，但以前也有过成功的案例"，但回答不出具体数字。几个小时的反复询问和回答后，患者病情加重，终于放弃治疗回家。

案例提供者提出，医生究竟应该给家属怎样的答案？

提问持续了很久，提问中甚至已有很多有关家庭关系的猜测。

讨论环节中涉及许多对于父亲、医生、伯父等的猜测。关于实习医生的感受、对于无法给出更确切的答案的理解，对于结果的遗憾。小组成员间也出现关于临床两难困境的争论等。当组长提议请小组想象患者的情感和想说的话，进而用一把椅子放在小组中央代表患者时。小组中沉默了些许时间，气氛凝重。有人体验到了医生对于生命的敬畏，做出一个决策真的不容易，其他人代表患者表达了对家人的感情，对医院的信任，"为什么是我患病"的不甘，以及强烈想活下去的愿望。

案例提供者回到小组后表达自己对各方的理解都有了加强；想象了那种"再苦再累也想活下去"的感受。

这是一个较为困难的巴林特小组工作。小组成员极易被各种思维和判断、结论、决策所吸引。此时组长下了一剂"猛药"，使用一把空的椅子代表患者放在小组当中，当患者的形象再也无法回避时，整个小组如同父亲、伯父或主治医生一样被挑战，这个过程中每个角色的潜意识活动以不同角度呈现出来。这里没有使用常规意义上的角色扮演技术，而是"空椅"的象征性，让小组成员直接进入了角色当中。

九、结语

在巴林特小组工作的发展历史中有这样一个小故事。Enid Balint 应邀到美国，向同行们现场演示了巴林特小组工作，受到广泛好评。事后，美国同行在巴林特协会的报刊上赞扬 Enid Balint 带领的小组是"绝对完美的巴林特小组工作"。Enid Balint 为此特别写信给美国的巴林特协会，表示自己读到"绝对完美的巴林特小组工作"时感到不安，因为这一说法不符合巴林特小组工作的目标。虽然每一次小组都希望找出在这个特定时间、特定小组的合适方法去面对患者，但这是不可能的。没有任何一个巴林特小组工作是绝对完美的。

是的，没有巴林特小组工作是绝对完美的。但在每一个巴林特小组工作中，我们总会有所体验，有所反思，有所收获，或者留有遗憾去总结改进。这正是巴林特小组工作的精髓所在。在这里可以给读者一些相关知识、原则、方法以及案例参考，然而只有在实践中我们才能真正体验到巴林特小组工作的魅力。

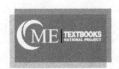

其他干预策略

第 6 章

姜荣环　北京大学第六医院
杨　蕾　空军航空医学研究所附属医院

第 1 节　自助团体

自助团体（self-help group）作为团体治疗的一种，在现代团体治疗的大家族中占有一席之地，在西方社区心理学的研究中被认为是个体获得社会支持、促进成长的一种有效形式。如今，加入自助团体的人群日益壮大。

在 20 世纪 70 年代，这种团体治疗就开始风靡美国，参与人数超过接受专业心理/精神医学治疗的总人数。经统计，几乎有半数的自助团体没有专业人士带领，主要是成员之间相互给予支持并为其提供一个可以分享信息、相互支持的平台。这种没有专业人士指导的自助团体疗效很难评价，但是参与者的好评如潮，他们大多反映自己的应对技巧和日常状态有明显改观，对自己的状况有了更多的了解，较少去医院就诊。

自助团体中任何种类的痛苦、行为怪癖、奇端异闻等都能见到，其范围广泛，如戒烟戒酒协会、康复协会、深情友团（居丧团体）、匿名戒赌会、伤心妈妈团体、犯罪受害者协会、领养支持者团体等。其中最著名的是匿名戒酒者协会（Alcoholics Anonymous，AA）和匿名戒毒者协会（Narcotics Anonymous，NA）。这些自助团体奉行独立原则，不依附于任何组织和团体，不接受任何监督，成员无需缴纳会费，入会也不受任何年龄、性别、种族等限制。

自助团体分为开放式和封闭式两种。开放式自助团体允许任何人参与，而封闭式自助团体则有条件限制。大多数自助团体是没有治疗师的或者由自助团体中比较资深的参与者担任类似治疗师的领导者的角色。对于有治疗师的自助团体，治疗师的任务是控制治疗过程，尤其是讨论过程，带领来访者们共同寻找有效的解决问题的模式，保证来访者有均等的说话机会和时间。专业人士过分充当专业指导角色，对团体及成员有害无益。自助团体应用了各种疗效因子，特别是凝聚力、普遍性、模仿、希望重塑和宣泄。一般自助团体较少探究成员的个性，积极的支持性陈述非常多，通过团体内人际交互作用，促进成员之间彼此启发、相互反应、支持鼓励，从而认识自我与他人，改善人际关系，增强社会适应性，能促进成员的人格成长。一般来说，能积极参与、体验到凝聚力的成员收益较大。

自助团体能兴盛并经久不衰，其原因在于这种团体形式开放，愿意参与者容易加入，通过与人分享即能获得心理支持。成员的帮助力量来自于内部，而并非来源于外部。相同的经历拉近成员间的距离，使其成为同伴和专家。成员同时是支持提供者和接受者，他们可以从两种角色中获益——自我价值感通过利他而提升，通过观察别人如何战胜相似的困难而获得信心。自助团体中的主动和积极的策略提升了团体的功能。

医护人员作为整体人群的一部分，可以因其自身的某些问题或者困惑而参加任何一种自助团体，其中针对代表性的解决职业相关的自助团体是巴林特小组，在本书的第5章有具体的阐述。

第2节 婚姻干预

一、婚姻的定义

婚姻指的是一对成长的男女决定结合为夫妻，以伴侣的关系终生一起生活，并保持密切的情感与关系，共同经历人生的阶段，一起养育子女，完成传宗接代的任务。

婚姻是两个不同个体组成的同盟，这种同盟的性质和关系的密切程度取决于多种因素的综合，并不是所有的婚姻关系都是人际关系中最亲密的一种。在众多因素中，个性和婚姻动因是较重要的影响因素。不同个性类型的组合在一定程度上决定婚姻关系的密切程度，双方个性相容或互补可能有利于婚姻关系的发展，国内外有一些研究发现个体情绪稳定性与婚姻质量有某种程度的联系。人们结婚或维系已建立的婚姻关系有各种动机或目的，并不完全是性和情的结合，婚姻的动机和目的在某种程度上决定婚姻关系的性质，只有那些善意的动机和目的才有助于婚姻关系的发展。婚姻关系是人类生活中最基本和最长久的人际关系，大部分夫妻俩人几乎要相处半个世纪的时间，婚姻质量的好坏直接影响到婚姻双方的心身健康，甚至子女的健康成长。

二、现代婚姻的各种问题

快节奏的都市生活给现代人的婚姻注入了诸多变化因素，人们的婚姻问题变得日益复杂。婚姻中大多数问题其本质是心理与情绪上的问题，跟人际关系有关，而跟精神疾患有所不同。这就需要依靠心理辅导处理并改善他们人际上的相处困难。但现实中常有几种不同性质而有连带性的问题同时发生，不容易清楚、明确地区别，也难有系统的分类。而且婚姻随情况发生许多曲折与变化，并非固定与静态的，因此难以简单分类，只能采用动态性眼光分析与把握。

（一）不健全的婚姻动机

如果夫妻的结合并非由于两人相爱，而是为了某种不寻常的潜意识动机结婚，如经济利益、出国移民等，会诱发各种各样的婚姻问题，此种状况无法维持正常的婚姻，极易导致破裂。

（二）性格不协调

作为个体，夫妻各有其性格特点。但若个性相当悬殊，又往往是造成婚姻关系不协调的原因。如两人均个性强、不认输、喜欢计较等，结果会争吵不休；或是两人性格都属于被动性，彼此都需信赖他人，无法自主，其结果也会诱发婚姻矛盾。

（三）对角色的不同期待

如果夫妻来自不同的社会文化家庭，对夫妻角色的认识和期待也会不同，在婚后生活中很容易对自己配偶产生不满意的情绪，导致婚姻问题的产生。

（四）受原生家庭的影响和干扰

有时候，婚姻矛盾直接来自原生家庭的干预与影响，如父母对儿女婚姻的不支持甚至反对，或父母对其太关心，干预过度，使子女失去了自己设想的婚姻生活的自主权。

（五）缺乏维护夫妻关系和保养婚姻生活的艺术

夫妻出于各种理由，将精力放在工作、养育孩子或其他事情上，而无心维护自己的夫妻生活，也会导致婚姻问题。

（六）婚外关系的发生

婚外关系的发生有各种各样的原因：或出于"围城心理"，对其他异性产生幻想；或喜新厌旧，追求新的刺激与变化；或因工作、生活不顺心，让"第三者"乘虚而入等。需要对其进行认真分析，慎重引导。

总之，婚姻顺利与否，常依赖于许多条件。夫妻不和，并非一两种原因所致，往往是由许多因素累积在一起，造成婚姻关系发生困难。一般夫妇，多少能靠彼此感情及对婚姻的信心，维持顺利的夫妻生活，但有时婚姻问题困难重重，就需要婚姻咨询和治疗了。

三、婚姻治疗的一般目标

（一）增进夫妻间的沟通交流

这是婚姻治疗的首项目标。夫妻缺少沟通的原因往往是没有意识到沟通的重要性。夫妻之间的沟通交流主要是让彼此感到在共同分享生活的乐趣，体会到彼此相属相亲。此外，夫妻本身的性格也会影响到沟通，如有的人喜欢说话，性格开朗；有的人性格深沉、稳重，生性好思考，不喜欢讲话。由此导致二者相互沟通的困难。

（二）矫正"角色关系"，调整"职责分配"

通过婚姻治疗，分析、调整夫妻所扮演的角色与表现的关系，以便改善夫妻"人际关系"。一对夫妻假如能扮演适当的夫妻角色，就能自觉地执行各自应执行的职责，从而发挥一对配偶的生活功能，经营健全的婚姻生活。

（三）协助度过"婚姻发展"各阶段

一对夫妻从结婚成家，开始婚姻生活以后，随着年龄的增长、子女的生育，其婚姻关系将逐步得到发展和改变，同时也会经历不同性质的婚姻关系与生活，这称为"婚姻发展"。有些夫妻在面对不同的婚姻发展阶段时，有时会短暂地出现困难，这是婚姻治疗的目标之一。如孩子的出生、夫妻之间教育方式的不同等也会产生夫妻间的冲突。婚姻治疗的目标，在于协助夫妻适应因婚姻发展不同阶段而带来的夫妻角色、职责、关系的变化。

（四）改进"适应问题"模式，解决问题

每个人遇到困难时，其解决困难的方式有所不同；每对夫妻面临问题时，所运用的策略也往往不同，因而导致婚姻问题。

婚姻治疗的目标，在于让夫妻彼此了解对方的体贴与理解，鼓励双方以通融、协调的方式解决分歧和矛盾，改进彼此适应问题的方式，处理面对的问题。其要点不仅在于解决问题，也在于建立和维持有效的解决问题的习惯，以应付日常生活中可能面临的各种问题。

四、婚姻治疗的基本原则

在婚姻治疗的过程中，应遵守以下几个基本原则。

（一）主动积极的原则

因为施治者所面对的是两人世界，且是关系不顺畅的夫妻，因此，施治者要采取较"主动"的方式主持治疗并以"积极"的态度处理问题。在治疗过程中要密切观察，并即刻反应处理，避免会谈气氛冷淡，或产生情绪激动的场面；要打破僵局，同时随时阻止恶性反应，并提议处理的方向等，主动积极地进行辅导治疗。

（二）兼顾平衡的原则

治疗婚姻问题时，需要时时"平衡"地兼顾夫妻双方，使两方都参与。要注意夫妻两人的好转、进步、满意也要两两平衡。不能使一方很进步、满意，变成较成熟的人，而另一方却迟迟不进步、不成熟。

（三）保持中立的原则

治疗时要保持"中立"立场，避免卷入夫妻两者的关系里去，偏袒一方，演变成三角关系的争执与冲突。由于施治者性别的关系，有时会在不知不觉中较同情男方或女方，而引起另一方的情绪反应，以致无法进行辅导和治疗。

（四）重在调适的原则

在婚姻治疗过程中，应尽量强调"调整"、"改善"、"适应"，少谈"病理"、"问题"。在可能的情况下，施治者应尽量避免夫妻彼此指责，批评对方的毛病、缺点和问题，以免夫妻感情更加恶化。

五、医护人员的婚姻干预

医护人员不仅要面临一般人群要面对的婚姻问题，而且由于其工作的特殊性，如工作强度大、昼夜加班、节假日不固定、各种进修和学习考试等周而复始的巨大体力消耗和心理负荷让不少人不堪重负，在婚姻关系的维系和发展方面会面临更多的困难。因此，医护人员的婚姻干预应充分考虑上述特点，重点强调夫妻间的沟通，医护人员自身增加与配偶的交流，让对方了解其工作性质以及面临的困难，取得对方的支持和理解；在面临家庭或其他问题时，能够与对方共同面对，相互支持，共度难关。

第3节　家庭治疗

一、家庭治疗的定义

家庭治疗是心理治疗的一种形式，治疗对象不只是患者本人，而是通过在家庭成员内部促进谅解，增进情感交流和相互关心的做法，使每个家庭成员了解家庭中病态情感结构，以纠正其共有的心理病态，改善家庭功能，产生治疗性的影响，达到和睦相处及向正常发展的目的。

家庭的主要功能是生养子女，培育下一代，解决日常生活中衣食住行各方面的生活需要。其另一个主要功能是满足家人成员的心理需要。作为一个社会功能单位，家庭中每个成员的个性、价值观以及对社会的适应模式等，皆在家庭的熏陶下形成。家庭成员之间密切交往，互相产生正性的和负性的影响。如果家庭功能不良，诸如家庭领导功能不良、家庭界限不清、家庭关系扭曲、单亲家庭、重组家庭等，都能使所有家庭成员在不同程度上卷入家庭纠纷，在病态的家庭关系中都占有一角，从而导致各种病态情感和行为障碍。

如果家庭功能良好，父母感情融洽、家庭内部各成员关系恰当、良好的家庭教育、孩子与家长的积极交流等都有利于家庭成员的身心健康和社会适应。

二、常见的家庭问题

（一）家庭制度与系统方面的问题

家庭本身的制度即家庭是如何根据社会制定的制度与系统，组成家庭的先决条件或形成家庭的基本形态，而间接地影响到家人的心理问题。如家庭的传递系统（由哪个孩子继承家业）、居住规定（与男方还是女方的父母一起居住）等带来的家庭问题就属于这一类。

（二）家庭群体行为问题

家庭作为一个群体会发生家庭结构、权力分配、角色扮演、沟通交流等问题，主要采用结构性的家庭治疗，改善其结构上的问题。

（三）家庭次系统里的人际关系问题

家庭的心理问题并没有牵涉到整体性的群体问题，而只是牵涉到次系统里的某几个人的问题，间接地影响到全家情况。如夫妻间的情感问题（间接地影响到子女）、祖父母过度溺爱孙子（而父母难以劝告而引起的矛盾）等。

（四）家庭发展阶段上的问题

当家庭经历家庭发展阶段时，代际之间会产生对生活的持久的相互影响。从结婚至第一个孩子出生为家庭形成期；第一个孩子出生至最后一个孩子出生为家庭扩张期；最后一个孩子出生至第一个孩子离家为家庭稳定期；第一个孩子离家至最后一个孩子离家为家庭收缩期；最后一个孩子离家至夫妻之一死亡为家庭空巢期；夫妻之一死亡至鳏寡者死亡为家庭解体期。

家庭的每一个发展阶段都有不同性质的困难需要面对、不同性质的任务需要完成。在家庭的当前发展阶段中，同时发生众多相互交织在一起的代际之间的相互作用。当上一代面临衰老问题时，这一代人却正面临孩子离家独立生活的事实，而下一代人则正在为事业做准备或开始经历成人间的亲密关系。

三、家庭治疗的模式

家庭治疗的模式有多种，但在实际应用中，要灵活地、综合地应用相应的模式或方法，而不必拘泥于某种特定的模式。

（一）支持性家庭治疗

与个人的支持性治疗的原则和方法一样，重点放在遭遇困难的家庭、家庭正在经历着严重的心理创伤或打击时，给予适当的心理支持，协助渡过困难。这是最基本、普通的家庭辅导，并没有特殊的理论或学说上的依据，只运用处理挫折的原则而给予支持与辅导。

（二）认知行为家庭治疗

在父母教育子女或夫妻间的相处行为问题上可以运用。治疗的着眼点在于可观察到的家庭成员间的行为表现上，即建立具体的行为改善目标与进度，利用学习的原理督促改善其行为的功能性。让家庭成员有意识地认识并想到去改正不好的行为，成功时予嘉奖，否则予以处罚，以此促进家庭共同努力、进步。

（三）结构性家庭治疗

其理论基础是家庭有其内在的组织或结构，特别适合辅导结构上有问题的家庭。家庭结构通过子系统之内和之间的相互作用产生稳定的维持和调节（子系统可以是明显的群集，如"父母"或"孩子"，也可以形成潜在的联盟，如父亲和子女形成联盟而排斥母亲等）。家庭治疗的重心是针对家庭里的结构问题而给予矫正工作，包括角色扮演的混乱问题、权威功能的发挥与分配问题、性别角色的认同问题、沟通交流的困难、家庭的联盟与认同等。

（四）策略性家庭治疗

该治疗认为一个家庭常形成重复性与病态性的行为模式，而构成家庭的问题，并且经过多次重复性行为来维持症状。治疗的重点是探讨并采用特殊的方法，针对问题而采取有策略性的治疗。这一模式的特点在于治疗者对家庭问题的本质有动态性的了解，并建立一套有步骤的治疗策略，以求有层次地改变家庭问题。

（五）解决问题式的家庭治疗

该治疗方法从认知的角度，注重实际，着重于问题的消除而推行的治疗方式。基本上不去考虑家庭问题的根源是什么，过去如何发生，而且不认为症状与问题的发生有何特别作用，认为家人是想改善他们的问题的。引导家庭成员把着眼点放在将来，注重正性的希望，诱导家庭成员心理的改善。

（六）系统式家庭治疗

该治疗将家庭看成是一个大系统，而每一个成员都是子系统。家庭中各个成员之间相互影响、相互关联、相互依赖。家庭成员间的互动方式构成的家庭模式与规则是个人症状发生的主要原因。因此，治疗的重点是围绕症状而找出家庭规则中的"问题系统"，加以扰动，从而促进症状的消失。

四、家庭治疗的目标

家庭治疗的目标比较广泛，要从家庭的各个心理层次去理解、关注、帮助，让家庭在组织结构、关系、发展、认同、适应等方面保持健全，充分发挥家庭的功能。治疗目标主要如下。

（一）协助建立健康的家庭结构，以便发挥家庭功能

包括协助家人建立适当的家庭结构，尤其是关于权威分配及行使问题；家庭成员间的角色扮演、联盟的形成和关系问题。

（二）促进良好的家庭人际关系，免除关系上的冲突

家庭作为一个大的系统，还包含着各种次系统关系，如夫妻的次系统、兄弟姐妹的同胞次系统关系、父子、父女、母子、母女的亲子次系统关系。如果次系统关系出现问题，就需要家庭治疗来改善。

（三）促进应用家庭沟通，维持交流的功效

家庭成员间的沟通问题后面，常隐藏着情感冲突、人际关系困扰或者角色扮演问题，家庭治疗的重点放在改善家庭成员间的沟通上，其他问题也会随着改善。

（四）帮助渡过"家庭发展"的阶段

由于家庭是按照阶段发展的，不同发展阶段都有特殊的问题需要解决。在家庭发展过程中面临新的、难以解决的问题时，就需要家庭治疗来解决。

（五）鼓励适当的家庭团结，相互提供情感支持

健康的家庭需要家庭成员间的适当的情感关系，有足够的凝聚力来共同面对外来刺激。家庭成员间不仅有浓厚的感情，相互提供支持和关怀，同时容许每个成员有自己的独立空间和外在发展。过分紧密或者毫无凝聚力的家庭，均需要家庭治疗的干预和修正。

（六）促进树立适当的"家庭界线"，建立家庭认同感

家庭作为一个群体，对内要有认同感，对外能保持适当的界线。如果家庭认同感过分强烈或者缺乏，家庭界线不清或过度，都会造成家庭心理问题。

五、家庭治疗的原则

家庭治疗的原则：①针对整个家庭成员，进行集体治疗，纠正共有的心理病态；②"确诊的患者"所存在的问题只不过是症状而已，其家庭本身才是真正的患者；③家庭治疗医生的任务在于使每个家庭成员了解家庭病态情感结构，改善和整合家庭功能。

六、医护人员的家庭治疗

医护人员的家庭问题既具有一般家庭的普遍性，也具有因为工作性质所带来的特殊性。普遍性表现如夫妻不和导致婚姻危机，代际之间缺乏沟通互相难以理解，同胞竞争难于相处，家庭内部遭遇重大挫折和困难如丧偶、亲人去世、经济压力等，这些问题的解决需要家庭内部机制的良好状态，如家庭组织、结构、沟通、情感表现、角色扮演、联盟关系和认同等方面。家庭治疗把着眼点放在整个家庭系统上，关注系统内部家庭成员的认知、夫妻关系、亲子关系、同胞关系的互动，通过改善家庭环境和解决每个家庭成员问题，达到良性循环的目的。特殊性主要表现在由于医疗工作节奏快、压力大、昼夜加班等问题而带来的婚姻危机、与子女缺乏沟通交流、家庭遭遇重大困难时难以有足够的时间和精力处理等，使职业角色与家庭角色的矛盾、社会生活与家庭生活的矛盾、对自己及孩子的过高期望与这一期望难以实现的矛盾更为突出，易导致医护人员的内疚、焦虑等不良情绪，继而对身心健康造成影响。医护人员的家庭治疗要充分考虑上述特点，有必要在婚姻和家庭的不同阶段进行心理健康的宣教，及时发现家庭问题进行调整，避免更严重的家庭问题出现。

第4节 阅读及艺术治疗

一、阅读治疗

（一）定义与起源

阅读治疗（bibliotherapy）一词源于希腊语，是"书"与"治疗"两词的合成，是指患者在医师指导下，有计划、有引导、有控制地阅读图书和其他文献资料，借以辅助医治疾病。

目前对阅读治疗的医学解释已趋一致，即阅读是一种心理体验的过程，阅读就是读者与作品中的思想感情引起程度不同的共鸣的过程。

在阅读疗法发展的早期，即19世纪30~40年代，学者们将阅读疗法分成技能阅读疗法和科学的阅读疗法，其中科学的阅读疗法可以理解成今天的医院疗法的雏形。学者利诺·布朗（Eleanor Brown）认为："科学的阅读疗法是指在实际的心理和生理疾病治疗中，医师把阅读当作药方的方法。"阿琳·海尼斯（Arleen Hynes）认为："临床治疗只有在对患者准确、缜密的科学诊断上，受过专门训练的心理专家在周密的治疗计划下才可运行。"浦林·奥波勒（Pouline Opler）认为："临床阅读疗法由医师、精神病医师、心理学家共同施行，其目的为改变患者的态度。"在20世纪50~70年代，西方图书馆学界形成了阅读治疗的研究热潮。50年代早期，关于阅读治疗的论文已达400多篇。1961年，"阅读治疗"一词首次被收入《韦氏新国际英语词典》（第3版）；1964年，美国图书馆协会（ALA）主持召开了"阅读治疗研讨会"；70年代，前苏联有4000多所医院图书馆为患者提供服务，大型医院有专业人员指导患者阅读；1984年，国际图书馆协会联合会（International Federation of Library Associations and Institutions，IFLA）发表了《图书馆为医院病人和残疾人服务纲要》，强调了阅读治疗在患者康复过程中极为重要的作用。目前在西方国家，阅读疗法已被广泛应用于心理健康辅导、心理咨询和学校教育等领域。其运用人群已从生理及精神伤患扩大到感情困扰者、教养院人群、药物依赖者、儿童和青少年、需要心理及情感支持的群体、图书馆读者、残疾人、老年人及临终患者等。此外，随着阅读疗法在西方国家应用的增多，其适应证也从抑郁等精神疾病扩大到学习障碍、自信缺乏、固执态度、不当行为、婚姻关系、恐惧、自我认识、自我发展以及肥胖症等。

我国的阅读治疗历史可以追溯到公元 501—502 年南朝时期文学家刘勰创作的文学理论著作《文心雕龙》，清朝张潮的《书本草》更是用中国传统的揭示中药药性的方法开列了一份阅读疗法的书目。这两部书被后人誉为中国阅读疗法文献史上的双璧、姊妹篇。西汉的刘向则指出："书犹药也，善读可以医愚。"但是由于中国古代关于阅读治疗疾病的事例和思想存在偶然性和不确定性，很多学者对其科学性存在质疑。20 世纪 90 年代初，西方的阅读疗法引入中国，近几年陆续有研究文献发表，研究对象主要集中于躯体和精神心理疾病的患者。

（二）治疗目标

对于阅读疗法的治疗目标，布瑞恩（Bryan）总结了对求助者应用阅读疗法能够实现的 6 项治疗目标：①使读者意识到他们并不是第一个遇到困惑的人；②使读者发现解决他们困惑的方法不止一个；③帮助读者发现人们卷入某一特定情境的基本原因是什么；④帮助读者发现他人经验的价值；⑤向读者提供解决问题的方法；⑥鼓励读者现实地面对他们的遭遇。此外，引用个体心理学中的 6 个 "E"，也可以概括出使用阅读疗法的目标。这 6 个 "E" 的内容分别是：教育（educate），填补求助者基础知识和技术的空白；激励（encourage），使求助者从鼓舞人心和激发动机的阅读材料中获得鼓励；获取力量（empower），使求助者从有关指导目标形成及实现的阅读材料中获得力量；启迪（enlighten），求助者通过阅读材料，提高对自我和他人的意识，从而获得启发；投入（engage），通过阅读现实小说及其他社会指导材料，使求助者习得社会规则并投入到现实情境中来；强化（enhance），增强求助者的力量以改变旧有观念及以往的生活方式。

（三）治疗原理及应用

很多学者都探讨过阅读治疗的心理学原理，其中以认同、净化、领悟说的解释较为普遍。认同，就是读者通过阅读，将材料中涉及的人物与自身进行比照，通过寻找材料中人物与自己人格、以往经验、面对困境的相同点来获得认同与支持的力量。净化理论认为读者在作者所设定的情景中，体验恐惧和紧张时，内心的焦虑会被导向外部，并通过把作品主人公当作自己而使情感得到净化。作品的内容使人的内心冲突外向化，而人的心理活动又使作品的内容内向化。领悟则是建立在认同与净化的基础之上，读者进行深刻的反省，整合接收到的新的经验并将其迁移到现实生活中来。事实上，阅读疗法的治疗效果并不是某一种心理理论或作用机制能够单独进行解释的，它是一个综合而复杂的过程。但是每种心理理论机制都能从一个侧面剖析这个过程，给咨询师、治疗师和研究者以启发。实施阅读疗法过程中使用的不同类型的书目也反映了不同的心理作用机制，例如，使用小说、散文等文学类书籍的阅读治疗，可以使求助者获得认同、净化和领悟，一些哲学、文化、指导、励志类图书则可以为求助者提供认知-行为应对策略，进而发挥习得机制等。咨询师和治疗师除了应对不同的来访者推荐不同类型的书目外，还应该深入了解不同类型书目的心理作用机制，进而充分发挥阅读疗法的治疗效果，更好地开展心理咨询和心理治疗工作。

在文学作品的选择上应格外慎重。在阅读治疗书目的选择上，我们应持谨慎的态度。一般情况下，应更多地运用世界文学中那些伟大的经典著作，突出阅读治疗的娱乐、信息、益智和审美作用，从而使文学作品中蕴含的审美价值在患者心灵中引起共鸣。而那些对患者较具敏感性的疾病题材文学作品，应在专业人员的指导下，有针对性地为部分患者提供服务。阅读治疗的作用是多重性的，特别是文学作品对于患者心理所产生的影响比较复杂。我们在肯定其正面治疗作用的同时，也要看到可能产生的负面作用。从中国历史记载看，就有不少读书致病或加重病情的个例。如宋代才女唐琬读过前夫陆游的怀旧忏悔之作《钗头凤》，和之不久便怏怏而卒。因此，我们应当全面考察，引以为戒。

二、艺术治疗

艺术治疗是通过艺术形象这个媒介进行的心理治疗，在围绕形象制作的全过程当中，在病、治疗师、形象这三者之间的互动当中解决患者精神心理方面出现的大大小小的问题。在国外，艺术治疗已经发展成为一个稳定和独立的职业，从事这一行的专业人士必须经过严格的训练。目前的艺术治疗主要包括音乐治疗、舞动治疗、美术治疗、心理剧。

（一）音乐治疗

1. 定义及发展史 世界音乐治疗联盟（the World Federation of Music Therapy，WFMT）对音乐治疗定义如下：音乐治疗是指具有资格的音乐治疗师使用音乐和（或）音乐元素（声音、节奏、旋律与和弦），通过一个有计划的过程推动和促进交流、联系、学习、迁移、表达、组织及其他相关的治疗目标，从而满足来访者或团体在躯体、情绪、心理、社会和认知方面的需要。音乐治疗的目的是发展个体潜能和（或）复原功能，从而使他达到更好的自我整合与人际关系整合，并经由预防、康复、治疗获得更好的生活质量。

音乐治疗的发展：我国的《黄帝内经》早在2000年前就提出了"五音疗疾"。古人根据宫、商、角、徵、羽5种民族调式音乐的特性与五脏五行的关系选择曲目，进行治疗。如宫调式乐曲，风格悠扬沉静、淳厚庄重，有如"土"般宽厚结实，可入脾；商调式乐曲，风格高亢悲壮、铿锵雄伟，具有"金"之特性，可入肺；角调式乐曲构成了大地回春，万物萌生，生机盎然的旋律，曲调亲切爽朗，具有"木"之特性，可入肝；徵调式乐曲，旋律热烈欢快、活泼轻松，构成层次分明、情绪欢畅的感染气氛，具有"火"之特性，可入心；羽调式音乐，风格清纯，凄切哀怨，苍凉柔润，如天垂晶幕，行云流水，具有"水"之特性，可入肾。古埃及有"音乐为人类灵魂妙药"的记载，古希腊罗马的历史著作也曾有过记述。19世纪中期，音乐疗法曾在欧洲一度风行，奥地利医生 P·利希滕塔尔（1780—1853）则在1807年写成了4卷集的《音乐医生》，更详尽地介绍当时的探索成果。到了第二次世界大战期间，由于音乐治疗精神疾病伤员的疗效显著，被迅速推广。

1950年，在美国成立了世界上第一个音乐治疗学的国家协会，专事探讨、推广音乐疗法，并出版论文集及定期刊物。西方各国也纷纷成立这类组织，并有国际性的专业交流活动。至此，音乐疗法已发展为一种专门疗法。目前，世界上大多数国家都有音乐治疗协会。1940年美国卡萨斯大学成立了音乐治疗学专业，至今有80多所院校设立了音乐治疗专业，培养学士、硕士和博士。美国有大约4000个国家注册的音乐治疗师在精神病医院、综合医院、老年病医院、儿童医院、特殊教育学校和各种心理诊所工作。从20世纪70年代开始，音乐治疗传入亚洲。目前日本和中国台湾较大的医院都设有专门的音乐治疗师。我国的音乐治疗近十几年开始发展，目前只有少数学校设有音乐治疗专业，音乐治疗师更是屈指可数。

2. 应用

（1）运用音乐本身固有的复原或康复特性，将音乐本身作为治疗手段，运用于治疗和康复。或者在治疗关系中，将音乐作为一种互动和自我表达的手段。根据来访者的人数、环境、工作目标和治疗师理论背景等因素，采取不同的形式，如音乐引导想象法、即兴演奏式音乐治疗来促进心理健康。

（2）目前音乐疗法主要用于：①临床患者的身心护理，主要是缓解他们的疼痛和焦虑状态；②促进婴幼儿和儿童的发育；③神经精神异常患者的康复，如痴呆患者的认知能力等。

（二）舞动治疗

1. 定义 舞动治疗，又称舞蹈治疗、动作治疗，是以动作的过程作为媒介的心理治疗，即运用舞蹈活动过程或即兴动作促进个体情绪、情感、身体、心灵、认知和人际等层面的整合，既可以治疗身心方面的障碍，也可以增强个人意识，改善人们的心智。

舞动治疗的独特之处在于强调情绪和身体的相互连接性以及创造力能够促进心理的健康。在身体层次上，舞动治疗帮助人们加强肢体的协调能力，提高身体素质；在情感层次上，舞动治疗帮助人们变得更愉悦和自信，并且赋予人治疗方法与工具宣泄通过语言所不能或不足够表达的各种情绪，如愤怒、失望等；在精神层次上，舞蹈治疗能提高人的认知能力、动力和记忆力。

2. 作用和应用 目前舞动治疗在临床上主要帮助有身体和精神障碍青少年和成人，如自闭症患者，以及需护理的老年人。并辅助治疗以下领域：脑部疾病、关节炎、截肢、卒中、癌症、孤独症等。其作用如下：

（1）调理情绪：舞动可以充分释放人潜在内心深处的焦虑、愤怒、抑郁、悲哀等不良情绪，从而告别孤僻，减轻压力、身体紧张、慢性疼痛和抑郁情绪，对心理创伤等心理障碍起到促化分解和消除作用。

（2）引导行为：舞动建立积极正向的身体记忆，引导人建立行为上的自发和自控能力，以及建立有益于健康生活的行为选择与方法。

（3）改善关系：舞动可以平衡心智，改善物我关系，助人建立自知、自信、自主能力，增强社会认知、界限感和沟通能力，与他人和社会建立积极有效的关系，从而改善个人体态，提高自我意识、注意力和交际能力。

（4）调理身体机能：舞蹈作为一种美的享受，可调节大脑皮质，调节神经功能，如调节中枢神经系统和自主神经的功能，使其紊乱的、失调的功能得以平衡，改善循环和呼吸系统的功能。

（5）心理辅导：帮助修补个人成长时期所缺失的心智发展需要，帮助建立与年龄相应的自我形象、行为类型和性别身份感。

（三）美术治疗

1. 定义　是利用美术媒介、美术创作帮助个人或团体达到身心整合目的的一种艺术疗法。美国美术治疗协会（American Art Therapy Association，AATA）将其定义为："利用美术媒介、美术创造过程、当事人（client/patient）对所创作美术作品的反应，实现对个人的发展、能力、个性、兴趣以及内心关注点与冲突点的反思的服务。"作为心理学、艺术学等学科相互交叉的产物，美术治疗弥补了谈话心理疗法的不足，帮助当事人通过象征性的意象这一安全、可接受的方式释放情感，从创作中获得快感和满足感，进而整合身心、和谐人格，从精神或情绪紊乱中获得康复。

美术治疗诞生于 20 世纪中期，以精神分析、脑神经科学、艺术学等学科理论为基础而产生。精神分析学家南伯格（Margaret Naumburg）被认为是美术治疗的创始人。她将美术创作活动引入儿童心理咨询与治疗，创立了分析/动力取向的美术治疗模式。艺术家、美术教师克莱曼（Edith Kramer）创立了美术治疗的另一流派，即"美术作为治疗"（art as therapy）。它以弗洛伊德的升华理论为基础，强调艺术创造这一升华过程给予个体的治疗性因素，即美术是个体积极面对现实、构建自我的创造性力量。以上述两大流派为基础，美术治疗实践呈现出多元化的特点。1958 年，纽约大学艺术教育系开设"美术治疗理论与方法"课程，标志着美术治疗作为一门新兴学科的诞生。1969 年，美国美术治疗协会成立，表明美术治疗在美国成为被认可的专业领域。目前，许多国家皆已认可美术治疗的专业地位，国家级的美术治疗协会约 38 个。

2. 应用　尽管各美术治疗流派之间在理论背景、治疗技术上存在各种差异，但基本理念相同：其一，艺术本身具有强大的治疗力量。作为人类特有的精神产品，艺术不仅能促进人的感知、想象、直觉、顿悟和灵感能力，更能激发人的情感体验、情感调节与情感传达能力；既可作为一种有效的情感传达方式，亦可作为一种培养个体社会交往能力、和谐人际关系的有效手段。其二，所有人都拥有运用艺术媒介进行创造的潜能。适当的环境、连续的艺术刺激和实践，能使潜能成为显能。

美术治疗一般包括诊断、帮助改变与结束三大阶段。依据当事人创作方式的不同，应用非结构性或结构性的方法，仔细观察和评估当事人的行为，如当事人与治疗师的互动、与美术材料的互动、对作业的反应、对作品的解释等，依此进行相应诊断，制订详细的治疗计划与目标。治疗过程中，治疗师主要通过鼓励当事人谈论或以新的媒介进行表现等方式帮助其修通因治疗即将结束所产生的各种情感，通过引导当事人按创作顺序观看治疗过程中创造的所有作品等，帮助当事人回顾、明晰整个治疗过程。

美术治疗作为评估或治疗方式已广泛用于临床康复与治疗、教育与促进个人成长的诸多领域。如自恋型人格障碍、创伤后应激障碍、孤独症、酒精依赖、抑郁症等。

（四）心理剧

1. 定义　心理剧是西方最负盛名的团体心理治疗技术之一。它是通过特殊的戏剧形式，让参加者扮演某种角色，以某种心理冲突情景下的自发表演为主，将心理冲突和情绪问题逐渐呈现在舞台上，以宣泄情绪、消除内心压力和自卑感，增强当事人适应环境和克服危机的能力。心理剧能帮助参与者，通过音乐、绘画、游戏等活动热身，进而在演出中体验或重新体验自己的思想、情绪、梦境及人际关系，伴随剧情的发展，在安全的氛围中，探索、释放、觉察和分享内在自我。

2. 作用及应用　心理剧的应用范围广泛，从子女的教导、员工的培训到有心理问题的儿童、青少年、老人，到弱智者、精神病患者和罪犯均可以应用。心理剧通过揭示深藏在参与者内心的症结，在导演的协助下，通过当事人目前的性格特征，揭示其性格产生的根源，即幼时受伤害所造成的"生存决断"。同时让学员通过这些"个案"，普遍觉察到自己身上"看不见"的，但又无时无刻不在发挥作用的负面人格特质，从而起到修复心理创伤、提升心灵品质的效果。心理剧也可以帮助个体提高自我解决现实问题的能力，建立更良好的人际关系。但是，心理剧和其他的心理治疗一样，需要有经过专业培训的人作为导演引导剧情发展，最终使得参与者得到心理上的成长。

总之，阅读治疗和艺术治疗是20世纪90年代由西方引进到中国的，其应用的范围相对局限，而应用到医护人员方面的经验非常少。但是，阅读和艺术创作作为人类日常生活中的活动，其调节身心健康的重要作用不言而喻。

第5节　电话及网络咨询

一、电话及网络咨询

电话咨询（telephone counselling）是指利用电话这一通讯手段，应用心理咨询和心理治疗的技术，及时、迅速地帮助面临心理、社会逆遇的人们解决问题，恢复心理平衡状态，提高社会适应能力。此种方法比较简便、实用和有效。由于电话咨询的特殊性，所以对热线电话服务人员的技术要求较高，除时间限制外，更需要掌握言语会谈的技巧，尤其是聆听的能力。此外，在接听过程中不能直接观察到求助者的表情和动作，只能通过声音和语调间接判断求助者的精神状态和情绪变化，因此，要求工作人员必须具有一定的临床经验和应变处理能力。电话咨询在防止心理危机所酿成的悲剧（如自杀与犯罪）方面有特殊价值。

1953年，英国首创此类机构，命名为"撒马里坦斯"（Samaritans）。1960年，美国洛杉矶自杀防治中心开始用电话咨询。德国的"电话呼救"、法国的"友情505"、苏联的"生命电话咨询处"、日本的"生命电话"等均是类似的电话咨询机构。心理咨询员日夜守候在电话机旁随时帮助来访者度过危机，必要时还可以赶赴其所在地进行疏导帮助。有人称这种电话咨询为"希望线"、"生命线"。

这种方式的优点是咨询迅速及时，不分昼夜，不论远近。在精神崩溃的紧急关头，能得到心理上的支持，可以起到扭转乾坤的作用。当然，电话咨询并不仅限于心理危机，各种心理问题都可以使用电话咨询。

二、网络咨询

网络咨询是指以网络为中介，通过建立良好的咨询关系，以专业知识为基础，运用心理学方法和技术，帮助来询者发现问题、发掘资源，并以建设性方式解决问题，从而有效满足其需要并促进其成长的过程。随着网络的发展，网络咨询越来越受到关注。网络心理咨询是一种新兴的快速发展的心理咨询服务形式，并且随着信息技术的发展而变得更为方便和有效，尤其是网络带宽的提升、视频技术的进步，在网络中进行面对面心理咨询的形式可能在不远的将来得以实现，这为网络心理咨询提供了广阔的发展前景。但是，正如互联网给现实社会带来的影响喜忧参半，互联网被人们形象地喻作"双刃剑"一样，网络心理咨询作为一种新形式，它既有传统心理咨询（主要包括门诊咨询、信件咨询和电话咨询）所无法替代的优势，又有其明显的弱点与限制。

网络心理咨询的优点是便于为当事人保密，选择的自由度增大（当事人来去自由，行动方便，可以随时根据自己的需要选择咨询或终止咨询，可以自由选择自己喜欢的咨询师，或以新的身份重新登陆），信息量丰富，方便快捷。而其缺点也表现为信息不全面、治疗关系不稳定等。

电话和网络咨询比较简单方便，对于工作紧张的医护人员而言，在遇到问题时可以采用此种形式，对问题进行咨询后再决定今后的咨询或治疗策略。

第6节 抗抑郁药、抗焦虑药及镇静催眠药物的应用

医护人员的抑郁或焦虑情绪达到抑郁或者焦虑状态的诊断标准时，或者严重的睡眠障碍，在应用上述心理治疗和咨询效果不佳时，可以考虑应用抗抑郁药、抗焦虑药或者镇静催眠药物。原则是单一用药、足剂量、足疗程。尽量选择副作用少的新型药物。适用于医护人员的抗抑郁药物包括选择性5-羟色胺再摄取抑制剂（selective serotonin reuptake inhibitor, SSRI）、5-羟色胺和去甲肾上腺素再摄取抑制剂（serotonin and norepinephrine reuptake inhibitor, SNRI）以及去甲肾上腺素能和特异性5-羟色胺能抗抑郁剂（noradrenergic and specific serotonergic antidepressant, NaSSA），抗焦虑药物包括坦度螺酮、丁螺环酮、苯二氮□类；镇静催眠药物包括苯二氮□类、佐匹克隆、右佐匹克隆、咪达唑仑、唑吡坦。

一、治疗的目标

彻底消除临床症状，尽快恢复社会功能，提高生活质量，

最大限度减少病残率和自杀率。

二、药物治疗的原则

明确诊断，符合抑郁和（或）焦虑状态的诊断；全面考虑个体的症状特点、年龄、躯体状况、药物的耐受性、有无合并症等因素，个体化的合理用药；低剂量开始，逐步加量，尽可能采用最小有效剂量，提高服药依从性；小剂量疗效不佳时，根据不良反应和耐受性，增加至足量（药物有效治疗的剂量上限）和足够长的疗程（至少4周）；如果无效，可以考虑换药，换用作用机制相同或者不同的另一种药物。应当注意尽可能单一用药、足剂量、足疗程治疗；当换药治疗无效时，可以考虑2种作用机制不同的抗抑郁药物联合应用，一般不主张联用2种以上的抗抑郁药物。在联合应用药物时，要密切注意不良反应。在药物治疗的基础上辅助心理治疗，效果更佳。目前的抑郁障碍的治疗指南推荐SSRI、SNRI和NaSSA作为一线治疗药物。

三、药物治疗策略

（一）药物治疗原则

倡导全程治疗，包括急性期、巩固期和维持期治疗。由于首次发作的抑郁症50%~85%会有第2次发作，因此需要维持期治疗以预防复发。

急性期治疗：控制症状，尽量达到临床痊愈。一般药物治疗2~4周开始起效，治疗的有效率与时间呈线性关系。如果用药治疗6~8周无效，改用其他作用的药物。治疗机制不同的药物可能有效。

巩固期治疗：至少4个月，在此期间患者的病情不稳定，复发的风险较大。

维持期治疗：目前观点认为首次发作维持治疗6~8个月，有2次以上复发的，特别是近5年有2次发作者应维持治疗。维持治疗的时间一般至少 2 年，多次复发者主张长期维持治疗。

（二）治疗药物

以下介绍抗抑郁和（或）焦虑药物中副作用少、安全性高的几种类型。

1. SSRI　代表药为氟西汀、帕罗西汀、舍曲林、氟伏沙明、西酞普兰和艾司西酞普兰。主要药理作用是选择性抑制 5-羟色胺的再摄取，使突触间隙的 5-羟色胺的含量增加而达到治疗目的，对去甲肾上腺素、H_1 和 M_1 受体作用轻微，具有疗效好、不良反应小、耐受性好、服用方便的特点。

适应证：各种类型和不同严重程度的抑郁发作；焦虑症；强迫症，创伤后应激障碍等。

禁忌证：对 SSRI 类过敏；严重的心、肝、肾疾病慎用；慎与锂盐、抗心律失常药物、降糖药联用；禁与单胺氧化酶抑制剂（monoamine oxidase inhibitor，MAOI）、氯米帕明、色氨酸联用。

由于其镇静作用轻，可白天服用，若出现困倦改为晚上服用。年老体弱者宜从半量或 1/4 量开始，酌情缓慢加量。常见不良反应包括神经系统（头疼、头晕、焦虑、紧张、失眠、乏力、困倦、兴奋等），胃肠道（恶心、呕吐、厌食、腹泻、便秘），过敏反应（如皮疹），性功能障碍等。罕见有 5-羟色胺综合征、低钠血症、白细胞减少等。

2. SNRI　代表药物为文拉法辛和度洛西汀。具有 5-羟色胺和去甲肾上腺素的双重摄取抑制作用，对 H_1、M_1 和 α_1 受体作用轻微，相应不良反应少。与 SSRI 相比起效较快，抗焦虑作用更强。

适应证：抑郁症、合并有躯体和疼痛症状的重度抑郁发作、广泛性焦虑障碍。

禁忌证：严重的肝肾疾病、高血压、癫痫患者慎用，禁与 MAOI 和其他 5-羟色胺激活药物联用，避免出现 5-羟色胺综

225

合征。

常见不良反应有恶心、口干、出汗、乏力、焦虑、震颤、性功能障碍等。

3. NaSSA 代表药为米氮平，主要作用机制是增强去甲肾上腺素、5-羟色胺（5-HT）的传递和特异性组织 $5-HT_2$、$5-HT_3$ 受体，拮抗中枢去甲肾上腺素能神经元突触 α_2 自身受体和异质受体，此外，对 H_1 受体有一定的亲和力，同时对外周去甲肾上腺素能神经元突触 α_2 受体有中等程度的自身拮抗作用，与引起直立性低血压有关。有镇静作用，而抗胆碱能作用少。

适应证：各种抑郁发作，尤其适用于重度抑郁和明显焦虑、激越以及失眠的患者。起效较快。

禁忌证：严重的心、肝、肾疾病，白细胞计数偏低的患者慎用。

本类药物耐受性好，不良反应少，无明显的抗胆碱能作用和胃肠道症状，对性功能几乎无影响。常见不良反应为镇静、嗜睡、头晕、食欲和体重增加。

4. $5-HT_{1A}$ 受体部分激动剂 代表药物是丁螺环酮和坦度螺酮，主要药理作用是其与 $5-HT_{1A}$ 具有较强的亲和力，能够激活突触前的 $5-HT_{1A}$ 受体，抑制神经元放电，减少 5-HT 的合成和释放，同时对突触后的 $5-HT_{1A}$ 受体具有部分激动作用。优点是镇静作用轻，较少引起运动障碍，无呼吸抑制，对认知功能影响小。但起效相对较慢，约 2~4 周，持续治疗可增加疗效。可以与 SSRI 联用，具有增效作用。常见的不良反应有头晕、头痛、恶心、不安等。孕妇和哺乳期女性不宜使用。心、肝、肾功能不全者慎用；禁止与 MAOI 联用。

5. 苯二氮䓬类药物（BZD） 常用药物有阿普唑仑、劳拉西泮、奥沙西泮、艾司唑仑、地西泮、氯硝西泮。具有抗焦虑作用，起效快，疗效好，常被广泛应用。但此类药物最大的缺点是容易产生耐药性，且多种药物之间有交叉耐药现象，长期应用会产生依赖性。停药时容易产生症状复发或者戒断症状。医护人员由于其工作性质（值夜班等），常存在 BZD 应用的问题。因此，当医护人员出现焦虑失眠问题时，尽量选用非 BZD 类的抗焦虑药物，或者短时间应用 BZD 类，以避免药物滥用或依赖。

6. 非 BZD 类催眠药物   代表药物是唑吡坦和佐匹克隆，为短效睡眠药物。作用原理是特异性激动中枢的 ω_1 和 ω_2 受体，起到快速催眠作用。其半衰期短，两种药物分别是 3 小时和 6 小时，起效迅速，增加总睡眠时间，延长 2、3、4 期睡眠。主要用于失眠症。由于其快速起效，主要用于入睡困难者。主要副作用是眩晕、困倦、乏力、恶心、呕吐、头痛等。慎用于呼吸功能不全、肝功能不全者。

参 考 文 献

［1］Keitner GA, Heru AM, Glick ID. Clinical Manual of Couples and Family Therapy. Washington：American Psychiatric Press, 2012：31-55.

［2］Fauber RL, Long N. Chidren in context：the role of family in child psychcotherapy. J Consult Clin Psychol, 1991, 59（6）：813-820.

［3］Yalom ID, Leszcz M, 著. 团体心理治疗——理论与实践. 李敏, 李鸣, 译. 北京：中国轻工业出版社, 2005.

［4］曾文星, 徐静, 吕秋云. 心理治疗：婚姻与辅导. 北京：北京大学医学出版社, 2011.

［5］徐静. 家庭治疗：一般原则与策略. 中国心理卫生杂志, 1990, 4（2）：56-59.

［6］曾文星, 徐静, 吕秋云. 心理治疗：家庭与辅导. 北京：北京大学医学出版社, 2011.

［7］严枫, 邱天. 国内外医院阅读疗法研究进展综述. 医学信息学杂志, 2012, 33（11）：61-65.

［8］周红. 美术治疗的发展与应用现状. 中国心理卫生杂志, 2007, 21（3）：200-203.

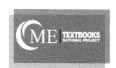

几种危机情况的处置

于 欣

北京大学第六医院 北京大学精神卫生研究所

杨甫德 梁 红 李 娟 陈 妍

北京回龙观医院

第7章

危机指的是一种状态，是因为现实生活中的目标遇到阻碍，人们采用常规的应对方法不能克服。也就是说人与环境之间本身存在一种动态平衡状态，一旦人们遇到生活事件或无法应对的问题，难以用以往的经验或方法解决时，会产生一系列如焦虑、紧张、抑郁或悲观失望等情绪，使人们的正常生活、工作受到干扰，持续得不到解决，会出现思维或行为异常，动态平衡被打破，呈现出一种失衡状态。所有心理危机的共同特征是均由负性的生活事件引起，但并不是负性事件本身制造了心理危机，而是由人们对该负性事件的认知态度以及人们无法有效处理这些负性事件才导致危机出现。

不管一个人受过多少针对心理创伤的训练，当他面对严重的危机时，与现实的解体、思维和行为的失衡、迷惑以及应对机制的破坏都是不可避免的。危机对人们的影响程度与人们对遭遇的事件的认知水平、环境或社会支持以及应对技巧密切相关。

作为医务人员，医务工作具有"健康所系，性命相托"的性质，工作本身风险性高，每天暴露在各种躯体创伤面前，工作时间长、工作压力大、睡眠不足、饮食不规律等慢性应激状态，同时还要面临职称晋升，和上级领导、同事及患者之间的复杂人际关系，是心理危机发生的高危人群。本章介绍医务人员工作和生活中常见的危机类型及应对策略。

第1节　自杀与自伤

一、概念及分类

自杀的定义为，在意识清醒的情况下，个体故意损害甚至毁灭自己生命的主动的或被动的行为。可以分为自杀意念（suicide idea，即有寻死的愿望，但没有采取任何实际行动）、自杀未遂（attempted suicide，即采取了有意毁灭自我的行动，但并未导致死亡）、自杀死亡（committed suicide，即采取有意毁灭自我的行为，并导致死亡）。类自杀（parasuicide）、蓄意自伤（deliberate self-harm）或自杀姿态（suicide gesture）的死亡愿望不很强烈，只是想伤害自己。

二、流行病学特征

据统计，全世界自杀发生率每40秒就有一个人自杀身亡。在中国，2分钟就有1人自杀身亡，有8人自杀未遂。自杀是全人口的第5位死因，占15～34岁人群的首位死因。也就是说，我国每年有287 000人死于自杀（22.2/10万）。每出现1例自杀，平均至少对6个人产生严重的不良影响。近年来自杀率下降为19/10万。

我国自杀的特征是：15～24岁组形成低年龄段的一个突起高峰，城市和农村均是如此。55岁（城市为60岁）以后又陡然升高，并基本呈直线上升。中国高自杀死亡率的重点群体是农村人口、女性以及20～24岁的青年。世界各国在自杀统计中的"三高"现象是：城市高于乡村，男子高于女子，老年高于青年，而惟独中国来了相反的"三高"：农村高于城市，女子高于男子，青年高于老年。

三、原因

自杀的原因主要包括精神障碍，是导致自杀的主要原因。世界卫生组织（2002）统计显示全球每 13 秒有 1 例自杀未遂，每 1 分钟有 1 例自杀死亡，每年死亡 50 万人，80% 是抑郁症。第二是躯体疾病导致自杀，如躯体慢性疼痛、癌症诊断的头 5 年内或化疗期间、残疾或身体功能受损、HIV／AIDS 刚刚被诊断者、透析或需要依赖他人照顾、癫痫、脊髓或脑损伤、多种躯体疾病共存等；第三是非疾病（普通）人群自杀，如经历失去心爱的人、离婚或分居、负债等负性生活事件，处在应激状态等；第四是宗教信徒自杀或集体自杀。医务工作者属于自杀的高危人群，可能是因为行业要求高，负载过重，工作缺乏控制感，生活缺乏规律性，过度暴露在负性刺激下，正如张孝骞所说：凡医者，如履薄冰，如临深渊。

按照施耐德曼（Shneidman）以及他的同事所说的，没有任何人 100% 地想自杀。有强烈死亡愿望的人是非常矛盾的、茫然的，想抓住生命。这时的个体心理需求遇到挫折，不能忍受心理痛苦，往往局限在两极化的思维模式中，要么活着受痛苦煎熬，要么死了结束一切痛苦。情感上绝望无助，将自杀作为一种解决问题的方式。

四、危险因素

自杀往往并非突发。一般而言，自杀者在自杀前处于想死与渴望被救助的矛盾心态时，从其行为与态度变化中可以看出蛛丝马迹。大约 2/3 的人都有可观察到的征兆。可以留意的基本的线索有：以前有过自杀未遂的人；直接或间接说过要自杀；将自己珍贵的东西送人；收集与自杀有关的资料并与人探讨；最近周围有人自杀，尤其是朋友或家人死亡或自杀，或有其他损害，如父母离婚；流露出绝望、无助，对自己或世界感到气愤；将死亡或抑郁作为谈话、写作、阅读内容或艺术作品的主题；向人说过如果他（她）走了，不要想念他（她）；有过自伤行为；明显的性格改变、反常的攻击性或闷闷不乐，或者新近从事高危险的活动；进食障碍、失眠或睡眠过多、慢性头疼或胃疼、月经不规律等；使用或增量使用成瘾药物。

五、关于自杀的误区

对于自杀的话题，大多数人会忌讳并存在认识上的误区。关于自杀，事实是：①绝大多数自杀的人自杀前明确谈论过他们的想法；②想自杀的人通常发出足够多的预兆；③绝大多数自杀的人是矛盾的；④自杀念头会反复出现，但并不是说这些想法会永远存在；⑤有过自杀未遂的人再次出现自杀行为的危险性相当高；⑥自杀行为不是单个因素造成的，而是多种因素共同作用的结果；⑦询问一个人有无自杀想法不会将自杀念头植入到其脑中，相反有可能挽救其性命；⑧许多自杀发生在长期抑郁突然好转的阶段，此时他有能力将自己的绝望想法转变成自我毁灭的行为。

六、处置

如果遇到有自杀征兆的人要如何帮助他？其实，"自杀就是身边没有人"，如果始终有人陪伴有自杀征兆的人的话，可有效地阻止其自杀行动的实施。陪伴的同时要保持冷静和耐心倾听，给他们机会诉说自己的感受，认可其表露出的情感，做到不进行评判、不试图说服他们改变自己的感受、不轻视他们自杀的想法、不对自杀的事情保密，可以直接询问是否想自杀、是否有计划，使他们远离自杀工具或场所，表现出支持和关心，使其相信可以获得所需要的帮助，请其他相关人员共同承担帮助他们的责任，如果需要陪着他到专业机构接受评估和治疗。

不适当的方式在帮助有自杀危险的人时请不要做：忽视问

题的严重性；表现出震惊、尴尬或惊恐；说一切都会好的；刺激他去自杀；认为他的问题微不足道；给予虚假承诺；发誓保守秘密；让他独自呆着。

当我们遇到有自杀危险的人时，总是担心不知如何与其交谈，以下提供几点可以作为谈话的切入点：发生了什么，让你觉得生不如死、想自杀？你是如何看待这些的？通过自杀能够达到什么目的？你留恋或看重什么让你能够坚持到现在？自杀真的能达到自己的目的吗？引导其反思，开始针对问题去行动而非自杀会体验到什么不一样的感受？如果你不自杀会怎样？

对于我们每个人来说，平时注重承受力和应对能力的增强，对个人的自我价值感和自信感的认同，在遇到困难时主动、恰当地寻求帮助，建构良好的社会支持系统，积极去医疗保健机构就诊，同时培养健康的生活模式，如良好的饮食睡眠习惯，规律的健身运动，不吸烟，不酗酒，不使用毒品或成瘾药物，是可以有效阻止自杀行为发生的保护性因素。

第 2 节　患者意外死亡

一、相关的概念

患者的意外死亡让所有人都有些措手不及。有可能是医疗意外，也有可能是突发事件导致非正常死亡。医疗意外的定义是：医务人员在医疗护理的过程中，由于患者的病情或患者体质的特殊性而发生难以预料和防范的患者死亡、残疾或者功能障碍等不良后果的行为。由于无法抗拒的原因，导致患者出现难以预料和难以防范的不良后果，即客观上给患者带来了损害事实，但这些损害不是出于医务人员的故意或过失，而是由于不能预见的原因所引起。所谓不能预见，是指行为人对其发生损害的结果不但未预见到，而且根据其实际能力和当时的具体条件，在行为当时也不可能预见。医疗意外是客观的，是医务人员本身存在着或受到种种客观条件的限制，难以预料和防范，或者是由于病情或患者体质特殊而导致的不良后果。医疗意外的发生具有偶然性，其中的致害因素是复杂的，难以预料和防范。

二、应激的表现

现代医学的发展使人们对医学的信心和期望、对医务人员的依赖和要求越来越高。即使医务人员本人，面对患者的意外死亡同样会感到比较突然，是负性的突发事件，往往超出其认识和常规应对的能力，使人意想不到、措手不及，表现为：①惊慌、恐惧，也许会感到威胁，"会不会引起纠纷、赔偿等问题？我该怎么办？""会不会受到责备？"；②产生逃避的愿望；③不能自控地警觉性增高；④焦虑情绪较常见，你会感到周身肌肉紧张、心率加快、易出汗等躯体表现，适度的焦虑可以帮助应对危机事件，但过度焦虑会使你将事件的危险程度估计过高，而解决问题的能力估计过低，不但妨碍了应对、处理危机事件，还会影响正常的工作和生活；⑤情绪低落也会伴随而来，对自我否定，更负性地考虑问题，自责和愧疚；⑥脑子里不断反复出现"为什么会出现这样的事？在哪里出现了问题？当初要是……就好了"等想法；⑦感到无助和失控，因为压力骤增而紧张不安，面对这样的死亡无能为力、无可奈何，内心充满沉重的伤感，仿佛不能主宰自己的生活；⑧会有不同程度的寝食不安，失眠恶梦；⑨对别人的信任程度降低而回避与人交往；⑩再从事医疗工作时会犹豫不决、畏缩不前，对自己失去信心。

三、个人应对方式

当事的医务人员和受影响较重的工作人员可能会出现上述

的种种不适，这往往是必然的，允许自己伤心，你要知道这会持续一段时间，随着时间的推移慢慢消减，然而过程会是艰难的。

你要留意到出现的强烈的感觉，情绪上包括心烦意乱、忧愁、生气、孤独、害怕，身体上的信号包括双肩收紧、腹部收缩感、紧咬牙关、屏住呼吸、搓手或咬指甲等，告诉自己这些感觉的出现虽然让你痛苦，但是正常的。

试着照顾好自己，包括充足的睡眠，合理的饮食，适当的有氧运动，这样可以有充足的精力，不仅对应对目前的事件有益，而且对你生活的其他方面也有帮助。

这时最需要的是来自他人的关心。试着向你信任的同事、领导、家人或朋友说出你对整件事情的想法和感受，让他们了解你的困惑和需要，可以为你提供必要的支持。如果可以，找有相同经历的人聊聊，或许可以得到一些经验。

学会放松会直接减轻你的焦虑和紧张，有助于你感觉到有控制力和平静，即使持续的时间很短，也有助于你对抗负性情绪。

很多时候负性情绪是由于对自己过多的负性评价导致的，这些评价在这时往往是不客观的，所以停止对自己的负性评价，做一些力所能及的事情。

试着让自己保持日常工作和生活，但不要过多投入到工作中，使自己非常忙碌，这种回避策略在一段时间内可能很有效，但如果长期不去面对负性情绪，在今后的生活中会有小麻烦不时以不同的形式冒出来，如过度反应、麻木、人际关系困难和躯体化。

四、科室应对方式

在这种情况下，科室会被沉重、压抑的气氛笼罩，这种情绪会传染给每一个人。科室可以采取如下方式应对：①要第一时间向上级领导汇报事件的经过，使领导掌握突发事件的始末，以便做出应对措施。同时，科室领导向所有工作人员简明扼要传达发生了什么样的事件及目前的处理状况，避免以讹传讹，增加恐慌情绪。②坚持正常的医疗工作按部就班地进行。③可以在科会时间运用团体方式，让大家各自谈一谈对事件的想法和感受，有哪些身心反应，各自是怎样应对的，在这次事件中我们得到的经验和教训是什么，得到了怎样的历练，引导大家对整个事件重新认识和思考。④在活动中要营造安全支持的氛围，为大家提供一个疗伤止痛的机会，增加科室的凝聚力。

在访谈中要注意每个人的情绪反应，如果有过激的反应，应及时带离集体会谈，要进行个别访谈，如有必要需转介专业危机干预人员。这时的科室负责人，会面临向上级请示汇报、接待家属、安抚工作人员、维持科室医疗工作正常运行等事务，科室的领导会承受更大的压力。管理好情绪是必要的，你的情绪和应对在这时对其他工作人员有示范效应。必要时可以请专业的危机干预工作者协助。

第3节　医疗纠纷应激

一、医疗纠纷的概念

医疗纠纷是医务人员与患者及其家属对诊疗护理过程中发生的不良后果及其产生的原因，在认识上的不一致而导致的与患者及其家属的矛盾冲突。医疗纠纷作为一种心理社会因素，是导致医患矛盾发生、发展与结果的负性事件。

心理应激理论是心身相关研究的重要理论。自1936年Selye第一次提出"当有机体处于有害环境刺激下会出现全身适应综合征"的应激理论至今，经过几代心身相关研究者的不断修正、补充，已发展成为"个体觉察的需求与满足这些需求的能力不平衡时表现出来的心身紧张状态"的现代心理应激理论。

二、发生医疗纠纷的原因

（一）社会原因

随着医疗卫生体制改革和人民群众对医疗服务需求的日益增长，医疗服务产品的供给与需求之间的矛盾日渐激化，同时社会和公众将解决群众"看病难、看病贵"的难题只着眼于医院和医务人员，过分夸大了医院和医务人员的社会责任，甚至将医务人员看作无所不能的"天使"。社会转型期的医院是各种矛盾的交汇点，一旦不能满足患者和家属的愿望，则会将其心中的各种积怨直指医院和医务人员。加之医疗风险的提高和相关法律法规的改变，最近几年来我国医疗纠纷数量激增，冲突加剧，社会影响变大，成为社会关注的热点和难点问题。最令人痛心的是，因医疗纠纷引起的恶性伤医事件频频上演。此类事件给广大医务人员的心理蒙上阴影，既影响医务人员的工作积极性，又影响整个行业技术的发展。

（二）患方原因

在临床中，当患者及其家属对医生的诊疗方案、服务方式、诊疗结果等发生不满，最后导致医患矛盾爆发时，患方的纠缠、恐吓、漫骂、威胁、侮辱、殴打等过激行为，会对医务人员的执业信誉、生命安全、正常工作、经济效益等造成严重威胁，因而产生迫切需要安全、保护、解脱、支持、公正评价等心理需求。然而，目前国内现有的医疗保险体制、医疗保障体系不健全，而医院又是一个不设防的公共场所，任何人都可以毫无约束地携带任何东西自由出入，任何一个身体有病的人心理上都会不同程度地失去平衡，暴露"狼性"的可能性会大大高于常人。

（三）医方原因

尽管医学科学技术的发展日新月异，但人体是一个综合的、复杂的个体，医学目前对于很多疾病尚无能为力或疗效不佳，任何医疗过程都不可能像生产工业品一样完全机械化、程序化、标准化，这极易使患者在感觉受到不公待遇或人财两空后，产生不满、猜疑甚至愤怒的极端情绪。医生的创新风险、职业保护、生命安全得不到有效的保护，上述各种因素使得医务人员陷入外部环境不能满足需求的矛盾之中。为此，医疗纠纷便作为负性生活事件，对医生产生消极影响，进而出现各种各样的应激反应（图7-1）。

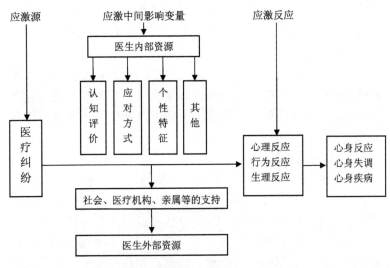

图 7-1　医疗纠纷对医生心理应激的作用过程

三、医疗纠纷对医生心理应激的影响

医疗纠纷对于医务人员，尤其是医生来说，具有普遍性和特殊性。普遍性是因为没有一个医生可以保证自己在执业生涯中不发生医疗纠纷，也不可能回避医疗纠纷；特殊性又是因为即使面对同样的情况，有的医生能坦然地对待，而另一些医生则难以应对。

医疗纠纷发生后，医疗纠纷对医生心理应激的影响大致有3种情况：

（一）积极应对

在理想的情况下，当事医生能够自己及时有效地应付、处置矛盾冲突，并从中获得经验，努力提高技术业务水平及服务意识。医疗纠纷发生后，他们产生了积极的变化，使自己变得更加坚强，更富于同情心。

（二）勉强应付

当事医生虽然能渡过矛盾冲突，但只是将医疗纠纷对自己的应激刺激所产生的焦虑、抑郁、紧张、恐惧等情感变化排除在自己的认知范围之外。因为这些医生并没有真正地从心理阴影中走出来，缺乏从根本上解决问题的基础，因此，在以后的工作中，医疗纠纷所带来的不良后果还会不时地表现出来。

（三）应激反应过度

激烈的医患矛盾冲突导致医生心理崩溃，如果不提供及时、强有力的支持和帮助，他们可能会受到重创、一蹶不振，甚至会出现类似上海某医院因医疗纠纷纠缠导致医生患上抑郁症，以跳楼自杀结束生命的极端事件。

四、医疗纠纷对医生心理应激反应

（一）最初反应

在医疗纠纷发生后的最初反应阶段，医生的心理正处于功能性损伤之中，大部分医生会质疑纠纷是否因自身责任引起，从而尽可能地去寻找推卸责任的理由和依据。这是对严重应激环境的防御，以避免自身出现更严重的情绪反应。在此时，根据 Caplan（1981）观点，主要是由于个体在应激状态下通过生

理与心理上的唤醒所增强的反应能力仍达不到良好适应所需要
的程度所致。

（二）后期反应

在接下来的 1~2 周内，虽然当事医生即刻会做出解决问题
的认知努力，但此时由于生理上的唤醒使得解决问题的能力出
现障碍，导致担心、过度警觉、惊恐无助、焦虑抑郁、厌食失
眠、注意力不集中、活动兴趣减少、思想混乱及自我意识瓦解
等心理应激反应。在此阶段，那些无法有效应对的医生就会出
现烦躁不安、自我价值感下降及焦虑抑郁等适应障碍，尤其是
处于医院的环境中，比如嘈杂的候诊大厅、诊室、发生纠纷的
科室会表现得更为明显和强烈。

医疗纠纷对医生心理应激反应的分期见表 7-1。

表 7-1　医疗纠纷对医生心理应激反应的分期

分期	症状	持续时间
1 期：最初反应阶段	怀疑、否认、推卸责任	<1 天
2 期：确定责任阶段	担心、过度警觉、惊恐、焦虑、抑郁、强迫、厌食、失眠、注意力不集中、活动兴趣减少或消失	1~2 周
3 期：处理阶段	期待反应伴随焦虑、抑郁或混合状态的情感反应	8 周以后
4 期：结论后阶段	适应障碍	3~8 周

医疗行业是一种高科技、高风险、高责任、高压力、高负
荷、高奉献的职业。医疗过程复杂并且专业性极强，患者个体
差异极大，医务人员对许多疾病的诊断、治疗都受到医学发展
水平的限制，诊疗过程不可避免地出现一些无法预料的情况，
而医生的弱势就在于，受到恶性攻击的概率要比其他职业者高
得多。医务人员素以救死扶伤为己任，被誉为白衣天使，有着

较高的职业声望。然而，随着人们对生活质量要求的增高和维权意识的增强，人们往往忽视医疗过程的复杂性和结果的不确定性，而以普通服务行业的标准来要求从事特殊工作性质的医务人员，并认为不良的医疗结果必然是医务人员的责任。因此，无论从职业道德还是医疗技术服务水平上，人们对医务人员提出了更严苛的要求，也带给医务人员巨大的压力。而部分新闻媒体在报道医疗纠纷时常明显偏向患者，缺少对医务人员的客观评价和正面报道，甚至还有一些诋毁医务人员的言论，片面的舆论导向造成并加剧部分患者对医务人员的信任危机，加剧了医患矛盾，使医务人员的社会地位明显降低。

五、医疗纠纷应对

（一）防范医疗纠纷

任何不良事件都要做到防范第一，处置第二。防范医疗纠纷的发生要做好 5 个方面准备：

1. 思想准备 近年来医疗纠纷迅速增加并且医院常处于被动地位，医院和医务人员不能只关注业务发展，更应该有如履薄冰、如临深渊的危机感，应该知法、学法、懂法、用法，因为法律是维护医患双方合法权益的重要手段。

2. 临床措施准备 病史询问全面细致，关注儿童、妇女和老人等特殊人群；治疗方案紧循诊疗常规，当患者提出自己的诊疗意见时不可嘲笑患者，应耐心讲解正确的方案（此类患者有一定的纠纷风险）；病程记录及时严谨，应按照有关规定、法规书写、保管，不得随意更改、涂改、销毁；预先告知各种可能出现的不良反应和不良预后，降低患方的期望值；判断预后留有余地，不可大包大揽，把话说满，盲目乐观。

3. 医疗文书准备 将各种病历资料准备齐全，包括病程记录、护理记录、医技资料、证明文书等。有资料显示，医疗纠纷中病历问题占 6%，医院败诉 30% 是因为病历缺陷。

4. 严格按照岗位履行职责，禁止跨学科、跨专业收治行医

《执业医师法》规定："医师在注册的执业范围内进行医学诊查、疾病调查、医学处置……"医师超出自己学科范围的医疗活动是不允许的，这也是保证患者医疗安全的规定。

5. 告知 充分履行告知义务，正确对待知情同意书签字意见。

（二）医疗机构的行政干预

医疗纠纷发生后，医疗机构应立即启动突发事件行政干预机制进行干预，这是保护医生安全、避免医生遭受心理创伤的第一道防线。这里所讲的安全包括两层含义：一是保证当事医生对自我的生理和心理危险降到最低；二是保证当事医生避免受到患者及其家属的围攻及伤害。医疗机构行政干预主要手段如下。

（1）医疗纠纷发生后，按照报告程序，当事医师要立即报告科主任，科主任立即报告医务科、护理部、负责处理医疗纠纷的科室和保卫科等职能科室，医务科立即报告主管院长。

（2）医疗机构负责处理医疗纠纷的相关工作人员在接到报告后，要立即到达现场制止混乱状态或过激行为，指导当事医生暂时回避，必要时请求保卫和公安部门协助。

（3）会同科主任与患方代表交谈，倾听患方的意见，尊重患方的人格，积极关注事态的发展。

（4）对患方的意见、要求，视现场情况随时向主管领导请示、汇报，以求在最短的时间内确定问题的焦点，并快速结束第一次交谈。

（5）医务科、负责处理医疗纠纷的科室和当事科室尽快调查事件经过，并将情况向主管院长汇报，并及时反馈给患方。

（三）医疗纠纷早期处理方法

医疗纠纷发生后，早期处理十分重要。

（1）参加处置纠纷的人员应努力从科学的复杂性、技术的局限性、文献统计中的发生几率等方面说明发生问题的客观原因，获得患方的理解，力争通过少量的补偿或赔礼道歉等方式解决问题。

（2）应让当事医务人员回避，并做好调查真相、封存病历、接待患方等工作。

（3）对待任何医疗纠纷一定要采取慎重态度，将谈论的范围尽可能缩小，以避免对医院的不利影响，也要注意避免加大当事医务人员心理压力。

（4）在处置过程中，应该细致观察，抓住权威患方当事人，引导进行鉴定或尸解。

（5）在信息传播高速时代，不可忽视媒体的作用，医院要善待媒体，不要选择与媒体对抗的态度。必要时，可在保护患者隐私的前提下，向媒体公布事件调查结果。

（6）当患方出现情绪过激和行为冲动时，医院一定要寻求治安力量帮助，及时拨打110，寻求公安部门支持。

（四）心理干预

因医患矛盾冲突而引起的医疗纠纷是一种严重的应激事件，会导致当事医务人员严重的心理失衡，这种失衡状态便称为危机。危机干预就是对处于困境或遭受挫折状态下的医生，通过给予关怀、支持及使用一定的心理治疗方法予以干预的过程。危机干预的重点是强调恢复心理平衡，使其情绪、认知、行为重新回到危机前水平或高于危机前水平。具体措施如下。

（1）在干预过程中，干预人员要帮助当事医生正视危机，了解可以采用的应对方式。

（2）帮助当事医生获取新的信息、知识，或调动、利用社会支持系统。

（3）帮助当事医生回避应激情景，避免给予不恰当的保证。

（4）在医疗纠纷发生后，可视情况单项或综合选用各种心理干预技巧进行心理干预。及时、有效的心理干预策略，将会改变当事医生的不良情绪，帮助其改善自我认知，促进职业兴趣和技术业务的开展，增加有效的应对策略，寻求及获得社会支持，以确保医生的身心健康。

（五）做好自我应对

每一位医务人员应时刻有面临纠纷风险的心理准备，无论是否接受过针对心理创伤的训练，当他真正面对严重的医患矛盾冲突时，焦虑、失衡、迷惑以及应付机制的破坏都是不可避免的。出现医疗纠纷对医生心理应激的影响大致有 3 种情况：积极应对、勉强应付、应激反应过度。无论上述哪种情况，要求所有医务人员在发生医疗纠纷时，都能沉着应对、理性对待，从而免于遭受过重心理打击。

六、政府关注

近期的暴力伤医事件引起了政府的关注。自 2013 年 12 月起，国家卫生和计划生育委员会、中共中央宣传部、中华人民共和国公安部等个 11 部委，在全国范围内开展为期 1 年的维护医疗秩序打击涉医违法犯罪专项行动。该项行动要求做好 5 个方面的工作：

（一）严厉惩治侵害医患人身安全、扰乱正常医疗秩序的违法犯罪活动

（1）依法惩治暴力伤害医务人员和患者的违法犯罪活动；

（2）依法处理扰乱正常医疗秩序等行为；

（3）严厉打击职业"医闹"、"医托"及"号贩子"。

（二）切实提高医疗机构安全防范能力

（1）落实医疗机构内部治安保卫责任；

（2）强化医疗机构安全防范系统建设；

（3）加强医疗机构内部巡查守护；

（4）完善警医联动机制。

（三）切实提高医疗服务质量

（1）落实深化医药卫生体制改革要求；

（2）完善医患沟通制度；

（3）改善服务，提高质量。

（四）做好医疗纠纷化解工作

（1）加强医疗纠纷人民调解组织队伍建设；

（2）完善医疗纠纷人民调解工作运行机制；

（3）健全医疗风险分担机制。

（五）开展涉医矛盾隐患大排查

（1）开展医患矛盾与医疗纠纷排查化解；

（2）严格控制重点人员。

第 4 节　科室关系应激

一、概述

科室关系应激是指工作者由于科室工作或与科室工作相关的社交环境因素所引起的应激。Pelletier 认为：人类一半以上的疾病与应激有关，应激作为首要病因可引起职业倦怠、焦虑、抑郁、恐惧、创伤后紧张综合征和群体心因性疾病等。在当今日益激烈的社会竞争中，科室关系应激在许多行业普遍存在，并有日益加剧的趋势。医生作为一个特殊群体，比普通工作人群承受更多的工作应激，如人际关系的复杂、职业竞争、工作负荷、组织氛围、医患关系等，各种不良的与工作相关的社会心理因素，即不良的工作应激，都可能引起亚健康状态甚至疾病的发生，而科室关系是引起医生应激反应的重要应激源之一。

二、科室关系中的应激源类型

应激源（stressors）又称应激因素，指任何能产生应激反应的有害刺激。日常科室关系中至少有 3 种应激源类型：①人际关系；②工作组内的关系；③与上级的关系。

（一）人际关系

1. 科室和谐的重要性　科室是构成医院的基本要素和功能单位，更是每一名医务人员在医院的"家"。常言道："家和万事兴。"和谐的人际关系是良好工作业绩的基本需要，直接关系到每一名医务人员的工作效率与心理状态，间接影响到医院整体医疗服务的质量和水平。

2. 对医务人员的心理影响　良好的人际关系来源于医务人员健康的心理状态，例如自信、乐观、从容、友爱、助人、谦虚、宽容等，拥有这些良好行为品质可以在科室人际交往中起到促进作用。一旦在科室内的人际关系出现问题，便产生出许多心理问题，甚至是人际交往的心理障碍，在与人交往的过程中，他们可能更多地表现出自负、自卑、干涉他人、多疑、敏感、嫉妒等消极心理，从而导致人际交往的一次次挫败。

3. 对医务人员的身体影响　在科室工作中不能够建立起满意的人际关系，一方面会引起医务人员极大的心理痛苦，另一方面还能引起机体暂时或长期的生理变化而影响躯体健康。对身体健康的消极影响则是各种生理上的不适，如抑郁、焦虑、疲劳、严重头疼、头晕、心慌、呼吸困难、尿频、尿急、周身不适等。如果消极反应的严重程度达到中等或以上，超出医务人员所能承受的范围或自我调整能力，对工作、生活造成影响，甚至持续很长时间的话，那就达到了疾病的程度，需要找专科医生寻求帮助了。

（二）工作组关系

在医院科室工作中，每一项工作都不是绝对独立的。部门之间、科室之间、医生与医生之间、医生和护理的工作虽然相对独立，但又是相互联系、密不可分的一个个工作组。工作组（work group）是局域网的一个概念。它是最常见、最简单、最普通的资源管理模式，那些朝夕相伴每天在同一科室内工作的医务人员，是工作的同事也是合作的伙伴，是同行也是老师，无形之中构成了一个最基本的工作组单元。事实上，任何一个医疗决策，既要考虑客观因素，又要考虑主观因素，既要考虑个体化疾病特点，又要考虑患者心理，显然作为同一科室的医务人员是密不可分的统一体，都是以维护患者和医院的利益为共同目标，一旦工作组内的关系出现摩擦，轻则导致漏诊或误诊，重则出现医疗差错或事故。

（三）与上级的关系

在医院科室关系中，能够获得上级领导尤其是科主任的信任和支持，是医务人员能够做好本职工作的重要条件之一。作为治疗疾病的主体，医生要做好自己的本职工作，除了依赖自身的天资、勤奋和努力外，更离不开方方面面的帮助与支持，其中最重要的就是科主任。获得科主任的支持可以得到诸如信息资源、政策资源、人财物资源等，另外还有精神资源，也就是科主任的关心和鼓励，这种精神上的慰藉是无形的，但也是最主要的。如果医生在日常的科室工作中，无法获得科主任的支持与信任，甚至相互之间产生矛盾，自然也无法很好地开展工作，使得本来就很繁杂的日常医务工作，变得更加让人痛苦焦灼，工作随即变成压力和负担。心理学研究表明，适度的压力能使员工处于合理的应激状态，对员工的行为表现有积极作用。而过度的职业压力如果得不到合理缓解和释放，员工的工作能力将难以正常发挥，并可引起生理和心理上的不适与疾病。比如，生理上的症状有经常感觉疲劳、食欲下降、睡眠质量变差、容易生病等；心理上的症状有紧张、烦闷、焦虑、易怒、悲观、抑郁、绝望等。

三、科室应激反应

(一) 概念

医生作为个体在科室工作中，如果长期处于高应激的状态下，会造成身心的损害。按照 J. C. Coyne 的心理应激理论，应激包括应激源、中介变量和应激反应 3 个部分。

应激源指人们在日常生活经历中经历的各种生活事件，突然的创伤性体验，慢性紧张，它们有破坏机体平衡的倾向，可以是生物的、心理的、社会的和文化的。

中介变量主要包括认知评价、应对方式、社会支持和控制感，具有调节应激源影响的作用。

应激反应为个体对应激源做出的反应，表现为生理、心理和行为方面。由于心理应激实际不是简单的因与果的关系或刺激与反应的过程，而是多因素相互作用的整合系统，因此，心理应激的系统论把生物-心理-社会模式和一般系统论整合起来，形成了应激与健康、疾病关系的多因素、多原因、多效应模型（图 7-2）。

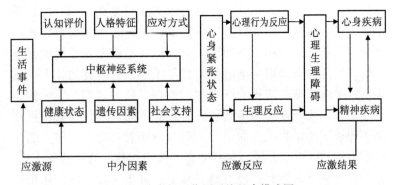

图 7-2　应激相互作用系统整合模式图

（二）科室关系

应激反应科室关系中不同类型的应激源可造成医务人员短暂的心理、生理、行为变化，也可造成严重和持续的应激反应而表现为适应不良。科室关系应激对医院和医务人员都会产生负面影响，对一个医院来说，医务人员的身心健康会直接影响医务工作的正常实施，影响医疗质量乃至影响医务人员队伍的稳定性；对医生本人来说，科室关系应激直接影响其生活质量，工作压力越大，生活质量越低，具体表现在增加心理、身体健康问题和发生行为变化。

1. 心理反应　常见心理症状有焦虑、紧张、疲劳感、情绪过敏、感情压抑、退缩、忧郁、孤独感、注意力分散、自信心不足等。其中焦虑、抑郁、紧张、生气和憎恨为较常见的症状。这些心理健康问题会降低医生对工作的满意度，同时增加负面情绪。

2. 生理反应　医务人员尤其医生超负荷的工作状态和长期紧张的脑力劳动使他感到精力不足、疲惫不堪、头晕眼花、腰酸背痛以及各种躯体不适，严重时出现失眠、食欲不振或食欲亢进等。身体健康问题也许不会和某种疾病的发生有必然联系，但却能逐渐失去健康。

3. 行为反应　各种不良应激可能给医务人员带来行为改变，逐步形成不健康行为模式，包括拖延和逃避工作，工作能力和效率降低，吸烟和酗酒等不良嗜好，为了逃避工作、缓解压力而饮食过度甚至暴饮暴食，与家庭和朋友的关系恶化甚至出现自杀或试图自杀。行为模式的改变将直接影响医务人员的医疗服务工作质量，并延伸到医务人员工作之余的生活方式。

四、科室关系应激的应对

（一）科室关系应激具有"两重性"

在适度范围内，其后果可以是正面的、积极的，而超常反应则可走向反面。在多数情况下，适度的应激可产生激励作用，使人的精神准备和作业能力处于较好的激奋状态，励精图治、争创佳绩，进而从工作中找到自信、做出贡献、获得认可、得到满足。反之，如果工作中存在过度或持续增强的生理与心理"应激源"，则可导致不良反应，成为复杂的健康危险因素，危害职工健康，诱发意外事故和暴力事件，同时也将削弱生产力，导致经济损失

（二）学会自我应对

1. 树立"正常化"理念 在当今高速发展的社会环境下，每个人都会被各种困扰纠缠着，如工作压力大，人际关系复杂，家庭失和，待遇与工作强度不匹配，情绪压抑等。环境中肯定存在许多不公平、不合理、不适应、不近人情之处。要学会正确认知生活和工作中的不如意，把它当作生活的一部分，应树立"正常化"理念。"人生不如意事常八九"，在前进的路上遭遇挫折、失败等打击是不可避免的。

2. 切忌抱怨和攀比 一味的抱怨和感慨、以消极的方式应对是最愚蠢的做法。面对种种困扰，我们虽然无力左右、无法控制，但却可以通过调整自己的心态适应生活和工作环境，摒弃过奢的欲望，享受应有的幸福和轻松。不要时时处处与别人攀比，心生不满或嫉妒。要记住：当我们不能改变世界的时候，要学会改变自己。改变自己，就是改变对事物的看法，逐步适应环境。

3. 正确评估，接受自己 不要把自己定位于过高的境地，让自己无回旋余地；也不要把自己看得一无是处、一文不值。"尺有所短，寸有所长"，每个人都有自己的闪光点，都有所能而有所不能，找到自己最擅长的那一点，并使之最大化。用自己的优点和别人的缺点相比，不失是一种让自己心理满足的好方法。永远保持一颗平常心，不要把目标定得高不可攀，凡事量力而行，你就因游刃有余而倍感轻松。随时调整目标未必是

弱者的表现。

（三）加强医院文化建设

在医院日常的科室建设过程中，应当加强医院和科室文化建设，充分利用院内报刊、广播、网站等媒体方式，加强对医疗服务工作的宣传，提高医生的物质待遇，多及时鼓励表扬一线医务人员的先进事迹，增加医生对工作的满意度，减轻工作压力。医院管理者在关注患者满意度的同时，还应注重对医务人员的"人性化"管理；要提高患者满意度首先要提高医务人员满意度。同时，定期开展心理健康讲座，让医务人员学会识别自身心理问题，运用积极有效的处置方式缓解不良情绪，上级领导和同事及时发现身边伙伴的不良情绪，要树立强化保障患者的身心健康首先要关注医务人员心理健康的理念。

（四）加强人文关怀

根据各医院和科室工作应激源特点制定相应的干预措施，尽量减少医生日常医务工作的超负荷现象；改善医生工作环境，提供医疗工作必需的仪器设备；加强专业培训，通过对专业新理论、新技能和新发展的学习，增强医生的自信心；提供心理培训、咨询；正确对待医患之间的矛盾及冲突，既维护患者的利益，更要维护医生的合法权益。

第5节 突发重大躯体疾病

一、医务人员的健康现状

在很多人的认识中，医生是不会得病的，因为他们掌握医学知识，是最了解疾病的人，应该深谙养生之道，即使得病也会得到及时的救治。而实际调查结果显示，医务人员颈椎病、高血压、高血脂、脂肪肝的患病率高于普通人群。医务人员的现状是日夜不分的24小时"轮班制"，以及无规律的随时加班加点地抢救患者，饮食不规律，睡眠不充足，使医务人员的生物节奏紊乱，导致精神高度紧张，少锻炼，免疫力受损。每天所面对的是躯体和心理存在各种障碍的特殊人群，经常处在疾病、伤残、死亡和悲伤等应激场景，不断刺激医务人员的神经，会受到负性情绪的影响，产生"替代性创伤"。而且医务人员工作需要常常暴露在高剂量的放射物环境中，因防护不良，易造成物理性损伤。而因各种化学制剂、消毒剂，也会受到化学性损伤。医务人员应对压力的方式是选择服用安眠药、饮酒、吸烟等，忽略自己的情感、生理和心理需求，虽然懂医但未必懂得保健，懂得保健未必有时间保健，在为他人健康忙碌时，忘记了自己的健康，漠视自己身上的病痛，导致罹患心脏猝死、脑血管意外、癌症等重躯体疾病的现象比比皆是。

二、应激的表现

医务人员真正面对自己患重大疾病的时候，往往会感到措手不及，在感到意外和不敢相信的同时，比患者还要恐惧，会更多考虑到疾病的最坏结果，更加不能接受现实，甚至会伤感、不平衡，在无人的时候不免潸然落泪。感到即使身为医务人员，面对自己或亲人患重大躯体疾病时是那么的无奈和无助，心理压力大，甚至有点自责，没把自己照顾好。因为他们看过太多的饱受疾病折磨勉强维持的生命，因此会更有可能放弃生命的长度去追求生存的质量。

三、应对策略

这种情况下你会对生活失去控制，可以试着让自己做一些积极的应对，重新找回安全感和控制感：①得知自己突患重病而不敢相信是因为没有心理准备，这种否定就是为自己接受现实做准备；②如果感到害怕、恐慌，向信任的亲朋好友倾诉出来，允许宣泄自己的情绪，想哭就哭出来，这并不代表软弱；

③这时任何人都会需要帮助，你也不例外，主动向家人、朋友、同学、领导、同事寻求支持和帮助；④利用自己的专业知识，全面地了解疾病及治疗方法，预后最好的是什么、最坏是什么，最可能的结果会是什么，会有什么样的风险，为治疗做好心理准备；⑤听听专科医生对疾病的评价，可以纠正误区，有利于积极配合治疗；⑥不要过多抱怨，做一些让自己放松的事情；⑦根据自身实际情况调整生活的节奏；⑧照顾好自己的生活，合理的饮食和休息至关重要；⑨接受亲朋好友的陪伴会对心理产生积极的作用。

四、如何面对家人患重病

同样，作为医务人员也无法避免家人患重病，这时候当医生的自己与其他人的感受完全不一样，面对亲人的痛苦和压力不是外人能够想象的。作为一个家属的身份，完全感觉不到多年的医学专业在那一刻有何用，对自己没有照顾好亲人感到无用和无力。总会过于担心或者过于理想化。有时把小病看得很重，有时又希望重病发生转机成为小病。心情随着想法的摇摆起伏不定。

这时你可以做一些积极的应对，帮助亲人度过：①作为医生的你要试着尽快接受现实，调整自己的情绪；②配合医生做好病情的告知工作，帮助患病的家人接受病情；③给予充分的关心和支持，尊重并接纳他们的情感，鼓励并倾听他们的倾诉，给予情感支持，使他们可以释放压力，想哭时给其一个依靠；④帮助他们做好治疗前的心理准备；⑤不要互相埋怨，帮助他们解决实际困难，利用你的医学知识和常识，帮助他们减轻病痛，提高生活质量；⑥护理好他们的日常生活，保证休息，饮食健康，教给他们放松的技巧；⑦经常对他们微笑并说鼓励的话，可以增加安全感；⑧告诉他们你会一直陪伴他们，增强他们的信心。

　　当我们失去健康时才能感受到健康对我们是那么的重要。只有管理好自己的健康，才能更好地照顾家人，安心工作，未病先防，既病防变，才能长久地胜任健康守护者的职责。

第6节　婚姻情感应激

一、婚姻情感冲突

　　婚姻情感的维系需要用心经营，需要情感的投入。医务人员普遍面临工作强度大、工作时间不定，经常会需要连续几十个小时工作而不能回家，使身体和心理都处于疲惫不堪的状态。除此之外，医务人员的职业需要不断学习、进修提高自身的业务水平，参加晋升职称的竞争，易导致工作占去大部分时间和精力，即使拖着疲惫的身体回到家中，对家庭的照顾也是力不从心，疏于交流，让家人感到被疏忽，事业和家庭出现冲突，容易引发家庭情感摩擦、争执和冲突，甚至导致婚姻情感的失败。医务人员是高离婚率人群。

　　年轻的医护人员处于恋爱或对恋爱的需求中，一旦出现挫折，就会导致明显的抑郁、焦虑情绪，不良情绪便渗透到工作中，影响工作效率与服务态度。已成家的医护人员面临更多来自家庭事件的影响。很多日常事件都会引发冲突，如如何安排空闲时间，如何管理财物，如何分担家务，如何照顾教育孩子，亲人病故甚至个人习惯在不经意间也会成为冲突的导火索。日常冲突造成的负性情绪如不能及时处理，会慢慢积累，对周围的环境变得敏感，偏于负性认知，会削弱解决问题的能力，造成危机。

　　实际上，婚姻情感出现问题时会经历一个过程，最开始往往是感到对方不能满足自己的要求，不被理解感到沮丧、不悦，日积月累，就会将不满通过抱怨表现出来，情绪上会感到震惊、愤怒或互相伤害，开始萌发分手的念头，并在分手还是和解之间犹豫不决，无法定夺，由于压抑和不满，希望通过将苦恼向亲朋诉说得到支持和理解，以此缓解焦虑。在婚姻出现问题时，如果用批评、命令或威胁、对抗、粗暴或嘲讽、回避问题等方式处理冲突，会使对方感到厌恶，更容易激发冲突。如果一方变得暴躁易怒，也会传染使另一方变得愤怒。激烈的冲突会影响身体和心理健康。

二、应激的表现

失恋和婚姻失败都是一种亲密关系的丧失。对于当事人来说都是重大事件。无论是主动放弃还是被动丧失，都会感到不同程度的悲伤、痛心、失落，开始自我怀疑，出现明显的痛苦、怨恨，整日闷闷不乐，打不起精神，兴趣寡然，尤其在分手 1 周左右体会明显，会出现触景生情、夜不能寐、食欲不振、味同嚼蜡的体验，在独处时脑子里会闯入曾经一起相处的画面，神情恍惚。这些反应是应激状态，这些体验通常没有我们想象的那么强烈，一般会持续数月或更长，大多数人随着时间的推移，负性体验会逐渐减少，慢慢趋于平静。摆脱分手伤痛的负性体验强度和持续的时间与个人的经历、性格、处事方法有关。用正面和客观的方式解读这段经历，并可以从中得到学习和提高，更有利于度过这段艰难的时光。婚姻的失败，给人们造成的影响程度会更深，对有些人来说可能是终身影响。

三、应对策略

适当的应对方式可以帮助自己降低焦虑，减少痛苦的反应，改善现状，走过困难的日子。

可以找一个值得信赖的人，尽量把自己的感受表达出来，不要觉得难为情，让他分担你的痛苦，获得支持。

试着梳理事情的经过，如发生了什么？那时在想什么？你感觉如何？你想要怎样？做了什么？结果怎样？

告诉自己遇到这样的应激事件，感到烦乱、苦恼是不正常事件的正常应激反应，给自己一些时间。

停止抱怨，在一段情感中很难用谁对谁错来判定。

试着投入到一些积极的活动中，安排一些令人愉快的活动，如从事运动、嗜好和阅读。

尽可能维持日常工作、生活的规律，将自己与应激事件暂时分离出来，可以使你在工作中体验到成就感。

摄取足够健康的饮食和充足的睡眠是必要的，可以保证你的体力和精力可以应对这一时期。如有入睡困难，试着用慢呼吸、肌肉放松等放松技巧，也可以使用安定自我的话语。

日间专注于目前你能实施且能让情况变得比较好的事。

可以用记日记的方式将自己感受、体会记录下来，面对问题。

想一想自己曾经用过且有效的应对方式来帮助自己。

如果随着时间的推移情绪不能平复，情绪低落加重，影响工作学习，你需要专业的帮助，如方便、隐匿、快捷的心理援助热线，更深入的婚姻治疗等。

值得一提的是，在这种情况下，人们常常会尝试一些方法让自己好受一些，但往往会造成长期的健康和心理问题，这些方法包括使用酒精或药物来应对，回避参与活动，回避与亲友的接触，工作过久，用暴力的方式表达愤怒，过度责备自己，吃得过多或过少等。

婚姻情感是复杂的，存在冲突是必然的，而用什么样的方式应对冲突是维持和谐关系的关键。当出现压力事件时，双方必须积极应对和适应，否则会使压力更严重，应付不利导致婚姻质量下降，甚至婚姻不稳定或离婚。

人的一生难免会遇到各种危机事件，它给人们造成的心理失衡往往是一个临时状态。不要着急，全面了解面临的困境，主动寻求帮助，接纳自己的情感，发现自己的力量，关注自己的生活，可以帮助人们顺利度过危机，积累了经验，得到成长；如果处理不当，虽然度过了危机，仍会留下心理创伤，遇到负性生活事件，这些埋在心底的创伤就会再次浮现，干扰你的生活；还有少部分人未能度过危机而出现严重的心理障碍，即创伤后应激障碍，这种情况下，需要寻求专业的心理帮助。

参 考 文 献

[1] Dena Rosenbloom, Mary Beth Williams, Barbara EWatkins, 著. 精神创伤之后的生活. 田成华, 司天梅, 孔祥泉, 译. 北京：中国轻工业出版社, 2001.

[2] 杨艳杰, 主编. 危机事件心理干预策略. 北京：人民卫生出版社, 2012.

[3] 吉利兰, 著. 危机干预策略. 肖水源, 译. 北京：中国轻工业出版社, 2000.

[4] Rowland Miller, Daniel Perlman, 著. 亲密关系. 王伟平, 译. 5 版. 北京：人民邮电出版社, 2011.

[5] 邱鸿钟, 梁瑞琼, 著. 应激与心理危机干预. 广州：暨南大学出版社, 2008.

[6] Phillips MR, Li X, Zhang Y. Suicide rates in China, 1995-1999. Lancet, 2002, 359 (9309)：835-840.

[7] 熊波, 刘俊松, 俞云峰, 等. 军人心理应激源研究进展. 中国疗养医学, 2008, 17 (11)：702-704.

[8] 曹冰, 陈力. 医疗纠纷对临床医生心理影响及对策研究. 中华医院管理杂志, 2009, 25 (7)：471.

[9] 张慧莉, 陈晓星, 蒲景环, 等. 对医疗纠纷医师心理应激的干预策略. 中国医院管理, 2005, 25 (11)：43-44.

[10] Dean RA. Occupational stress in hospital care：causes and coping strategies. Am J Hosp Palliat Care, 1998, 15 (3)：151-154.

[11] 王洋. 重大医疗纠纷早期行政干预探讨. 中国公共卫生管理, 2011, 27 (2)：121.

[12] 李凌江, 于欣. 创伤后应激障碍防治指南. 北京：人民卫生出版社, 2010：109.

[13] Pelletier KR, Rosch PJ. Designing Worksite Stress Management Programmes// Murphy LR, Schoenbom TF. Stress Management in Work Settings. New York：Praeger, 1987：65-86.

[14] 张明. 洞察危机的惊魂——应激心理学. 北京：科学出版社, 2004：32.

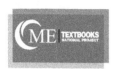

医务人员的自我心理保健

第 8 章

林 红
北京大学第六医院　北京大学精神卫生研究所

第 1 节　放松训练

一、放松训练的现状

（一）概念和种类

放松训练又称松弛疗法、放松疗法（relaxation therapy），是一种通过训练有意识控制自身的心理生理活动，减低唤醒水平，改善机体紊乱功能的心理治疗方法。

放松训练是使机体从紧张状态松弛下来的一种练习过程。放松有两层意思，一是肌肉松弛，二是消除紧张。放松训练的直接目的是使肌肉放松，最终目的是使整个机体活动水平降低，达到心理上的松弛，从而使机体保持内环境平衡与稳定。

放松训练的基本种类有呼吸放松法、肌肉放松法、想象放松法 3 种。具体放松训练的形式多种多样，有渐进式放松训练、印度的瑜伽术、日本的禅宗以及中国的气功。

（二）放松训练的理论基础

放松训练基于下述理论假设：认为一个人的心情反应包括"情绪"与"躯体"2 个部分，假如能改变"躯体"的反应，"情绪"也会随之改变。至于躯体的反应，除了自主神经系统控制的"内脏内分泌"系统的反应不宜随意操纵和控制外，受随意神经系统控制的"随意肌肉"反应可由人们的意念来操纵。换言之，人的意识把"随意肌肉"控制在一定水平后才可间接地把"情绪"松弛下来，进入轻松的状态。其核心理论认为，放松所导致心理改变的维持对应激所引起的心理改变是一种对抗力量。放松可以阻断焦虑的发生机制，副交感神经支配可阻断交感神经支配。放松训练技术可以改善机体神经内分泌系统的功能，使练习者身心经常处于一种良好的平衡状况。放松技术可以使中枢神经系统的"终末器官"活动正常化，并可以减弱视皮层的活动，影响丘脑和大脑的活动，从而降低焦虑水平，调节人体的心理、神经和生理学功能。基于这一原理，放松疗法就是训练一个人，使其能随意地把自己的全身肌肉放松，以达到身心放松的状态，从而调整情绪。

二、放松训练的历史背景

放松反应的方法在古代已经存在。特别体现于一些宗教活动中，如基督教、犹太教、印度教、道教等均有放松训练的成分。而现代放松训练可追溯到 1938 年美国心理学家雅可布松（Jacobson）的先驱著作《渐进性放松》。他通过教会患者系统地收缩和舒张骨骼肌肌群，以身体的松弛来达到心理上的松弛。其放松训练在程序上基本为渐进性肌肉放松训练，这种训练涉及机体 60 组不同的肌肉。1958 年，南非精神病学家沃尔普（Wolpe）改进了这一方法，建立了系统性脱敏治疗，在焦虑症和恐惧症的治疗中取得了满意的效果。1973 年，本斯屯等发表了渐进性放松训练治疗手册，进一步简化了渐进性肌肉放松技术，这种技术仅涉及机体的 16 组肌肉。在训练形式上，随着人们实践经验的积累，放松训练已成为一种单独训练方式，并且由指导者给予现场指导训练发展到了录音带或录像带播放指导的渐进性肌肉放松。

三、放松训练的实施

（一）实施放松训练的基本条件

1. 自然诱导　要求训练者把注意力集中于自己身体的感觉、思想或想象。默默地或出声地重复一个音、词、句子或想象，以促进逻辑的继发性过程性思维自然地转变为较少现实依据的原发性过程性思维。

2. 精神专注　当思维或想象发生分心时，提示自己不要理睬无关刺激而重新集中注意力于自身的感觉或想象，保持精神专一。

3. 肌肉放松　尽量使身体处于一种舒适的放松姿势，减轻肌肉紧张状态。

4. 安静环境　闭目静心以减少外来刺激的分心，宁静的环境可以减少外来刺激的传入。

5. 循序渐进　有规律逐步地进行放松训练。

（二）渐进性肌肉放松的实施方法

1938 年，Jacobson 描述了一种使肌肉逐渐放松的自我训练技术。该方法要求来访者首先学会体验肌肉紧张和肌肉松弛之间个人感觉上的差别，从而能使自己主动掌握松弛过程，然后进一步加深松弛训练，直至能自如地放松全身肌肉。这就是渐进性松弛训练（progressive relaxation training）。

1. 具体过程

（1）来访者处于舒适位置，放松，采用深而慢的呼吸，在深吸气后屏息数秒钟，然后缓缓呼气同时放松全身。如此重复几次，使自己完全安静下来。

（2）指导者用缓慢的速度交替地令来访者逐一收紧然后放松身体各处的大块肌群。首先从手部开始训练，然后依次是前臂、二头肌、头颈部、肩部、胸部、背部、腹部、大腿、小腿、脚部。每进行一块肌群的收紧和放松，令来访者体验紧张和松弛的感觉差别。

（3）经过反复训练，当来访者学会了通过对简单的肌群放松感觉的回忆就能自动放松时，上述交替紧张-放松训练即可逐渐停止。此后，来访者可以在任何情况下凭个人对放松的感觉，反射性地使自己放松。

2. 实施步骤

（1）头颈向后仰，尽力向后（停 5 秒左右）——放松。

（2）屈颈使下颌触到胸部，用力向下（停 5 秒左右）——放松。

（3）尽力张大眼睛（停 5 秒左右）——放松；紧闭双眼（停 5 秒左右）——放松。

（4）尽力张大嘴巴（停 5 秒左右）——放松；闭口咬紧牙关（停 5 秒左右）——放松。

（5）尽可能地伸长舌头（停 5 秒左右）——放松；尽可能地卷起舌头（停 5 秒左右）——放松。

（6）舌头用力抵住上腭（停 5 秒左右）——放松；舌头用力抵住下腭（停 5 秒左右）——放松。

（7）尽可能地深吸一口气（停 5 秒左右）——放松。

（8）耸肩向后（停 5 秒左右）——放松；提肩向前（停 5 秒左右）——放松。

（9）保持肩部平直转头向右（停 5 秒左右）——放松；保持肩部平直转头向左（停 5 秒左右）——放松。

（10）肩胛抵住椅子，拱背（停 5 秒左右）——放松。

（11）收紧肱二头肌（停 5 秒左右）——放松；收紧肱三头肌（停 5 秒左右）——放松。

（12）握紧拳头（停 5 秒左右）——放松；伸展五指（停 5 秒左右）——放松。

（13）尽可能地收紧腹部（停 5 秒左右）——放松；绷紧并挺腹（停 5 秒左右）——放松。

（14）收紧臀部肌肉（停 5 秒左右）——放松；臀部肌肉用力抵住椅垫（停 5 秒左右）——放松。

（15）伸腿并抬高 15~20 cm（停 5 秒左右）——放松。

（16）伸直双腿，足趾上翘背屈（停 5 秒左右）——放松；足趾伸直趾屈（停 5 秒左右）——放松。

（17）屈趾（停 5 秒左右）——放松；翘趾（停 5 秒左右）——放松。

（三）松弛反应技术

各种松弛训练技术往往内容繁杂，不便掌握。Benson（1977）总结认为，各类松弛训练技术中，存在着某些共同的特点，比如重复的精神控制活动、沉静的姿势、安静的环境和全身放松等。因此，构架了一种简单的松弛反应（relaxation response）技术。

这种方法简便易行，主要掌握以下几点要求：①舒适安静环境和轻装静坐闭目；②排除杂念和保持深慢呼吸；③反复主动放松全身每一部分肌肉。

来访者每次训练 15~20 分钟，每天 1~2 次。为了治疗目的，一般应坚持训练 3~6 个月。随着训练时间的延长，来访者对于自我放松的个人体验逐渐加深，从而使放松速度和自控程度加强。

（四）注意事项

第一次进行放松训练时，治疗者与患者同时做，这样可以减轻患者的焦虑程度，并能提供模仿的信息。

可将有关的放松训练过程编成指导语，在一定的音乐背景中制成录音，分别交给每个来访者使用。一个质量好的放松训练指导语，将会使松弛训练治疗程序趋于简便和统一。

在放松过程中，要帮助患者体验身体放松后的感受。放松成功的标志是，面部无表情，各肌肉均处于松弛状态，肢体和颈部张力减低，呼吸变慢。受训练者若处于仰卧位置，则出现足外展。

不论哪一种方法，开始阶段最好在医院或心理门诊进行。早期训练过程中，医生要随时了解每一个来访者掌握的程度，解释他们提出的问题。当来访者能掌握一般训练要领后，即可嘱其在自家听录音继续开展定时训练，每天 1~2 次。待掌握要领后可逐渐脱离录音，独立练习，每次 10~15 分钟。

松弛训练和催眠疗法一样，在部分人身上可能产生一些不良的心身反应，如焦虑、幻觉、失眠等，其原因较复杂。应及时采取措施或停止训练。

四、放松训练的效果评价

血压、心率、呼吸、体位和肌紧张通常是用于评价放松训练的生理指标，焦虑、抑郁及其他认知状态是评价放松训练的心理指标，另外，主观的感受也可以作为放松训练的评价指标之一。放松训练的效果通常根据被训练者主观经历的内部感受评价，而不用客观标准去衡量，因此难以确知机体功能失调的情况以及松弛调整的程度。目前，生物反馈训练可以改善传统放松训练的局限和不足。生物反馈技术为放松训练提供了心理生理变化的客观指标，使放松程度可以以肌电、皮温、皮电这样客观的标准评价放松效果，练习者也可随时了解自己的生理功能变化，使训练进程有依据，大大加快训练进程。

Benson 证明，经过一段时间的松弛反应训练，来访者在训练后可出现一种愉快感、轻松感、休息感或温热感。松弛训练对躯体生理功能的影响也很明显。除了使血压降低外，还表现氧耗量、心率、呼吸频率、动脉血中乳酸盐含量下降，同时使骨骼肌血流量轻度增加。这些变化与普通静坐或睡眠时的变化不同。经过长期训练，还能使外周交感递质活性下降，表现在血浆多巴胺 β-羟化酶水平下降（Stone，1976）。

放松训练可以用于多种功能和器质性疾病的治疗和预防，

也可以用于矫正一般的职业性紧张和焦虑症状。关于放松训练，有人提出更简单的方法：用鼻缓缓吸足气后（应有腹部抬高的感觉），停留几秒钟再自然呼气，呼气过程中一边默念 1、2、3……，一边放松全身肌肉，产生超然舒适的感觉。如此反复循环训练。这一方法特别适用于临时指导的对象，如手术前感到紧张焦虑的患者。

第 2 节　冥　想

冥想已在世界各国悄然兴起。世界各国的专家将冥想训练广泛应用到健康人群，亚健康人群，心理疾病患者（比如抑郁症、焦虑症、物质滥用、饮食障碍患者、边缘性人格障碍患者和精神分裂症患者等）以及身患重病的人群中，并积极使用科学方法深入探讨其有效性的机制。

一、冥想训练的概述

冥，意为泯灭；想，即思维、思虑。冥想，就是去除一切念头、思虑，进而达到身心一体，心物一元的更高的生命层次。冥想是种认知性技术（Harris，1986），又称为"精神—肌肉技术"（mind to muscle）。其目的是训练被试者通过大脑的安静，使肌肉放松。冥想可被特化为宁静的机敏，一种较低的身体唤起但增强的觉知状态（Dillbeck 等，1987；Morrell，1986）。于是，冥想至少可以减少焦虑，特别是对那些环境中充满应激的个体（Anderson 等，1999；Shapiro 等，1998）。然而，冥想的目标不只是暂时地缓解紧张，有规律地练习某些形式的冥想会增强意识，有助于使个体获得启迪，并以新的方式看待那些熟悉的事情，把知觉和思维从自发的已学会的模式中解放出来。

冥想实际上是一种已广泛应用于各种文化中的放松程序。经常性的冥想练习不仅能帮助练习者达到一种深度的身体放松状态，而且也有助于心理的训练而达到精力集中。冥想时通过增强注意的聚焦，会增强个体对现实生活的意识觉察，而不是从现实生活中退缩或对现实生活感到麻木（Arnheim，1985）。冥想的首要目的是获得适当的血液和必需能量的循环，从而保证情绪的平衡性和稳定性。而这种稳定性又能帮助身体抗御疾病，帮助清除血液和身体中的残余物质。

心理学研究冥想始于20世纪60年代，这在某种程度上可以说是人本主义心理学兴起后的一个产物（Matchim等，2007）。有研究认为，"冥想包括一系列复杂的情绪和注意调节训练，有提高个体幸福感和情绪平衡等作用"（Lutz等，2008）。另一些研究者从行为角度来看，指出冥想"是包括身体放松、呼吸调节、注意聚焦3个阶段的综合过程"（姜镇英，2000）。它的核心本质在于"有目的地集中注意力于个体内心的某种体验"（Shapiro等，2006）。也有学者从心理体验的角度，强调冥想可以"通过自我调控练习，让个体获得宁静、明晰和专注，从整体上产生一种心理幸福感"（Walsh Shapiro，2006）。

还有人从更广泛的角度对冥想进行了定义，比如Calder在他的《冥想手册》（*Meditation Handbook*）中把冥想描述为"一门参悟的艺术，能使人对整个宏观宇宙有自然而然的意识"。

从冥想的这些定义我们可以看到，冥想不仅强调身体方面的放松，也强调认知和心理方面的放松，因而是一种综合性的心理和行为训练。冥想有一些特定的练习技术和阶段，需要个体注意等多方面认知功能的参与，在此过程中还会产生微妙的心理体验变化。同时，尽管冥想的训练方式多种多样，但其最终目的都在于提升个体自身的生活意义。

二、冥想训练的理论基础

根据巴甫洛夫高级神经活动学说，以特定的暗示词语或音响信号为刺激物，作用于中枢神经系统，使其处于适宜的兴奋状态，这样有利于消除神经紧张，改善情绪状态，加强大脑血液循环，提高中枢神经系统的机能状态。另外，在进行冥想训练时，能使长时间处于紧张状态下的骨骼肌，调整为中等程度的放松状态，有利于肌肉组织的休息和机能的恢复。肌肉的松弛可使肌肉内的血液循环更加畅通，加速物质交换过程和代谢产物的排除，更好地为肌肉组织提供营养。经过一个时期的冥想训练后，可以改变毛细血管的横截面与紧张度，肌肉放松时血管也舒张，从而也改善循环系统的机能。

由于在大脑和肌肉之间存在着双向性的反射联系，一方面借助于从大脑通向肌肉的脉冲实施对肌肉的控制，另一方面又从肌肉通向大脑脉冲给出大脑提供肌肉生理状况的信息。当肌肉放松时，从肌肉传到大脑的脉冲很少，这就大大有利于大脑入静和进入半抑制状态。冥想训练要求呼吸慢而均匀，深长而有节奏，这不仅有利于肺活量的增加，更重要的是通过呼吸节律的改变而影响自主神经系统的功能，从而使心率、血压也随之降低。所以冥想训练能更有效地消除疲劳，恢复体力。

沃尔普提出的交互抑制作用原理也可以用以解释冥想训练的放松现象。其基本思想是：焦虑和放松不可能同时存在，让一个原可以引起微弱焦虑的刺激，在个体面前重复暴露，同时以全身放松予以对抗，从而使这一个刺激逐渐失去了引起焦虑的作用。

张苏范等的综述表明，冥想不同于催眠状态和睡眠状态，它是一种清醒的低代谢状态。由于闭目静坐，肌肉放松，注意力集中于呼吸或指导语，使感觉输入减少，限制了正常的认知活动，防止了情绪性思维的侵入。在放松状态下，脑电 α 波的波幅增高，频率减少，出现清醒时少有出现的 θ 波，心率和呼吸频率下降，耗氧量下降以及皮肤电阻升高等。这些都说明向营养系统活动占优势。因此，目前多数人认为冥想是一种促营养性反应。也就是说，松弛状态通过神经、内分泌系统功能的调节，可影响机体各方面的功能，从而达到增进心身健康和防病治病的作用。

然而，也有研究结果表明情况并不是如此简单。有人发现在冥想时，心率与呼吸频率并没有下降，相反，心排血量却有所增加，血、尿中的儿茶酚胺不但没下降，反而有所升高，血浆中去甲肾上腺素也有所升高。这说明在冥想时代谢活动不是降低，而是升高，因而对冥想是处于一种低代谢、低唤醒和向营养性状态的看法提出了异议。

三、冥想训练对人体生理指标的影响

随着心理生理学和神经心理学的发展，越来越多的研究开始借助生理指标观测工具来考察冥想训练时（后）的一些生理指标，如脑电波、血流量等。生理指标能够精确反映个体在特定时刻的细微变化，有助于研究者深入考察冥想的功能，并揭示其机制。

脑电图（EEG）是冥想研究中经常使用的脑电技术，它主要测量冥想前后大脑的自发电位的变化情况。EEG 设备的灵敏度相当高，可以反映出毫秒级别的脑电变化。比如 Takahashi 等研究者（2005）对一批大学生做过 EEG 研究，观察到他们练习冥想时前额皮层的 θ 波和 α 波活动显著增加，而且这些脑波变化与心率、人格特征也有关。

除了 EEG 之外，冥想研究中目前较常用的还有磁共振成像（MRI）、功能磁共振成像（fMRI）和单光子发射计算机体层成像（SPECT）等。MRI 可以快速捕捉大脑结构的图像，从而使研究者可以直观地观察、比较冥想前后的大脑结构变化。如 Lazar 等研究者（2005）借助 MRI，清晰考察到长期冥想练习者前额叶和右前脑岛两块区域的脑皮层比普通人厚，而这正是控制人的注意力和感知能力的区域，证实了冥想对大脑功能的促进作用。

fMRI 在 MRI 的基础上有所发展，它除了观察大脑结构之外，还能拍摄连续的录像，这为研究者观察被试各个脑区的实时活动水平提供了方便。如 Brefczynski-Lewis 等（2007）对一批冥想练习者（平均时间达到 19 000 小时）进行了 fMRI 扫描，结果表明，他们的大脑活动呈现一个倒"U"形波形（inverted U-shaped curve），大脑激活明显增加。

SPECT 是目前最先进的脑成像技术之一，它同样能准确捕捉大脑基线和冥想训练时的活动图像，清晰呈现不同脑区的血流量及活动变化情况（Pollard，2004）。而且它利用的是 γ 射线技术，不需要在密闭空间里对被试者进行扫描，这就减少了环境对被试者的干扰。Cohen 等（2009）用 SPECT 观察了一批被试者，观察到瑜珈练习后，他们的大脑血流量在右扁桃体、背内侧额叶和感觉运动区显著下降，而右背内侧前颞叶、前额皮层和右感觉运动皮层则出现了激活。

四、冥想的脑机制研究

冥想的脑机制研究主要使用 EEG、MRI、fMRI 和 SPECT 等设备。如 Lutz 等（2004）的研究通过记录 EEG 指标，观察到僧侣在冥想过程中的 γ 波（γ 波与注意、记忆、学习和感知等心理过程有紧密联系）活动明显比其休息期增加。而且即使在休息的时候，这些僧侣的 γ 波也更活跃（与学生志愿者相比较）。因此，Lutz 等认为，长期冥想改变了这些僧侣大脑的活动方式，并有可能引起了短期和长期的神经变化。

Pagnoni 等（2007）以 MRI 为工具，观察到随着年龄的自然老化，普通人大脑灰质的体积会逐渐变小，而规律的禅（Zen）冥想练习者的大脑灰质体积却不随年龄的老化而缩小。由此他们认为，有规律地练习冥想会产生一种神经保护作用，并能减少自然年龄增加所引起的认知能力下降。Vestergaard-Poulsen 等（2009）也通过 MRI 技术观察到，长期冥想练习者与同龄的非练习者的脑结构存在一定差异，冥想练习者下脑干区域的灰质密度更高，而这块区域主要负责控制心和肺，这个结果可以对一些冥想试验中发现的心肺副交感神经系统对认知、情绪和免疫反应方面的影响作出解释。

Pagnoni 等（2008）的 fMRI 研究也证实了冥想对大脑活动的影响。他们让一批禅修冥想者（和无经验被试者）在冥想（和休息）过程中完成一个词汇判断任务，同时进行 fMRI 观察，结果表明，冥想修练者的概念加工区域神经反应时间更短。2009 年，斯坦福大学的 Goldin 等研究了一批社交焦虑障碍患者，而且进一步通过 fMRI 观测到，冥想训练后，这些患者与注意调节相关的脑区活动有了显著增加，而涉及自我概念的脑区活动却减少了，从而揭示他们焦虑症状减轻的脑部机制。

Newberg 等（2001）对有 15 年长期冥想经验的藏教徒进行了 SPECT 扫描，观察到他们在冥想时，扣带回、下额叶皮质、前额叶眶回、背外侧前额叶皮层以及丘脑的大脑血流量都明显增加。Cohen 等（2009）则用 SPECT 进一步研究了短时期冥想训练的影响，观察到 12 周的瑜珈练习也让被试的右扁桃体、背内侧额叶和感觉运动区的血流量显著下降，而右背内侧前颞叶、前额皮层和右感觉运动皮层出现了激活。

五、冥想训练的实施

越来越多的研究显示，有规律的冥想训练可以有效帮助各类练习者减轻心理压力，提高幸福体验和自我调节能力，以及提高免疫功能等。具体来说，体现在对身体呼吸、心理的改善以及对大脑健康的调节等。

静坐冥想不难学会，既无须念念有词，也无须意守丹田或打莲花坐。其实，假如你曾不停祈祷，或曾长时间凝视某种东西（例如篝火或大海），你大概已经懂得静坐冥想的窍门了。如果你想较正式地练习，要领很简单。

冥想要领

● 以舒服的姿势坐定。传统姿势是席地盘腿而坐，臀下放一个圆形小软垫。假如觉得这样坐不舒服，还有许多其他姿势，比如仰卧、坐在自己的腿肚子上或直背椅子上等。

● 挺直脊背。可以想象自己的头被一根绑在天花板上的绳子吊着。

● 用鼻子深呼吸，让肺部充满空气，腹部和整个胸腔因而扩张，然后用鼻子或嘴缓缓呼气，到接近呼完就把腹肌收缩，将肺部所有气体排空。

● 选一样东西注视，比如烛光、花或图画。或者在每次呼气或吸气时数数，借此把注意力集中于自己的呼吸。缓缓吸气，数 5 下；再缓缓呼气，数 5 下。假如发觉自己开始分心，要慢慢地将心思拉回来，重新集中于呼吸或你正在注视的物体上。如果你喜欢，可以让自己把注意力集中在某个有意义的单词或片语上，一边呼吸，一边在心里诵读那句单词或片语。比如吸气时念"静"，呼气时念"笑"，或诵读某段词句。开始时最好每天练习 10~60 分钟，即使只练习几分钟也有好处。

附录：放松训练和冥想中可以使用的精油和音乐

一、精油

（一）原理

由于嗅觉中枢与记忆中枢都分布在大脑相同的部位，因此当我们吸入香气时，这些香气的化学分子会透过记忆中枢里所储存的记忆，刺激边缘系统的作用，愉悦宜人的味道会下意识地引发边缘系统里所储存的正面情绪，而恶心不快的气味则会引发消级负面的记忆。芳香疗法的作用，就在于利用气味与情绪的连接关系，使特定的气味影响情绪，进而缓解压力及紧张。虽然对于"精油是如何影响大脑的"，科学界仍无明确的答案，但精油可以与边缘系统建立直接关联，直接影响人的情绪、记忆却是学术界和专家们不可否认的事实。

（二）可使用的精油

根据情绪压力的不同表现类型，对芳香精油的选择也不同。当主导情绪是恐惧和紧张时，宜选择能够缓解恐惧情绪，具备安抚放松神经作用的精油。同时，由于恐惧会导致心悸、肠胃痉挛现象，因此精油还需具有调理心脏、抗痉挛的功效，如紫苏、香蜂草、马乔莲、佛手柑、薰衣草、依兰等。这些精油分别有不同的特性，如：紫苏既能缓和神经不适，同时也是心理调理剂，是处理因强烈恐惧情绪而导致的心脏压抑的最好方法；香蜂草对于消除各种恐惧，且对于因恐惧而导致的肠道痉挛有显著的放松作用；薰衣草对因恐惧导致的血压升高有较好的降血压、放松镇静以及安眠等作用。

当主导情绪是忧郁、悲伤、沮丧时，适用佛手柑、洋甘菊、鼠尾草、香蜂草、檀香、玫瑰、香水树、薰衣草等，具有提振效果、令人愉悦的精油。

薰衣草、檀香木、柠檬、侧柏、莳萝等有镇静作用；茉莉、百里香、迷迭香、薄荷、留兰香等有觉醒作用。

（三）精油的使用方法

精油的使用方法主要有口服、按摩、吸入等。口服能使精油被快速吸收，其他途径不如口服的吸收量高。但吸入和按摩的方式更加安全，容易控制吸收量。按摩法较复杂，且使用的按摩油需要是精油与基础油按照一定比例调和，操作不易，并不很适合医务人员。吸入法起效最快，且操作简单易行。因此最佳方法是吸入。

吸入的方式一般有 5 种，用量一般为 1~5 滴。

1. 直接吸入　是最简单的吸入方式，将精油浸在手帕上或薄纸上，让鼻子直接嗅吸，通过深呼吸将精油芳香分子吸入。

2. 蒸汽吸入　将精油加入适量的热水中，由水蒸气将精油香气散发出来。

3. 薰香吸入　将精油加入薰香台或薰香灯内，再用无烟蜡烛或电加热，使精油芳香分子散布在空气中，深呼吸将空气中的芳香分子吸入。

4. 喷雾吸入　将精油滴入蒸馏水里制成喷雾剂，再用喷枪喷入空气中，亦可直接喷在人身上。

5. 沐浴吸入　盆浴时将精油加到热的洗澡水中，芳香分子随水蒸气散发在浴盆上方的空气中，亦可轻柔按摩相关部位，让精油渗入皮下组织，达到减压的目的。

二、音乐

（一）原理

现代科学研究表明，音乐可以通过人的听觉作用于人的大脑边缘系统及脑干网状结构，调节大脑皮质，使人体的内脏活动及情绪与行为有良好的协调作用。当音乐声波作用于大脑时，会提高神经和神经体液的兴奋性，促进人体分泌有利健康的生化物质。如优美健康的音乐能促进孕妇分泌一些有益于健康的激素酶、乙酰胆碱等物质，起到调节血液流量和神经细胞兴奋的作用。同时音乐可以调动人们的思维、联想、记忆等认知过程，引起人们的共鸣。主体的情绪被诱发，可以使积极的情绪得到强化，消极的情绪得到排解。另有人认为音乐能通过曲调、节奏、力度等因素传递信息，通过振动作用于人体各个部位，能促进身体各部分的和谐共振，从而改善各器官的紊乱状态，促进健康和康复。

（二）方法

通过聆听特定的音乐来调整身心，是运用非常广泛的方法。

1. 超觉静坐法　聆听古老的甘达瓦（Gandharva Veda）音乐的静坐法，是印度音乐家玛哈礼什创造的。通过静坐和聆听产生超觉体验，以达到"天人合一"。

2. 音乐处方法　让患者聆听"音乐处方"开出的音乐，通常是集体聆听的方式。例如，抗抑郁使用雷雨生的《春天来了》、刘明源的《喜洋洋》；降血压使用刘天华的《良宵》、广东音乐的《汉宫秋月》。市面上有一些这样的唱片发行。

3. 聆听讨论法　这是美国最常用的方法之一，聆听歌曲后在治疗师的指导下进行讨论。

4. 音乐想象法　首先使被治疗者进入放松状态，之后在特制的音乐中产生想象，治疗师引导其诉说这些想象，并讨论想象的意义。

（三）推荐曲目

雷雨生的《春天来了》，刘明源的《喜洋洋》，中国唱片公司出版的《瑜伽音乐》，国外音像公司出版的各种《冥想音乐》（Meditation）、《放松音乐》（Relaxation）和加入自然声的《风平浪静的音乐海洋》《热带雨林音乐》《江南丝曲》《寒鸦戏水》《天鹅湖组曲》《回家》。

参 考 文 献

［1］郝伟. 精神病学. 4 版. 北京：人民卫生出版社，2001：241.

［2］钱铭铭. 心理咨询与治疗. 北京：北京大学出版社，2000. 185-196.

［3］Phillip LR. 压力与健康. 石林，古丽娜，梁竹苑，等译. 北京：中国轻工业出版社，2000：279.

［4］张苏范，毕希名，等编译. 生物反馈. 北京：北京科学技术出版社，1987：37.

［5］任俊，黄璐，张振新. 基于心理学视域的冥想研究. 心理科学进展，

2010, 18 (5): 857-864.

[6] 姜镇英. 冥想训练对美国中学游泳选手训练后的焦虑、心境状态及心率恢复的影响. 体育科学, 2000, 20 (6): 66-74.

[7] Khare KC, Nigam SK. A study of electroence phalogram in meditators. Indian J Physiol Pharmacol, 2000, 44 (2): 173-178.

[8] Arnheim D. Modern principles of athletic training. 6th ed. St. Louis: Time Mirror/Mosby, 1985: 68.

[9] Matchim Y, Armer JM. Measuring the psychological impact of mindfulness meditation on health among patients with cancer: a literature review. Oncol Nurs Forum, 2007, 34 (5): 1059-1066.

[10] Lutz A, Slagter HA, Dunne JD, et al. Attention regulation and monitoring in meditation. Trends Cogn Sci, 2008, 12 (4): 163-169.

[11] Brefczynski-Lewis JA, Lutz A, Schaefer HS, et al. Neural correlates of attentional expertise in long-term meditation practitioners. Proc Natl Acad Sci U S A, 2007, 107 (24): 11483-11488.

[12] Cohen DL, Wintering N, Tolles V, et al. Cerebral blood flow effects of yoga training: preliminary evaluation of 4 cases. J Altern Complement Med, 2009, 15 (1): 9-14.

[13] Pagnoni G, Cekic M, Guo Y. "Thinking about not-thinking": neural correlates of conceptual processing during Zen meditation. PLoS One, 2008, 3 (9): e3083.

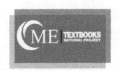心理健康的评估与反馈

第 **9** 章

党卫民　周天航
北京大学精神卫生研究所

第1节　评估工具

心理健康的评估方法众多，有传统医学检查方法，也有心理测量学技术，还有社会学等其他学科的测量手段，分为自评和他评两种方法，可以从健康史、症状和职业倦怠维度、职业功能维度、对个人综合主观感受维度、工作环境及家庭环境平衡维度等进行评估，多种方法结合使用，综合分析评估结果，才能使得评估结论更加具有科学性，也更加可靠。本节主要介绍几种常用于医务人群心理健康调查的调查量表。

一、健康史的自我报告

（一）一般健康问卷

一般健康问卷（general health questionnaire，GHQ）是 1972年 Goldberg 等编制的主要用于普通躯体疾病患者和一般健康人群筛查和评定非精神病性精神疾患的自评问卷，目前常用的为12 项问题的缩减版。国内在做人群精神疾病流行病学调查时，通常为了提高筛查的精神疾患检出率，还会增加 8 个条目。

（二）各种社会人口学问卷

是一类根据评估目的，自行设计的问卷，了解受评个体的年龄、教育背景、经济状况、工作经历、生活嗜好、既往躯体

健康状况、社会支持系统特点等信息，有助于提示或评价目前心理状况形成的特点。

二、心理健康相关症状的测量

（一）SCL-90 量表的应用

90 项症状清单（Symptom Checklist 90，SCL-90），又名症状自评量表，现行版本由 Derogatis 编制于 1973 年。SCL-90-R 虽然是 SCL-90 的修订版，但它与 SCL-90 内容大体相同，仅仅在焦虑量表上有两个问题不同以及几个其他的项目有些细微的变化，目前，SCL-90-R 量表已经被广泛应用于临床心理、精神病症状、心理健康、医疗和教育系统的咨询及研究。SCL-90 是一个包含90 个项目的自陈症状量表，是对当前一段时间心理症状的测量而不是人格测量，主要用于被试者的心理症状模式，目的是测量 9 个分量表症状的强度。此表包含比较广泛的精神病症状学内容，如思维、情感、行为、人际关系、生活习惯等。

整个问卷是以 5 点计分的里克特量表，每一个项目都由患者从无（0）到严重（4）来估计。该量表共包含 9 个主要的症状维度：①躯体化；②强迫症状；③人际关系敏感；④抑郁；⑤焦虑；⑥敌对；⑦恐怖；⑧偏执；⑨精神病性。9 个症状维度中每一个分别包含 6~13 个项目。每一个维度分数是该维度所有项目的平均数。9 个维度的平均数能够表达一个症状侧面。

该量表主要有 3 个总体指标：①总症状指数（general symptomatic index，GSI），也称总均分，是问卷总分除以 90；②阳性项目数，是分数在 0 以上（被评为 1~4 分）的项目数；③阳性症状痛苦水平（positive symptom distress level，PSDL），是总分除以阳性项目数。GSI 是当前症状水平的最好的单一指标，PSDL 是强度评价指标。

（二）自评抑郁量表（SDS）

自评抑郁量表（Self-Rating Depression Scale，SDS）是

William W. K. Zung 于 1965 年编制的，为自评量表，用于衡量抑郁状态的轻重程度及其在治疗中的变化。1972 年 Zung 增编了与之相应的检查者用本，改自评为他评，称为抑郁状态问卷（Depression Status Inventory，DSI）。评定时间跨度为最近 1 周。

SDS 和 DSI 分别由 20 个陈述句和相应问题条目组成。每一条目相当于一个有关症状，按 1~4 级评分。20 个条目反映抑郁状态 4 组特异性症状：①精神性-情感症状，包含抑郁心境和哭泣 2 个条目；②躯体性障碍，包含情绪的日间差异、睡眠障碍、食欲减退、性欲减退、体重减轻、便秘、心动过速、易疲劳共 8 个条目；③精神运动性障碍，包含精神运动性迟滞和激越 2 个条目；④抑郁的心理障碍，包含思维混乱、无望感、易激惹、犹豫不决、自我贬值、空虚感、反复思考自杀和不满足共 8 个条目。

每一个条目均按 1、2、3、4 四级评分，1 = 从无或偶尔，2 = 有时，3 = 经常，4 = 总是如此。SDS 和 DSI 评定的抑郁严重度指数按下列公式计算：抑郁严重度指数 = 各条目累计分/80（最高总分）。指数范围为 0.25 ~ 1.0，指数越高，抑郁程度越重。SDS 或 DIS 评分指数在 0.5 以下者为无抑郁；0.50~0.59 为轻微至轻度抑郁；0.60 ~ 0.69 为中至重度抑郁；0.70 以上为重度抑郁。

SDS 和 DSI 为一短程自评量表和问卷，操作方便，容易掌握，能有效地反映抑郁状态的有关症状及其严重度和变化。SDS 的评分不受年龄、性别、经济状况等因素影响，因此更容易广泛推广。

（三）自评焦虑量表（SAS）

焦虑自评量表（Self-Rating Anxiety Scale，SAS）由 Zung 于 1971 年编制，从量表构造的形式到具体评定的方法，都与抑郁自评量表（SDS）十分相似，它也是一个含有 20 个项目、分为 4 级评分的自评量表，主要评定项目为所定义的症状出现的频度，1 = 没有或很少时间有，2 = 小部分时间有，3 = 相当多时间有，4 = 绝大部分或全部时间都有。

SAS 希望引出的 20 个症状包括焦虑、害怕、惊恐、发疯感、不幸预感、手足颤抖、躯体疼痛、乏力、静坐不能、心悸、头昏、晕厥感、呼吸困难、手足刺痛、胃痛或消化不良、尿意频数、多汗、面部潮红、睡眠障碍及噩梦。

SAS 的主要统计指标为总分，是一种分析具有焦虑症状成年人主观症状的相当简便的临床工具。

（四）贝克焦虑量表（BAI）

贝克焦虑量表（Beck Anxiety Inventory，BAI）由美国 Aron T. Beck 等于 1985 年编制，是有 21 个条目的自评量表，能比较准确地反映主观感受到的焦虑程度。通常，BAI 与贝克抑郁量表一起使用，供受访者自评焦虑和抑郁的感受。

BAI 的条目对焦虑症状的描述比较直观，受访者容易理解条目的含义，所以一般受访者用它描述焦虑症状比 SAS 准确。

（五）贝克抑郁量表（BDI）

贝克抑郁量表（Beck Depression Inventory，BDI）是自评量表，共 21 个条目，按 0 ~ 3 级评分，分数越高，代表症状越重。21 个条目相加为粗分，抑郁划分标准：0 ~ 13 分为无抑郁，14 ~ 19 分为轻度抑郁，20 ~ 28 为中度抑郁，29 ~ 63 为严重抑郁。分数越高，抑郁的症状越重。访谈提纲主要包括受访者对于心理健康教育的需求、接受方式、生活经历、干预评价等。

（六）状态-特质焦虑问卷（STAI）

状态 - 特质焦虑问卷（State-Trait Anxiety Inventory，STAI-Form Y）由 Charles D. Spielberger 等人编制，为自评量表，目的是评定一个人的不同的焦虑特征：短暂的焦虑情绪状态，以及人格特质性焦虑倾向，可用来筛查高校学生、军人和其他职业人群的有关焦虑问题，也广泛用于评定内科、外科、心身疾病及精神病患者的焦虑情绪。它由指导语和 2 个分量表共 40 项描述题组成。第 1~20 项为状态焦虑量表（STAI, Form Y-Ⅰ，简称 S-AI），主要用于评定即刻的或最近某一特定时间或情境的恐惧、紧张、忧虑和神经质的体验或感受，可用来评价应激状态下的状态焦虑；第 21~40 题为特质焦虑量表（STAI, Form Y-Ⅱ，简称 T-AI），用于评定经常感受到的情绪体验。

对 STAI 每一项进行 1~4 级评分。S-AI：1 = 完全没有，2 = 有一些，3 = 中等程度，4 = 非常明显。T-AI：1 = 几乎没有，2 = 有些，3 = 经常，4 = 几乎总是如此。40 项描述题中，凡正性情绪项目均为反序计分，分别计算 S-AI 和 T-AI 量表的累加分，最小值为 20 分，最大值为 80 分，反映状态焦虑或特质焦虑的程度。

三、职业倦怠的概念及其测量

职业倦怠（burnout），也称职业耗竭，此概念在欧美等国家已被广泛应用，但在我国大家对此仍不十分熟悉。Pines 和 Aronson 把耗竭定义为，由于个体长期处在对其情绪资源过度要求的情境之下所产生的一种生理、情绪和精神衰竭的状态。Shirom 与 Melamed 认为，职业耗竭是一种个体的情感状态，表现为其生理上、情绪上、认知上的精力被用尽的感觉。社会学家 Dworkin 则认为，职业耗竭是指对特定工作的疏离感、无意义感、无权力感、孤独及无规范感。

职业耗竭没有一个标准的定义，但是迄今为止，研究中被引用最多的是 Maslach 对职业耗竭的界定，她认为职业耗竭是对工作上长期的情绪及人际应激源做出反应而产生的心理综合征，包含情绪衰竭（emotional exhaustion）、非人性化/去个性化（depersonalization）和个人成就感低落（reduced personal accomplishment）3 个方面。其中情绪衰竭是指个体情绪和情感处于极度疲劳状态，工作热情完全丧失；去个性化指个体以一种消极、否定、麻木不仁的态度对待自己的同事或来访者；个人成就感低落指个体消极评价自己工作的意义与价值的倾向。

随着研究的深入进展，Maslach 修正了这一概念，认为职业耗竭包括耗竭（exhaustion）、消极怠慢（cynicism）与无效能感（inefficacy）。

纵观国内外对职业倦怠的研究工具，最为广泛应用的是MBI 系列量表。目前 MBI 共有 3 个版本，分别为马斯勒倦怠量表-服务行业版 MBI-HSS（MBI Human Service Survey）、马斯勒倦怠量表-教育行业版 MBI-ES（MBI Educator Survey）和马斯勒倦怠量表-通用版 MBI-GS（MBI General Survey）。与其他 2 个版本相比，MBI-HSS 具有较高的信效度，因此在对医务群体职业倦怠的研究中，运用得更为广泛。

MBI-HSS 采用莱克特（Likert）7 分等级自评，0 = 从来没有，1 = 约 1 年有几次，2 = 约每月有 1 次，3 = 约每月有几次，4 = 约 1 星期有 1 次，5 = 约 1 星期有几次，6 = 每天都有。整个问卷共 22 个项目，包括 3 个部分，即情绪衰竭、情感淡漠和个人成就感，其中情绪衰竭分量表包括 9 个项目，情感淡漠分量表包括 5 个项目，个人成就感分量表包括 8 个项目。

该量表的计分标准为：情绪衰竭和情感淡漠分量表采用正向计分，个人成就感分量表采用反向计分。情绪衰竭维度得分<16为轻度，16~27 分为中度，>27 分为重度；情感淡漠维度得分<6 为轻度，6~13 分为中度，>13 分为重度；个人成就感维度得分>39 分为轻度，31~39 分为中度，<31 分为重度。

四、职业功能的评价

（一）健康生产力受损量表（SPS-6）

健康生产力受损量表（Stanford Presenteeism Scale，SPS）是自评量表，由美国斯坦福大学编制，共有 6 个条目，用于评价因为健康原因导致的生产力受损，经过多次简化后发展为现在所用 SPS-6 简化版，可以用于开展工作场所员工健康相关生产力受损的调查或研究。

SPS-6 每个条目采用 5 级赋值：1 = 完全不同意，2 = 不同意，3 = 不确定，4 = 同意，5 = 完全同意。条目 5 和条目 6 为反向计分，6 个条目总分为各条目分数之和（条目 5 及 6 反向计分处理），范围是 6~30 分，评分越高，提示带病上班所致生产力损失越大；评分越低，提示带病上班所致生产力损失越小。

（二）工作生产力和活动受损问卷（WPAI）

工作生产力和活动受损问卷（Work Productivity and Activity Impairment，WPAI）为自评问卷，广泛用于评价工作场所人员健康状况对生产力的影响，目前常用为工作生产力和活动受损-一般健康状况问卷（Work Productivity and Activity Impairment-General Health Questionnaire，WPAI-GH），包括 6 个条目：询问调查对象的雇佣情况、实际工作时间、由于健康问题导致的离岗时间、由于其他原因导致的离岗时间，以及健康对生产力所产生的影响 2 个问题，分别询问健康对工作生产力和工作以外日常生活的影响程度。分析指标为：健康所损耗的工作时间百分比、健康所致工作损伤百分比、健康所致总体生产力受损百分比、健康所致活动损伤百分比以及带病上班所致生产力影响的总体得分 5 个项目。百分比 = 0 为无损失，百分比 > 0 为有损失，以此判断健康对生产力的影响。

五、与医护人员心理健康有关的其他测量

包括个人综合主观感受、工作和社会适应量表、工作满意度、职业生活质量、工作-家庭平衡等评价，见《心理卫生评定手册》（《中国心理卫生杂志》1999 年增刊），还有可用于筛查的患者抑郁自评工具（9 条目患者健康问卷，即 PHQ-9）等。

第2节　评估维度

一、躯体健康

人，尤其是负有重任的医护人员，在完成其他一切功能之前，最重要的是拥有躯体健康，因此，对于躯体健康的评价是一切心理健康评估的先决条件，也是最必要的条件。

对于躯体健康方面的评估要力求准确周全，争取起到临床筛查的作用。

二、生活质量与主观幸福感维度

主观幸福感不仅仅与生活总体有关，同时也涉及特定的生活内容，例如工作、住房、家庭以及经济收入等。主观幸福感是反映某一社会中个体生活质量的重要心理学参数。此外还有一些社会心理学概念与生活质量有间接的联系，如自尊、抑郁、心理控制源（locus of control）和情感疏远（alienation），但唯有生活满意度和幸福感最终标明了个体生活质量的基线。当然，个体所感受到的幸福和满意无疑与上述概念有密切的关系。

主观幸福感是一种态度，人们普遍认为它包括2个基本成分：认知成分和情感成分。认知成分涉及理智，而情感成分涉及感情。许多研究人员采用不同的方法对主观幸福感进行了测查。还没有证据表明哪一种量表或哪一类量表特别有用或者显著优于其他量表。一些"量表"只有一个项目，具有特定的反应等级。尽管从正规的心理测验角度来看，这些基于单个项目的测查相对比较粗糙，但已证明它们非常有用。

当代医学发展的趋势是：宏观上，单纯的生物医学模式正向生物-心理-社会医学模式过渡，医学的目的与健康的概念不再单纯是生命的保存与延长，而同时要提高生活的质量（quality of life，亦译"生命的质量"，以对应于 life span "生命的长度"），即促使和保持个体在躯体、心理、社会功能诸方面的完好状态（well being）。微观上，一方面人们开始注意自身生活方式、行为方式、精神应激与健康、疾病的关系，寻找促进健康（health promotion）的方法，来减少疾病的发生与医药资源的消耗；另一方面，对某一疾病的研究与医疗干预手段的疗效评估，在注重用生物学指标评估器官功能的同时，也开始应用心理、社会学指标来全面评价与研究具有心理、社会特征的"整个患者"，以弥补传统的单一生物学指标的不足，获得更为全面的疗效评估资料，提高有限的医药资源投入效益。据此，近年来国内外诸多学者提出了生活质量这一概念作为个体生理、心理、社会功能的综合指标，来评估临床疗效、疾病预后、人群健康水平以及医药资源分配方式。

目前，生活质量的评估方法有几个重要的发展趋势：

第一，从单一评价受试者生活的客观状态逐步发展到注意同时评估受试者的主观感受。众所周知，处于相同客观生活质量的个体，其主观感受可能大相径庭；而主观感受类似的个体，其客观状态可能相去甚远。如同样患喉部疾病，对于职业歌唱家与电脑操作人员来说，同等程度的发音损害，因对职业生活的影响不同，其主观感受可能完全不一样。而"多病的富翁"与"健康的乞丐"虽然客观状态不同，重点需求不同，便可能都因缺少各自需求的东西导致主观感受的评分在同一低水平。因此，对生活质量的评估应从客观生活质量和主观生活质量2个方面同时进行。

第二，从单维评估倾向于到多维度的评估。生活质量作为一个评定指标，人们曾寄希望于仅用一个单维的总分值表示，以使结果简单明了，易于计算。如 A 治疗方法使患者生活质量提高 15 分，B 使其提高 26 分，则一目了然知道 B 疗法优于 A。然而，在临床研究中，人们发现许多疾病与治疗方法对患者生活质量不同维度的影响是不同的。如心脏换瓣术后，患者心功能改善使躯体功能的评分提高，但术后长期必用的抗凝剂引起出血倾向限制了患者的社会功能，随时可能发生的瓣膜嵌顿造成了患者持久的心理压力，可能使患者心理、社会功能维度评分下降。如把各维度升降不一的评分相加，则可能得出总分无变化的片面结论。因此，目前生活质量评估，尤其是临床研究，倾向于应用多维评定而较少采用单维或总分来评估。

第三，以往临床研究中生活质量的评估工具大多是特异性的。如用于评价乳腺癌患者生活质量的工具就不适合评价关节炎患者；同理，用于关节炎患者生活质量的评估工具也不适合用于心脏病患者生活质量的评估。这种方法虽然可以有针对性地详细了解某一疾病或某种治疗方法对生活质量的影响，然而其结果却缺少共通性与可比性。因为把不同研究内涵的"生活质量"评估结果跨病种、跨群体比较，就可能使比较结果出现偏性。所以，目前大多数学者认为，应选择能代表不同群体共性的维度作为生活质量评估的基本内涵，如目前比较公认的躯体、心理、社会功能等维度来编制一个综合性问卷以适用于不同群体的生活质量评估，同时对每一种特殊群体（如某一疾病患者）附加一个短的特异性问卷，主要包括对该群体特异性方面的评价（如某一疾病的症状消长），这样才能使不同群体生活质量评估的结果既有可比性，又有特异性。

三、社会支持

学术界对社会关系与健康的关系已有了很长时间的研究。早在 20 世纪，法国社会学家 Durklieim 就发现社会联系的紧密程度与自杀有关。21 世纪以来，社会流行病学研究表明，社会隔离或社会结合的紧密程度低的个体身心健康水平较低，而死亡率则较高。在各年龄组，缺乏稳定婚姻关系和社会关系较孤立的个体易患结核病、意外事故和精神疾病如精神分裂症，且死亡率高于有稳定婚姻关系者。对精神疾病患者的研究表明，与正常人比较，精神分裂症患者的社交面较窄，一般仅限于自己的亲人，而神经症患者社交活动少，社会关系松散。老年人如果有较密切的社会关系，则可以有效地减少抑郁症状。20 世纪 70 年代初，精神病学文献中引入社会支持（social support）的概念，社会学和医学用定量评定的方法，对社会支持与身心健康的关系进行大量的研究。多数学者认为，良好的社会支持有利于健康，而劣性社会关系的存在则损害身心健康。社会支持一方面对应激状态下的个体提供保护，即对应激起缓冲作用，另一方面对维持一般的良好情绪体验具有重要意义。

四、家庭功能

家庭环境量表（Family Environment Scale，FES）系 Moss 等于 1981 年编制，共设 90 条是非题，需要大约 30 分钟完成。该量表分为 10 个分量表，分别评价 10 个不同的家庭社会和环境特征。在很多西方国家，FES 已广泛应用于描述不同类型正常家庭的特征和危机状态下的家庭状况，评价家庭干预下的家庭环境变化，以及对家庭环境与家庭生活的其他方面进行比较。

FES 所评价的家庭特征包括：①亲密度（cohesion），即家庭成员之间相互承诺、帮助和支持的程度；②情感表达（expressiveness），即鼓励家庭成员公开活动，直接表达其情感的程度；③矛盾性（conflict），也就是家庭成员之间公开表露愤怒、攻击和矛盾的程度；④独立性（independence），即家庭成员的自尊、自信和自主程度；⑤成功性（achievement orientation），指将一般性活动（如上学和工作）变为成就性或竞争性活动的程度；⑥知识性（intellectual-cultural orientation），即对政治、社会、智力和文化活动的兴趣大小；⑦娱乐性（active-recreational orientation），即参与社交和娱乐活动的程度；⑧道德宗教观（moral-religious emphasis），即对伦理、宗教和价值的重视程度；⑨组织性（organization），指安排家庭活动和责任时有明确的组织和结构的程度；⑩控制性（control），即使用固定家规和程序安排家庭生活的程度。

另外，还有工作满意度评估、知识型工作者与技能型工作者过度劳动的评估等。

第 3 节　评估方法

一、自我报告法

通常采用一些有关既往健康问题的定式报告清单，让受检者自己填写。报告内容主要涉及心身问题，早年心理发展情况及社会功能情况等。这种方式对在人群中大面积调查较为适用。

二、晤谈法

晤谈（interview）是一种有目的的会话，如果按照一定的固定程序进行，则称之定式晤谈（structured interview）。晤谈是心理卫生评估的一种基本技术，其目的是面谈者与受谈者之间进行感情思想方面沟通。沟通有言语方面的，如听和谈；也有非言语性的，如表情、手势和姿势等。晤谈在不同学科有不同分类，比如精神病学有入院晤谈、诊断晤谈等；临床心理学有评估晤谈和治疗晤谈。这些分工一般都是相对的，并无绝对的区分。在心理卫生评估中，晤谈主要有如下作用：①建立相互合作和信任的关系（rapport）；②获得受检查者问题的初步信息；③收集个人的健康史，对受检者的生活以及他的社会关系做出全面的和尽可能详尽的估计，尤其对其心理应激情况做出评价；④对受检者的心理症状和有关精神病理问题进行精确的描述；⑤向受检者介绍有关心理卫生的知识；⑥支持受检者追求改进的信心，并且提供解决心理卫生问题的具体办法。

三、心理测验方法

包括心理测验和评定量表，是心理卫生评估主要的标准化手段之一。这一方法在本节将进行详细的介绍。

评定量表具体的实施应按其使用手册规定的步骤严格进行。概括起来评定量表的实施有准备阶段、量表的填定、评定结果换算及结果解释报告这4个步骤。

（一）准备阶段

在采用量表实施评定之前，通常需要对评定者进行系统训练，选择适合的评定工具及准备评定场地。评定者的训练就是组织量表的使用者（也称评定员）对所使用的量表理论基础、量表的内容进行全面地学习，并就量表的具体操作方法和结果解释进行反复练习，以达到熟练掌握所使用的量表评定方法，并能较准确地分析解释评定结果。

评定工具的准备就是要选择适合评定对象情况的评定量表，量表选择正确与否，直接影响评定的质量。评定通常无需特别的场地，一般在一安静的房间进行即可。

（二）量表的填表过程

自评量表各项目填写前应有一简短指导语，说明评定主要目的，评定内容的范围，评定的时间界定（如评定1周内出现的现象，还是1年内出现的现象），频度或程度标准，以及记录方法与其他要求等，这一指导语虽用文字写明，但评定者最好口头加以说明。量表的项目由受评者自己填写，独立完成填表过程。如果受评者文化程度低，对一些项目不理解，评定者可逐项念题，并以中性态度把项目本身意思告诉受评者。此外，自评量表常作团体评定工具，受评者人数不应太多，以10~20人为宜。人数太多，受评者之间相互干扰，不易管理。

他评量表评定者一般都为专业工作者。评定的依据，大多数通过知情者提供。所谓知情者是指最了解受评者日常生活及学习、工作情况的人，一般为受评者父母、兄弟姊妹等亲属；或是在生活和健康方面给予长期照顾的人，如福利院的工作人员等；或是了解情况的邻里、同事、老师等。这种通过知情提供资料的评定方法亦称间接评定法。有些量表，尤其是临床用量表，常常是通过评定者自己的观察印象直接记录量表各项目的评分，这类评定者常常对受评者进行过较系统的观察，如病房医师、与受评者接触密切的心理学工作者等，这种评定法称直接评定方法。不管是直接评定或间接评定，评定者最好与受评者现场见面，并有所晤谈，以取得某些项目评定的准确证据，或判断资料来源的可靠性。最后，评定者对各种来源的依据材料对照评分标准进行评分。

（三）结果换算

量表各项目评分需要累加为因子分（或分量表分）和总分，这些分数均为原始分，很多量表要求进一步转换成各种形式的标准分或百分位，或者作加权处理，一般而言，转换分更有比较意义。有些量表使用手册上提供了各种转算表，使用者只需查表即可。

（四）评定结果的解释和报告

为了达到评定量表的使用目的，需要对各种评定结果进行分析综合，提出结论，并对其意义进行解释。量表的种类、功能不同和评定的原因不同，其解释的深度各异。一般而言，如果只打算了解受评者某方面总的状况，总分即可，以郑延平等（1988）编制的紧张性生活事件评定量表（stressful life events rating scale，SLERS）为例，如果总分 T 分（划界分）＞70，则认为受评者总的心理紧张程度高，发生心身障碍可能性很大，如果还想了解某方面内部成分特征，则需在因子分（分量表分）水平甚至项目分水平进行分析。仍以 SLERS 为例，SLERS 包括学习问题，婚姻恋爱问题，健康问题，家庭问题，工作、经济问题，人际关系问题，环境问题，法律问题这 8 个因子，只要对这些因子 T 分进行分析，便可了解受评者心理紧张源主要来自哪一方面或其分布特征。

将评定主要结果、结论及解释用文字或口头形式表达即报告。对某一人群的评定结果报告类似于科研调查报告，比较复杂，需要进行大量的统计学处理，如果这类报告可靠，则对心理卫生工作有指导意义；对个体评定结果的报告，用语要精确明了，解释合理，才有科学性。一般提交报告的对象多为专业人员，报告中应采用专业术语，如均数、标准分、百分位等，结论和解释要适度，因为任何评估方法都有一定局限性，结果有程度不一的误差（详见后面内容），故不能绝对化。有时受评者个人或者家属（评定者认为有必要告知）需要了解评定结果，则多以口头形式报告，一般把专业性术语用较通俗化用语表达，但要注意其科学性。

四、生物医学检查

生物医学检查包括体格检查和各种实验室检测，详见有关医学专著。

五、其他手段

随着人们对心理卫生工作质量要求的提高和现代科学技术的迅速发展，心理卫生评估也开始注意到其他学科一些最新技术，如环境遥控技术、人口流动生态学检测等。

第 4 节　反馈与总结

设定一定的评估目标，医护人员获得心理健康状态的评估结果后，应结合其他维度的评估结果，及时总结当前心理健康状态。如果所得结果仅供医务人员自检，可根据评价工具的使用方法，做初步判断，若结果为阳性，需视程度不同寻求相应支持，比如精神科咨询，包括心理咨询、心理治疗或必要时的药物治疗。

自评方式也可用于评估某个医务人员小组或某类医务人员群体，根据每个人的评价结果，获得群体的心理健康问题的检出率，从而为从组织或制度角度、小组或同伴支持角度、个人角度的早期识别，提出相应的早期支持措施、干预策略提供科学依据。

不论个体自检还是群体测查，均应尽量避免单一维度评价，结合相应的工作满意度评估、职业倦怠评估、职业生活质量评估、工作-家庭平衡评估，在不同维度予以评估，对制定针对性的工作生活平衡计划以帮助医务人员减少工作生活冲突、提高敬业度并最终实现医疗机构、医务人员、患者多赢提供尽可能多的信息。

上述评估信息，经过精神科专业人员的分析和判断，结合职业健康心理学的成果提出相应的建议，反馈给受评者或群体，为提高医务人员心理保健水平、供有关组织制定积极有效的策略提供理论依据。

附录：常用的自评量表

Zung 焦虑自评量表（SAS）

填表注意事项：下面有 20 条文字，请仔细阅读每一条，把意思弄明白，然后根据您最近一星期的实际感觉，在适当的空格里划一个钩，每一条文后有 4 个空格，表示：没有或很少的时间；小部分时间；相当多时间；绝大部分或全部时间。

项目	没有或很少时间	小部分时间	相当多时间	绝大多数或全部时间
1. 我觉得比平常容易紧张和着急	1	2	3	4
2. 我无缘无故的感到害怕	1	2	3	4
3. 我容易心里烦乱或觉得惊恐	1	2	3	4
4. 我觉得我将要发疯	1	2	3	4
5. 我觉得一切都很坏，会发生什么不幸	1	2	3	4
6. 我手脚发抖打颤	1	2	3	4
7. 我因为头痛、头颈痛和背痛而苦恼	1	2	3	4
8. 我感觉容易衰弱和疲乏	1	2	3	4
9. 我觉得心烦意乱不容易静坐着	1	2	3	4
10. 我觉得心跳得很快	1	2	3	4
11. 我因为一阵阵头晕而苦恼	1	2	3	4
12. 我有晕倒发作，或觉得要晕倒似的	1	2	3	4
13. 我呼气、吸气都感到困难	1	2	3	4
14. 我的手脚麻木和刺痛	1	2	3	4
15. 我因为胃痛和消化不良而苦恼	1	2	3	4
16. 我常常要小便	1	2	3	4
17. 我的手常常是潮湿寒冷的	1	2	3	4
18. 我脸红发热	1	2	3	4
19. 我不容易入睡且一夜睡得很差	1	2	3	4
20. 我做恶梦	1	2	3	4

粗分

标准分（粗分乘 1.25 取整数部分）

Zung 抑郁症评定表

姓名_____　性别_____　年龄_____　诊断_____
总分_____　评分者_____　日期_____

项目	偶或无	有时	经常	持续
1. 我感到情绪沮丧、郁闷	1	2	3	4
2. 我感到早晨心情最好	4	3	2	1
3. 我要哭或想哭	1	2	3	4
4. 我夜间睡眠不好	1	2	3	4
5. 我吃饭像平时一样多	4	3	2	1
6. 我性功能正常	4	3	2	1
7. 我感到体重减轻	1	2	3	4
8. 我为便秘烦恼	1	2	3	4
9. 我的心跳比平时快	1	2	3	4
10. 我无故感到疲劳	1	2	3	4
11. 我的头脑像往常一样清楚	4	3	2	1
12. 我做事情像平时一样不感到困难	4	3	2	1
13. 我坐卧不安，难以保持平静	1	2	3	4
14. 我对未来感到有希望	4	3	2	1
15. 我比平时更容易激怒	1	2	3	4
16. 我觉得决定什么事很容易	4	3	2	1
17. 我感到自己是有用的和不可缺少的人	4	3	2	1
18. 我的生活很有意义	4	3	2	1
19. 假若我死了别人会过得更好	1	2	3	4
20. 我仍旧喜爱自己平时喜爱的东西	4	3	2	1

合计总分：

Hamilton 焦虑量表（HAMA）

项目	圈出最适合患者情况的分数				
焦虑心境	0	1	2	3	4
紧张	0	1	2	3	4
害怕	0	1	2	3	4
失眠	0	1	2	3	4
认知功能	0	1	2	3	4
抑郁心境	0	1	2	3	4
躯体性焦虑：肌肉系统	0	1	2	3	4
躯体性焦虑：感觉系统	0	1	2	3	4
心血管系统症状	0	1	2	3	4
呼吸系统症状	0	1	2	3	4
胃肠道症状	0	1	2	3	4
生殖泌尿系统症状	0	1	2	3	4
自主神经症状	0	1	2	3	4
会谈时行为表现	0	1	2	3	4

注：分级：0＝无症状；1＝轻微；2＝中等；3＝较重；4＝严重。

Hamilton 抑郁量表（HAMD）

项目	圈出最适合患者情况的分数				
1. 抑郁情绪	0	1	2	3	4
2. 有罪感	0	1	2	3	4
3. 自杀	0	1	2	3	4
4. 入睡困难	0	1	2	–	–
5. 睡眠不深	0	1	2	–	–
6. 早醒	0	1	2	–	–
7. 工作和兴趣	0	1	2	3	4
8. 迟缓	0	1	2	3	4
9. 激越	0	1	2	3	4
10. 精神性焦虑	0	1	2	3	4
11. 躯体性焦虑	0	1	2	3	4
12. 胃肠道症状	0	1	2	–	–
13. 全身症状	0	1	2	–	–
14. 性症状	0	1	2	–	–
15. 疑病	0	1	2	3	4
16. 体重减轻	0	1	2	–	–
17. 自知力	0	1	2	–	–
18. 日夜　A. 早	0	1	2	–	–
变化　B. 晚	0	1	2	–	–
19. 人格或实现解体	0	1	2	3	4
20. 偏执症状	0	1	2	3	4
21. 强迫症状	0	1	2	–	–
22. 能力减退感	0	1	2	3	4
23. 绝望感	0	1	2	3	4
24. 自卑感	0	1	2	3	4
总分：					

注：分级：0＝无症状；1＝轻微；2＝中等；3＝较重；4＝严重。

Zung、Hamilton 焦虑、抑郁自评和他评报告

日期：　　　　姓名：　　　　性别：　　年龄：

	积分	正常参考值
Zung 焦虑自评		<30 分
Zung 抑郁自评		<40 分
Hamilton 焦虑他评		轻度≥7 分，中度≥14 分，重度≥20 分
Hamilton 抑郁他评		轻、中度≥8 分，重度≥20 分

提示：　　　　　　　　　　　　　　　　　　签名：

日期：_____ 编号：_____ 性别：_____ 年龄：_____

职业生活质量量表

[填表说明] 帮助别人（又称"助人者"，比如作为老师去教导学生），会让您与他们的生活发生直接的联系。当您经历了上述的事件后，您对被助者的同情会同时产生正面和负面的效应。

我们想就您的经历询问一些问题，包括作为一个助人者的正面和负面的经历。请就您目前的状态考虑以下问题，并从"0 = 从没有、1 = 很少、2 = 有一些、3 = 较多、4 = 经常、5 = 总是"中选择一个最接近您最近 30 天内状态的数字，填写在每个问题序号前。

_____1. 我感到快乐

_____2. 我的精力不止倾注于一个被助者

_____3. 能够帮助别人使我感到满足

_____4. 我感到与别人有联系

_____5. 我被意外的声音所惊吓

_____6. 在帮助别人后我感受到鼓舞

_____7. 作为一个助人者，我感到很难将自己个人生活与助人生活区分开来

_____8. 我所帮助的人的创伤性经历使我失眠了

_____9. 我想我受被助者的创伤性经历影响了

_____10. 我被助人者这份工作束缚住了

_____11. 由于我的助人者工作，我感到自己对很多事情都很紧张

_____12. 我喜欢助人者这份工作

_____13. 从事助人者工作，让我感到压抑

_____14. 我感到自己在体验被助者的创伤

_____15. 我拥有可以支撑自己的信念

_____16. 对于自己能够不断拥有助人者的技巧与方法，我感到高兴

_____17. 我就是自己想要成为的那种人

_____18. 我的助人者工作让我感到很满足

_____19. 由于从事助人者这份工作，我感到精疲力竭

_____20. 对于那些被助者以及我如何帮助他们，我有恰当的想法和感受

_____21. 对于我所要处理的工作量以及病（案）例数，我感到不堪重负

_____22. 我相信我的工作是有用的

_____23. 我回避某些情境与活动，因为那会让我想起被助者的可怕经历

_____24. 我为自己能够帮助别人感到骄傲

_____25. 由于我从事助人者工作，我经常会突然冒出令人恐惧的想法

_____26. 由于这份助人者工作，我陷入了困境

_____27. 我感到自己是一个成功的助人者

_____28. 我不能回忆起与创伤受害者工作的重要部分

_____29. 我是一个非常敏感的人

_____30. 我高兴能够选择这份助人者工作

工作倦怠问卷（MBI-HSS）

请逐项阅读下面每一个问题，根据自己近一年来的实际情况或感觉，选择最符合您的选项。如果某一个问题您不能肯定如何回答，就选择最接近您实际情况的答案。

序号	项目	从来没有	每年有一次	每月有一次	每月有几次	一星期有一次	一星期有几次	每天都有
01	我感到自己的热情已经在工作中耗尽了	0	1	2	3	4	5	6
02	每天下班时，我通常感到已经筋疲力尽了	0	1	2	3	4	5	6
03	早上起床的时候我感到很疲劳，但还是要面对当天的工作	0	1	2	3	4	5	6
04	我很容易理解患者对事物的感受	0	1	2	3	4	5	6
05	我感到对待有些患者像没有生命的物体一样	0	1	2	3	4	5	6
06	整天做与人打交道的工作，实在是对我的考验	0	1	2	3	4	5	6
07	我总是很有效地处理医患关系问题	0	1	2	3	4	5	6
08	我感到工作使我筋疲力尽	0	1	2	3	4	5	6
09	我感到自己能通过工作积极地影响他人的生活	0	1	2	3	4	5	6
10	自我干了这份工作后，就变得对人冷淡了	0	1	2	3	4	5	6
11	我担心这份工作会使我变得感情麻木	0	1	2	3	4	5	6
12	我感到精力很充沛	0	1	2	3	4	5	6
13	工作中我经常有挫折感	0	1	2	3	4	5	6
14	我感到自己的工作太努力	0	1	2	3	4	5	6
15	我不在意某些患者身上发生的事情	0	1	2	3	4	5	6

续 表

序号	项目	从来没有	每年有一次	每月有一次	每月有几次	一星期有一次	一星期有几次	每天都有
16	与人直接打交道给我增加了许多的压力	0	1	2	3	4	5	6
17	与患者相处时,我很容易就创造一个轻松的气氛	0	1	2	3	4	5	6
18	能够与患者一起工作我感到很高兴	0	1	2	3	4	5	6
19	在工作中我完成了许多有价值的事	0	1	2	3	4	5	6
20	我感到自己好像已经竭尽全力了	0	1	2	3	4	5	6
21	在工作中,我能很镇静地应对一些情绪问题	0	1	2	3	4	5	6
22	我感到患者会把自己的一些问题归咎于我	0	1	2	3	4	5	6

患者抑郁自评工具（9 条目患者健康问卷）（PHQ-9）

问题	选项
1. 做事时提不起劲或没有兴趣	①完全不会　②好几天　③一半以上的天数　④几乎每天
2. 感到心情低落、沮丧或绝望	①完全不会　②好几天　③一半以上的天数　④几乎每天
3. 入睡困难、睡不安或睡眠过多	①完全不会　②好几天　③一半以上的天数　④几乎每天
4. 感觉疲倦或没有活力	①完全不会　②好几天　③一半以上的天数　④几乎每天
5. 食欲不振或吃太多	①完全不会　②好几天　③一半以上的天数　④几乎每天
6. 觉得自己很糟，或觉得自己很失败，或让自己或家人失望	①完全不会　②好几天　③一半以上的天数　④几乎每天
7. 对事物专注有困难，例如阅读报纸或看电视时	①完全不会　②好几天　③一半以上的天数　④几乎每天
8. 动作或说话速度缓慢到别人已经觉察，或正好相反——烦躁或坐立不安、动来动去的情况更胜于平常	①完全不会　②好几天　③一半以上的天数　④几乎每天
9. 有不如死掉或用某种方式伤害自己的念头	①完全不会　②好几天　③一半以上的天数　④几乎每天

　　评分规则：总分 0~27 分；完全不会 = 0 分，好几天 = 1 分，一半以上的天数 = 2 分，几乎每天 = 3 分

PHQ-9 量表的评分规则及治疗建议

分值	结果分析	治疗建议
0~4 分	没有抑郁	无
5~9 分	轻度抑郁	观察等待：随访时复查 PHQ-9
10~14 分	中度抑郁	制定治疗计划，考虑咨询、随访和（或）药物治疗
15~19 分	中重度抑郁	积极药物治疗和（或）心理治疗
20~27 分	重度抑郁	立即首先选择药物治疗，若严重损伤或对治疗无效，建议转至精神疾病专家进行心理治疗和（或）综合治疗

医务人员心理保健手册试题

问答题（每题 20 分，共 100 分）

1. 医务工作者独特的心理职业特点有哪些？

2. 医院管理中常见的医务人员心理行为问题有哪些？

3. 实施放松训练的基本条件是什么？

4. 技术性医患关系有哪几种基本模式？为了建立良好的医患关系，医生应该注意遵循哪些原则？

5. 在临床实践中，医生最频繁使用的药物是医生本身。巴林特小组的工作核心就是要"加强对职业化医患关系的理解"，那么，其基本工作原理是什么？

学员注册登记表

姓　名		年　龄		性　别	
科　别		学　历		职　称	
工作单位				电话（办）	
通讯地址					
邮政编码		传　真		电话（宅）	
手　机		电子邮箱			

编　号		成　绩		阅卷人	

答 题 卡 （医务人员心理保健手册）

注：解答 1~5 题请按题目要求详细阐述，如果版面不够使用，可以另附 A4 规格的纸张补充，并与答题卡一并寄回《国家级继续医学教育项目教材》编辑部。

1. 医务工作者独特的心理职业特点有哪些？

2. 医院管理中常见的医务人员心理行为问题有哪些？

3. 实施放松训练的基本条件是什么？

4. 技术性医患关系有哪几种基本模式？为了建立良好的医患关系，医生应该注意遵循哪些原则？

5. 在临床实践中，医生最频繁使用的药物是医生本身。巴林特小组的工作核心就是要"加强对职业化医患关系的理解"，那么，其基本工作原理是什么？

请沿虚线剪下

联系方式：北京市东四西大街 42 号中华医学会 121 室《国家级继续医学教育项目教材》编辑部收（邮编：100710）

电　话：010-8515 8455　8515 8590　6521 1202　6521 1203

国家级继续医学教育项目教材

学习培训及学分申请办法

一、《国家级继续医学教育项目教材》系卫生部科教司、全国继续医学教育委员会批准，由全国继续医学教育委员会、中华医学会联合主办，中华医学电子音像出版社编辑出版，该教材面向全国医学领域不同学科、不同专业的临床医生，专门用于继续医学教育培训。

二、学员学习教材后在规定时间内（以出版日期为起点，期限1~2年）可向本教材编委会申请继续医学教育Ⅱ类学分证书，具体办法如下：

1. 学习者将"学员注册登记表"、"答题卡"一并寄回，编委会将根据学科内容和答题情况，组织专家对学员成绩进行考核。成绩优秀者经申请可授予Ⅱ类学分证书。学分申请费用每份30元（含登记、阅卷、评审、邮寄和学分证成本费用）。

2. "学员注册登记表""答题卡"及学分申请费用请寄至：100710 北京市东四西大街42号中华医学会121室《国家级继续医学教育项目教材》编委会康彤威收，电话：010-8515 8455/8515 8590/6521 1202/6521 1203。

3. 编委会收到"学员注册登记表"、"答题卡"及学分申请费用后，将按规定申领继续医学教育Ⅱ类学分证书并统一寄邮给学员。

三、学员在解答试题过程中，必须注意和遵守以下规定：

1. 答题卡用黑色或蓝色的钢笔、圆珠笔填写，正楷字体书写，字迹务必清晰。如果字体、字迹模糊不清，将影响阅卷成绩。

2. 学员必须在规定的时间（以出版日期为起点，期限1~2年）完成试题，并把试题寄回编委会，由编委会组织专家审阅。

3. 学员必须独立完成试题的解答工作，不得抄袭或替代，凡是有笔迹一致、内容雷同的试题，经编委会核实后，一律取消其成绩。

4. 解答试题，如果版面不够使用，可以另附A4规格的纸张补充，并与答题卡一并寄回。

四、使用本教材面授培训请关注本教材编委会的报名通知，参加者可授予Ⅰ类学分。

《国家级继续医学教育项目教材》编委会